武当灵方济世救民

挖誉叢林问古寻

法永存

贺尚任电名医武当灵方丛书出版

病贺八十六岁香港蒋荣堂

二〇二三年十二月八日

弘扬道家医学，传承悬壶济世。

罗钧

中国印刷集团公司总经理

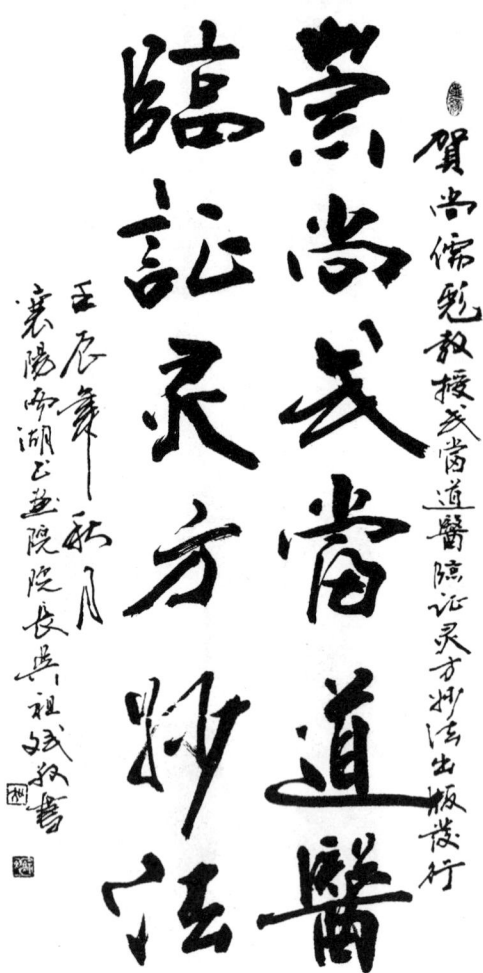

崇尚武当道医
临证灵方妙法

贺尚儒名教授武当道医临证灵方妙法出版发行

壬辰集秋月
襄阳市湖北医院院长吴祖斌敬书

祝尚儒彩先生

為《古寺道虚临帖》之

妙法以出版

乙酉梅春元石

醫心如佛

醫術勝仙

祝尚儒兄同志武當道醫臨證靈方妙法發行

壬辰年孟冬襄陽寒山人書賀

武当道医临证灵方妙法
——系列丛书——

# 武当道医
# 内科临证灵方妙法

尚儒彪/编著

山西出版传媒集团
山西科学技术出版社

# 《武当道医临证灵方妙法系列丛书》
## 编委会

主　任：李光富

副主任：李光辉　　卢家亮　　徐增林　　范学锋　　吕允娇

# 内容简介

　　本书是以武当道教医药的理论及方法为指导，以辨证与辨病相结合的方法治疗临床内科病的专著。书中首先介绍了武当道教医药与中华传统医药的关系，使读者明白武当道教医药与中华传统医药异中有同。它又以武当道教的理论讲述了人体的生理、病理、病因、基本病症、诊断、治疗等基本知识。在诊断与治疗方面，全书着重介绍了症状辨治26个和疾病辨治31个，基本上都是采用武当道教医药的一些特效方药、特效针法，也吸取了现代先进的诊断方法与笔者常用而有效的现代治疗法，体现了取其诸长、补其少短的与时俱进精神。全书突出了临床实用，因此每个病症先点出症状特点，再细述病因病理、辨证分型、治疗方法，并介绍了简易方及针刺、艾灸、水针注射和其他特色疗法。最后介绍了一些道教的养生祛病功法。

　　本书适合中医工作者和中医药爱好者阅读。

# 序 言

　　我虽然没有专门研究过武当山道教医药，但长期在武当山地区生活工作，长期阅读道教史志及《正统道藏》，长期接触道教界人士，耳濡目染，能感受到道教与中医学的密切联系，对民间流传的"医道同源""十道九医"等习惯说法也有几分体悟和认知。

　　道教与其他宗教相比，其教义思想的最大特色是"贵生"。生，是指生命存在和延续，"贵生"，即珍惜生命、善待生命之意。"贵生"的教义主要反映在三个层面：一是对自己；二是对他人；三是对其他有生命的物体。从这三个层面都可以看出"医道同源"的轨迹。

　　对自己，道教追求修道成仙、长生久视，所以特别重视"生"。《道德经》说："深根固柢，长生久视之道。"《太平经》说，天地之间，"寿最为善"，生命长久存在本身就意味着是最高的善。与生命存在相比，富贵功名都算不得什么。《抱朴子》说："'天地之大德曰生。'生好物者也，是以道家之所至秘而重者，莫过于长生之方也。"《抱朴子》说："百病不愈，安得长生？""古之初为道者，莫不兼修医术"。道教修道成仙的信仰和理论促使其信奉者孜孜不倦地追求长生不老之药，并伴随"内以养己"的炁功，通过导引、辟谷、清心寡欲以达到祛病延年、强健体魄的目的。历代道士在修炼过程中积累了大量有关医药卫生、祛病延年、保健强身的知识与方术，它包括服饵外用、内丹导引等方法。医学治病要研究人的身体，道教养生也要研究人的身体，所以我们在道教《黄庭内景经》中可以看到《黄帝内经》的影响。南朝道医陶弘景《养性延命录》高举"我命在我不在天"的道教生命哲学大旗，强调修道之人如果平时能加强身心修养，注重合理饮食和房中卫生，善于调理，就能保持身心健康，防止疾病萌生。该书强调的"生道合一"的宗旨是"医道同源"的典型案例。

对他人，道教宣扬重人贵生，济世度人，所以特别重视"生"。《太平经》说：天地之性，万千事物中"人命最重"。《三天内解经》说："真道好生而恶杀。长生者，道也。死坏者，非道也。死王乃不如生鼠。故圣人教化，使民慈心于众生，生可贵也"。在被道教奉为万法之宗、群经之首的《度人经》中，开卷即宣扬"仙道贵生，无量度人"的教义。道教有以医传道的传统，如东汉张陵创"五斗米道"是从为百姓治疗疫病开始的，张角的"太平道"也是通过为民治病吸引了信众。道教认为修炼成仙必须做到功行双全，道士们将各种修炼养生的法门统称为"功"，并认为在练功的同时还必须行善积德，济世度人,即所谓"行",只有做到"功行圆满",才能得道成仙。而行医施药是济世度人的一大功德,这无疑也会促使教门中人自觉研习医术,通过治病救人来行善立功德。

对其他有生命的物体,道教宣扬齐同慈爱,万物遂生,所以特别重视"生"。

道教尊重生命、宝贵生命的思想并不仅仅是针对人的,天地日月、草木鸟兽等万物的生命都是宝贵的,都需要人们怜悯善待,不可随意伤害。武当道教敬奉的主神——玄天上帝是主宰天一之神,是水神。《敕建大岳太和山志》说:"其精气所变曰雨露、曰江河湖海;应感变化,物之能飞能声者,皆天一之所化也";"玄帝有润泽发生、至柔上善、涤秽荡气、平静之德,上极重霄,下及飞潜,动植莫不资焉。"因此,武当道教的玄帝信仰也充分体现了"贵生"的教义精神。古代道医不仅为人治病,遇到动物有病也会积极施救,民间传说道医孙思邈为小蛇治伤的故事就反映道教齐同慈爱的"贵生"教义。

民间"十道九医"之说,也不是空穴来风。翻阅道教史志就会发现,历代道士中兼通医术者不在少数。以武当山为例,宋代以来山志对通医术为民治病的道士多有记载。元代《武当福地总真集》云:田蓑衣"人有疾厄叩之者,摘衣草吹气与之,服者即愈。"孙寂然"以符水禳祷为民除疾,众皆归之,数年之间,殿宇悉备。高宗诏赴阙庭,以符水称旨,敕度道士十人。"邓真官"远迩疾患,皆奔趋之。"鲁洞云"年八十余,以道著远,点墨片纸,可疗民疾"。叶云莱"至元乙酉,应诏赴阙,止风息霆,祷雨却疾,悉皆称旨。"明代《大岳太和山志》云:王一中(?—1416年)"符水济人,御灾捍患,事多灵验。"张道贤"奉命采药于名山大川"。雷普明"御马监马大疫,檄普明治之,遂息"。《续修大岳太和山志》卷四《仙真》云:黄清一(?—1900年)"识药性,苦修炼。昼则入山采药,和丸济世"。黄承元(1785—1876年)"性慈祥,甘淡泊。日以采药济世为事",治愈病人甚多。该志卷一记载:"紫霄宫杨来旺知医,纂有《妙囊心法》;周府庵郑信学、蒲高衡、饶崇印知医;紫阳庵王太玉知外科;自在庵高明达外科。"20世纪90年代初,我在搜集武当山道教历史资料时,听说清末民初武当山坤道胡合贞知医术、识药性,曾为武当山周围许多民众治愈过疾病;20世纪70年代,我曾见过冲虚庵赵元量道长为民推拿疗伤,不取分文,颇受民众尊敬。所以我和王光德会长合著《武当道教史略》时,专门为胡合贞、赵元量道长立传,以表彰他们悬壶济世之功。

尚儒彪先生,道名信德,是武当道教龙门派第25代俗家弟子。20世纪70年代初,因开展"一把草运动"进入武当山采挖中草药,认识了在庙道医朱诚德,遂拜其为师,学习道教医药。经过长期的临床实践，他总结整理出武当山道教医药的"四个一"疗法，即"一炉丹、一双手、一根针、一把草"，并发表多篇文章介绍武当道教医药。尚医生退休前为湖北省丹江口市第一医院主任医师，2002年被十堰市卫生局评为"十堰十大名中医"之一。他曾参与编写《中国武当中草药志》，著有《伤科方术秘笈》《古传回春延命术》《中国武当医药秘方》《武当道教医药》等医书。

《武当道医临证灵方妙法系列丛书》是尚儒彪先生总结研究武当道教医药的最新成果，该丛书由内科、儿科、妇科、男科、伤科、外科、方药7个部分组成。作者长期从事中医药工作，除本人家传及师授秘方外，还注意搜集、整理武当山历代道医治疗各种疾病的灵方妙法，并将其应用于临床实践，积累了大量的成功经验。古人云："施药不如施方。"现在，作者将自己长期收集的灵方妙法全部公开地介绍给读者，由读者斟酌选用，这种做法完全符合道教重人贵生、济世度人的教义，故乐为之序。

**湖北省武当文化研究会会长　杨立志**

# 自　序

壬辰孟春，当我校完新作《武当道医临证灵方妙法系列丛书》，真有新产妇视婴之感。产妇只需十月怀胎，吾作此书，积累资料数十载，辛苦撰写近十年。虽经精雕细琢，修改数遍，书中仍有不尽如人意处，但慈母看娇儿，虽丑亦舒坦。

余幼承家技，自幼受百草香气熏染，从记事起，常见将死者复活，危重者转安，常与家人共享患者康复之快乐，亦常为不治者而心酸，遂立志：长大学医，为人解苦救难。1961年我拜名医齐正本为师学习中医外伤科，1963年参加工作进入医院，曾拜数位名医为师，有湖北当阳县的朱家楷，宜昌许三友，襄阳铁路医院的邓鸿儒，襄阳中医院的陈东阳和马玉田。参加工作后，我坚持在工作第一线，数年没有休过节假日，工作没有黑夜与白天，玩命地工作，换来的是历届领导信任，患者喜欢。组织上曾派我到湖北洪湖中医院学习治类风湿，赴山西省稷山县杨文水处学习治疗骨髓炎，在襄阳铁路医院学习治疗白癜风，去北京参加"全国中草药，新医疗法交流会"，使我增长了见识，大开了眼界。1971年至

1973年曾进修于武汉体育学院附属医院，成都体育学院附属医院，拜郑怀贤教授为师，学习骨伤科。1980年进修于辽宁中医学院附属医院，拜王乐善、田淑琴为师，学习中医外科、皮肤科共1年。20世纪80年代初，我考入湖北中医学院中医系，经4年系统学习，以优异的成绩完成学业。

20世纪70年代初，因当时开展"一根针、一把草运动"，我多次进入武当山采挖中草药，与在庙道医朱诚德结缘，遂拜朱诚德为师，学习武当道教医药，这一拜，学习便是40年。谁知我越学越觉得自己所知甚少，临床穷技乏术常遇到疑难，得天时、地利之优势，有困难即向恩师朱诚德求教，无数次地进入武当山，他每次总能为我释疑解惑，用朴素的语言和形象的比喻，能使我通晓医书之理，并语重心长地告诉我，在行医的道路上要不断地学习，学医没有终点站。

遵师训，我发奋攻读医书，虽未悬梁刺股，但也是手不释卷，读《内经》忘了寒暑，背药性午夜不眠。深山采药，常拜师于道友，问方于民间，辄尝尽人间辛劳与苦甜，我曾数次尝毒，几经风险，初衷不改，苦而无怨。经数十年努力，现在我稍有所学，也有了一些临床工作经验。饮水思源，朱诚德恩师无私地传授我道医真学。我第二任恩师李光富为我的工作亦给了很多方便。在他的安排下，我拜读到《正统道藏》，并安排数位道友协助我采挖中草药标本，收集医药文献，为我撰写此书作出了很大贡献。受武当之恩惠比山还重，弘扬武当道教医药，义不容辞，我应勇挑重担，可用什么形式传承，吾甚是为难。武当道教医药文化深厚，源远流长，发掘之、提高之，确为重要。但泥古不化，无以进步，执今斥古，难以继承，以中拒外，有碍发展，化中为洋，有失根本。细思之，详考之，本着博众家之长，理当世精英，与道教医药融会贯通，讲究临床实用，为人类健康做一份贡献之初衷，我不顾年老多病，十年来上午接诊病人，下午至午夜书写书稿，从未间断。虽然因用眼过度视力不断减退，书写时间太长，累得我颈僵背痛，手困腕酸。只觉得昼夜苦短，甚感艰辛，方信"文章千古事，甘苦寸心知"不是谬言。现书已完稿，我心中欢喜，不能忘我恩师朱诚德毫不保留地传授道教医术，亦不能忘武当山的道友，时常与我朝夕相伴，不能忘那些帮助过我，为我提供过资料，为我讲述过武当道教医药人物或传奇故事的均州城里数位知情老人，在此我再次谢过！

我还应感谢丹江口市的很多领导，对我研究武当道教医药给予的大力支持，感谢丹江口市第一医院诸位领导，在我工作期间，为我研究武当道教医药营造了宽松的环境，并给予充分时间，更要感谢山西科学技术出版的领导和郝志岗编辑的大力支持,才使此书能顺利地与读者见面。书中不足,是作者水平有限,敬请谅解,并请提宝贵意见。

尚儒彪

# 前　言

武当道教医药经过两千多年的发展，累积了丰富的实践和理论成果，形成了一套独特的体系，而内科学在医学理论和临床应用上都具有重要地位，其内容涉及病因、病理、辨证论治、方药等基础知识，是在辨证的基础上，系统地阐述理、法、方、药在内科临床应用上的一门学科。它包括了人体的各个系统和脏器的各种疾病，武当道医临床各科都同内科学有密切的联系。因此，有了内科学的理论知识，不仅能解决占疾病中为数最多的内科病的治疗，而且对理解和掌握其他临床各科治疗也有帮助。

由于内科疾病的范围极为广泛，其发生和发展也十分复杂。因此武当道教医药从临床实践出发，归纳了两种总的分类方法：病因总分类和辨证总分类。

## 一、病因总分类

按武当道教医药的传统，内科疾病可分为外感病和内伤(杂)病两大类，这是从病因的角度分类。外感病是因外界气候影响而发生的疾病；内伤(杂)病则包括了如生活、精神刺激、体质等等各种因素所致的疾病,也就是包括了一切不是外感病的病。这种分类法起源很早,汉代张仲景就把《伤寒论》作为论述外感病的专著,而《金匮要略》则作为论述杂病的专著。

把疾病分为外感病和内伤(杂)病的病因分类,是有其临床意义的。由于两者的病因不同,使得它们的发展和转变也各有不同的规律,因而各种致病因素以及病人机体反应和体质情况(即病证)也各有差异,所以各有其病因、病证以及病位的不同,这些都是武当道教医药辨证的基本内容。因为有以上的这些差异,所以在治疗上述两大类疾病也有所侧重和差异。外感病是因外邪这个致病条件而引起疾病的,所以在治疗中祛邪是主要的方法,而内伤(杂)病则不然;另外,外感病的外邪常从体表侵入人体,所以解表又是它的早期治疗主要方法,而内伤(杂)病则不需此法。

## 二、辨证总分类

根据临床应用的情况来看,内科疾病按辨证的角度可分为症状辨治和疾病辨治两大类。

武当道教医药的辨证是通过四诊来进行资料调查,并将这些资料加以分析,其中特别是问诊。因为,这些资料是在问诊过程中病人主诉最痛苦的症状开始的,所以症状辨治是武当道教医药最普通而最经常应用的辨证方法。虽然疾病的症状通常都是多个存在，但其中必有较突出的主要症状。另一方面，病人的主诉又多是表达他最觉痛苦之处，因此，这较突出的病人主诉的症状，一般都是疾病中矛盾的主要方面，可见按症状辨治是有可取之处的。此外，按症状辨治还可解决某些病因诊断未明的现代医学无法解决的疾病辨证治疗问题。

关于疾病辨治，武当道教医药过去也是经常使用的，但是由于受历史条件的限制，某些疾病的概念很不统一，而且以疾病命名的也为数不多，因此，如果按武当道教医药的疾病病名来分类意义不大。随着现代医学科学的发展，为疾病辨治开辟了新的途径。按现代医学疾病病名分类，进行武当道教医药辨证治疗，看来是有利于临床实践的总结，有利于探讨武当道教医药理论和疾病中诸病证间的内在联系，有利于发扬和提高武当道教医药的可操作性。

总之，从目前我国医疗卫生发展的情况来看，将武当道教医药内科的辨证分为症状辨治和疾病辨治，仍具有临床的实际意义。因此，本书在各论分两个部分来叙述，虽然某些内容有点重复，但可保留武当道教医药理论的系统性，且有利于现代医学与武当道教医药相结合。读者可在症状辨治和疾病辨治中互相印证,对照参考。

症状辨治和疾病辨治都是按武当道教医药理论辨证论治的,它始终贯彻着武当道教医药理、法、方、药的原则。疾病辨治中基本上按现代医学疾病分类,其中仅"温病"和"虚损"是按武当道教医药的疾病名称,由于"温病"概括了现代医学中多数的急性感染性疾病,武当道教医药辨证内容中的"虚损"是以正虚为主要矛盾的内伤(杂)病的总称,对内科来说,了解和掌握这两个病的内容是具有提纲挈领的意义,因此,将之编入疾病辨治中,供读者参考。

最后介绍了道教一些很有实用价值的养生祛病功法,对一些内科疾病,既可起预防疾病的发生,又可巩固治愈后效果。不管身体健康状况如何,不管年龄大小,只要能坚持依法练功,就可以享受健康的快乐。

作者水平有限,不足之处请同道大贤赐教。

尚儒彪

# 目 录

contents

# 第一篇

总　论

# 第一章　武当道教医药与中华传统医学的关系

武当山位于中华腹地，与世界著名原始森林神农架紧紧相连，是中华始祖炎帝神农氏生长活动的重要场所。据《史记·补三皇本记》载："神农尝百草，始有医药。"神农氏在神农架及武当山遗留有丰富的医药基础，这个地区自古就崇尚医药。

武当山作为该地区的门户，层峰叠嶂，标奇孕秀，杉松蓊郁，翳目清幽，很早就成为华中地区"神仙窟宅，是"方仙道""黄老道"、巫觋及炼丹家开展宗教活动的重要场所，在此隐居的宗教之人和修道之士，无不精究医术、穷习药性，探求人生长寿奥秘。陈樱宁在《道教与养生》一书中说："方仙道，是中国早期道教的前身，它的发展变化产生了中国道教。……黄老道也就是中国早期道教的开始。"因为有上述条件，武当山当然也成为中国道教发祥地之一。从宗教与医药的关系内在逻辑上分析，生死问题是道教和医药面临的一个共同课题，有人认为："许多人出于对生的渴望而求助于医药，出于对死的恐怖而信奉道教"。可见医药与道教的关系就是这种渴望与恐怖的统一。道教追求的是长生不死，修道成仙，这正迎合了人们求生的欲望和对死的恐怖。武当山道教就在这个得天独厚的环境里应运而生。武当山道教将自己的医疗技术称之为：武当道教医药。

数千年来，历代道医们不断充实、完善、整理提高自己的医疗技术，他们的不懈努力使武当山道教医药成为一个理论与医技均有特色的宗教医疗体系。笔者经历 40 多年的学习、挖掘、研究、整理发现，武当道教医药与中华传统医药有密切关系。现代宗教学家、博士生导师、四川大学教授卿希泰先生曾指出："中医学是中华传统文化瑰宝，它与中国土生土长的传统宗教——道教的关系十分密切。"仙道贵生，道门中普遍肯定现世人生之生命价值，高扬"生为第一"的道理。道教出于习医自救、济世利人之目的宗教情怀，自创立之日起就重视研习医药方技，故形成了崇尚医药的传统。葛洪曾明确指出"古之初为道者，莫不兼修医术。"民间历来也有"医道通仙道""十道九医"之说。道教医家对中国传统医学发展曾做出巨大贡献，然而过去学术界受形而上学思维方式的影响和束缚，在论及中医药学发展的史实时，往往有意无意地回避、掩盖道教对中医发展的影响和积极作用，更有甚者，干脆一笔抹杀道教医学的存在，这种状况不能说不是中国医学文化史研究中的一大缺憾。为此，笔者就武当道教医药与中华传统医学的关系，谈几点认识。

**一、同根、同祖、同目的**

**（一）同根**

武当山所处位置与神农架紧紧相连，神农氏称为中华医药始祖，正如《史记·补三皇本记》所载："神农始尝百草,始有医药。"明确指出,中华医学是神农氏通过自己尝百草才开始有的,武当山是神农氏在位时的所辖地,它自然会继承神农氏衣钵,自武当道教创立之日起,就精究方术,究习药性,追求长生不死之术。成书于周武帝方邕时的《无上秘要》中说:"戴孟,本姓燕,名济,字仲微……入……武当山受裴君王佩金珰经……行此者不死,非仙人。"南朝的道教学家、医学家、药学家陶弘景在所著的《真诰》中说:"武当山道士戴孟,乃姓燕,名济,字仲微……服食大黄及黄精,种云母、雄黄、丹砂、芝草……得不死之道……遂能轻身健行,周旋名山,日行七百里。"从以上二书中均记载,在汉代武当山道教的修道之士在服药健身和药物种植方面,均已达到较高水准。也可以说,武当山道教这些研究成果是神农氏在这个地区医药研究的继续。中华传统医学与武当道教医药均为炎帝神农氏所创,因此说二者同根。

（二）同祖

武当山雄居汉江中上游,汉江是中华汉族的发祥地。因为人们生活在汉江两岸,故称汉族,所用的文字,称为汉字;汉族的医学被国外称为汉方医学和汉方。中华传统医学则是以汉族医学为主导,并用汉字记载流传至今。武当山道教身居楚汉之地,楚汉文化为其母系文化,吸收接纳了大量汉族医学知识,更准确一点说,武当山道教医药是将汉族医学经过宗教改革而形成的一种社会医学和宗教医学,因此说二者同祖。

（三）同目的

中华传统医学的经典《黄帝内经》经多数学者考证，公认为此书为春秋战国时期多人所著，《黄帝内经》是上古乃至太古时代人民智慧在医学和养生学方面的总结和体现。武当山道教医药也是以治病疗伤，寻求长寿、不死成仙而为最终目的。《中国道教大辞典》在"道教医药"条目中云："道教医药学是以长生成仙为最高目标的医学"。中华传统医学最高目标，汉代张仲景在《伤寒论·自序》中说得非常清楚："……上以疗君亲之疾，下以救贫贱之厄，中以保身长全，以养其身。"由此可见二者目的相同。

**二、与巫有缘，二者相近**

中华传统医学有个逐步发展成熟的过程。在原始社会及上古、太古时期，医药技术极其落后，许多疾病不能医治，许多病因无法解释，因此很长一段时间里，医药知识与原始宗教——巫术结合在一起，以巫医的形式出现在患者面前。正如明代医家徐春甫在《古今医统》一书中说："以巫而替医，故曰巫医也。"巫医是中华传统医学发展产生过不容忽视的影响，武当道教医药的成熟与发展，更是与巫医有直接关系。卿希泰在《道教产生的历史条件与思想渊源》一文中指出："道教医药的历史源头可以追溯到原始社会的巫术医学。为什么这样说呢？因为道教医药的宗教主体——道教，它的思想渊源，可以追溯到古代奴隶社会的原始宗教形态—巫术。"他把道教医学与巫术的渊源关系说得非常清楚。后来以《黄帝内经》为标志性理论基础建立起来的中华传统医学，逐渐与巫医分开，形成以医技与医药及养生为主体的专门学科。可是在《黄帝内经》里还是时常可以看到，它曾受巫医深刻影响的痕迹。如《黄帝内经》载有："黄帝问曰，余闻古之治病，惟移精变气，可祝由而已"。祝由即是通过向神明叙说疾病产生的原因，取得神明谅解、保佑，病从而向愈也，它是巫医们惯用的医疗方法。而由巫术医学发展成熟的武当道教医药，至今仍保持着祝由、祝祭、祈祷、画符等有宗教特色的巫医医术。可是道教医药界早在晋代，著名道医葛洪曾对巫医医术作过严厉的批判。如他在《抱朴子·内篇》中说："疗病之术，又不能返其大迷，不务药石之救，惟专祝祭之谬，祈祷无已，问卜不倦，巫祝小人，妄说祸祟，疾病危急。"从以上所述，中华传统医学及武当道教医药在与巫医的关系上非常接近，均有借其体得以发展、批判其核心而得以提高的那段经历。

### 三、理论互融互摄，相互促动，共同发展

中华传统医学是以《黄帝内经》《神农本草经》《伤寒论》为其标志性理论依据。而武当山道教医药则以《道德经》《太平经》《黄庭内景玉经》为其标志性理论依据。道门出于宗教信仰和目的的需要，以医传教，借医弘道，不断"援医入道"，中华传统医学在不断汲取、借鉴道教医药养生思想和成就，许多医生也常"援仙入医"。如《黄帝内经》载有："上古之人其得道者，法于阴阳，和于术数……""……余闻上古有真人者，提挈天地，把握阴阳，呼吸精气，肌肉若一，故能寿敝天地，无有终时，此道生也。"汉代名医张仲景，出生于现河南省南阳市。南阳市在汉代称为南阳郡，当时武当山地区隶属南阳郡管辖，仲景深受武当

道教医药的影响。在他撰写《伤寒杂病论》时借用了武当道教医药所藏的大量宝贵资料《阴阳大论》《胎胪药录》。在《伤寒论》中可以看到如"真武汤"即是以武当山道教所信奉的"真武大帝"的名字命名为方名,还有"白虎汤""青龙汤","白虎""青龙"即是武当山两座山峰的山名,也是武当道教的神名。明代医药学家李时珍,也深受武当山道教医药的影响,他多次上武当山采药、访友、问道,与武当山道医们结下深厚友谊,在他撰写《本草纲目》时引用了武当山道教医药很多文献,据《本草纲目·卷一》《序例·引据古今医家书目》中《曜仙乾坤秘韫》《曜仙乾坤生意》《曜仙寿域神方》《曜仙神隐书》《张三丰仙传方》《神仙感应篇》《太清石壁记》《遁甲书》《真诰》《修真指南》等,均为武当山道教医药必藏之书。有些书乃为本山道医亲自撰著。"曜仙"乃为明朝开国皇帝朱元璋的第十七子朱权,他晚年学道,在武当山隐居,自号"曜仙"玄洲道人,后在道教医学上造诣甚深,著有较多道教医药专著。张三丰亦是武当山著名道士,著名武当道教医学家,人称"七针先生"。当然,武当山道教医药也汲取了中华传统医学中很多宝贵知识,才使它能更好发展至今。如道教医药标志性理论经典之一《太平经》,成书于西汉年间,是武当山道教医药认定的最早道书,《太平经》中载有:"灸刺者,所以调安三百六十脉,通阴阳之气而除害者也。……灸者,太阳之精,公正之明也,所以察奸除恶害也。针者,少阴之精也,太白之光,所以义斩伐也。"此为当时盛行针灸疗法。《太平经》中还有应用动、植物药物的方剂来治疗疾病的记载。如："草木有德有道有官位者，乃能驱使也，名为草木方，此谓草木神也，生物行精，谓禽飞兽步跂行之属，能立治病"。在《老子道德经河上公章句·成象第六》中对人体五脏所藏之神有明确表达："谷，养也，人能养神则不死，神谓五脏之神，肝藏魂，肺藏魄，心藏神，脾藏意，肾藏精与志，五脏尽伤，则五神去矣。"显然，《老子道德经河上公章句》运用了《黄帝内经》的医理阐发《道德经》中"谷神不死"思想。武当道教医药另一部经典《黄庭经》，更汲取了中华传统医学中很多精华来充实自己的理论，达到以医传教、以医助道的目的。如《黄庭经·心典章第三十一》言心之功能时曰："心部之宫莲含华，下有童子丹元家，主适寒热荣卫和……调血理命身不枯，外应口舌吐五华"；"心典一体五脏王，动静念之道德行，清洁善气自明光，从起吾俱共栋梁，昼日曜景幕闭藏，通利华精调阴阳。"从以上《黄庭经》所载经文可以看出，它依据《黄帝内经》传统医学脏腑理论为基础，结合宗教特点，封以道教所信奉神灵名号，将其宗教化。此类例子很多。一千多年来，医道两家在互融互摄、互相促进中得以共同发展。笔者认为，道教有其宗教特点，受外界干扰相对较少，武当道教医药不管是吸收古今名医的经验，还是自己在临床的习医心得，均能较好保存，很少外传，所以武当道教医药存有很多宝贵资料。这些内容有待我们整理，许多好的方技有待我们来验证。

### 四、讨论

道教是中华汉族宗教，武当山是道教发祥地之一，武当道教医药代表了道教文化重要组成部分。从历史发展和思想渊源上分析，武当山道教医药的创兴与中华传统医学的起源、目的和思想体系的建立，均有共通之处，二者均继承原始祖先——炎帝神农氏的衣钵，利用了太古及上古时代先民们在医药及养生的科研成果，汲取了先秦诸子百家的哲学思想。古代的巫医、方仙道、黄老道的宗教活动实践，为武当山道教医药和中华传统医学的萌芽、生长、发展提供了肥沃的土壤，为二者日后的关系打下了基础。笔者就二者关系作了同根、同祖、同目的，与巫有缘、二者相近、理论互融互摄、相互促动、共同发展的讨论。其实二者关系远不止这些，"医道同源"的真正含义，是医、道两家有着共同的思想渊源。其中易学思想、阴阳五行学说、老子的哲学思想都是中华传统医学和武当道教医药的各自理论体系建立的活水源头。

关于易学与中华传统医学的关系，古代医生论及颇多。孙思邈有"不知易，不足以言太医"之说。张介宾早年曾认为，医有《内经》何借于《易》？中年以后"学到知羞，方克渐悟"，发出了"可以医而不知易乎"的感慨。传统医学界历来有"医易相通"这说，"易具医之理，医得易为用之"。《易经》是论述天地万物阴阳动静变化之理的专著，传统医学旨在研究人体阴阳盈虚消长的机制，两者在认识论和方法论上有共通之处，都源于对事物阴阳变化的认识。武当道教医药和易学的关系更是密切，武当山道教有"无易不成道"之说，在武当风景区各殿堂、道院，均能见到"八卦""太极"图案。武当山道士陈抟，是唐代亳州真源人，在武当山炼睡功 12 年，悟出《易经》中天地方位、五行所属、阴阳交感、四时运转的道理，写出了《指玄篇》《无极图》《观空篇》《阴真君还丹歌》，将《易经》的理论与道教炼丹及武当道教医药的临床使用作了有机的结合。

阴阳五行学说是中国古代重要哲学思想，战国末年至两汉，阴阳五行学说流传甚广，被传统医学及武当道教医药吸收，在医、道两家标志性理论著作中都作为最重要的资料使用。

老子是道教鼻祖，他的哲学思想是武当道教医药重要思想渊源。而老子的哲学思想对以《黄帝内经》为代表的传统医学理论体系也有着重要的影响和贡献。历史上黄帝、老子被尊为道家之祖，《内经》的作者们为表示自己学说的思想渊源，故以黄帝名为书名，并运用黄帝与臣子岐伯问答的文体来阐述医理，以老子哲学为核心的道家思想广泛影响并渗透到《黄帝内经》医学理论体系中。《灵枢·岁露论》曰："人与天地相参，与日月相应也。"这种人与自然统一的思想与老子《道德经》中"人法地、地法天、天法道、道法自然"的自然哲学思想是一脉相承的。

# 第二章　内科概述

武当道教医药有关内科的生理、病理以脏腑学说为理论基础。脏腑学说是从长期的医疗实践中创立的,为武当道教医药基本理论的重要组成部分。这一学说认为,脏腑是人体生命活动的中心。

脏腑即五脏(心、肝、脾、肺、肾)六腑(小肠、大肠、胆、胃、膀胱、三焦)。五脏之外,还有心包,但心包是心的外围,病证与心一致,一般包括在心的范围内。

脏腑以气血、精、津液为其功能活动的物质基础,通过血脉和经络主宰全身组织器官,结合成一个既有分工又互相配合的有机的统一体。

## 第一节　脏腑的生理病理

脏腑各有其特殊的生理活动和病理变化,这些活动和变化还充分地表现了脏腑与其他器官组织之间的密切关系。

### 一、心与小肠

心是脏腑中最重要的器官,是人体生命活动的主宰。

#### (一)心藏神

心是精神、意识、思维的中枢,心藏神的功能正常时,则神志清,精神好,如果这方面的功能受损,则出现有关精神、意识、思维方面的各种障碍。

## (二)心主血脉

心气推动血液在脉管里运行全身,心气强弱,影响着血的运行,心气失常则脉率不整,心主血脉的另一意义是心和血的形成有关。因此,心有病往往反映在血的病理变化。

## (三)汗为心液

出汗情况反映出心功能的状态,出汗过多又会损伤心血及心气。心病每见多汗。

## (四)其华在面,开窍于舌

其华在面,开窍于舌:面部和舌是心的生理病理最先反映的部位。心功能正常时,面色红润而有光泽,舌质淡红。心有病时,面、舌部会发生变化。

小肠主化物、分清浊:小肠接受来自胃的饮食,继续进行消化,并开始进行分别清浊,把精华部分转输于脾,把其糟粕部分中的水分通过肾注入膀胱,把糟粕中的渣滓下送大肠。小肠有病时主要表现消化吸收功能障碍,清浊不分,大小便异常如腹疼、腹泻、尿少等症。

心与小肠通过经络系统构成表里关系(心属里、小肠属表)。

## 二、肝与胆

## (一)肝主疏泄

肝具有升发透泄全身气机的生理功能。正常时肝气条达,全身气机舒畅。肝气郁结,则出现两胁胀满,肝气过盛,则出现性躁易怒。

人的精神情绪与肝的关系十分密切，精神情绪的变化(如大怒、忧郁)能伤肝气，影响肝的疏泄功能；而肝气受病，又常出现精神情绪改变的症状。

### (二)肝藏血

肝是贮藏人体血液的器官，具有调节供应血量于全身器官组织的功能，以适应人体生理活动的需要。在病理上，肝和血的关系甚为密切。如果肝藏血功能受到障碍，便会引起身体各部位出血和月经过多。此外，肝虽然不是造血器官，但由于它要负责供应血液于全身，而本体又特别需要血的滋养，故而发病时易致血虚。

### (三)肝主筋

筋是和全身（主要是四肢）肌肉关节运动有关的组织，它要有肝血的滋养才能进行功能活动。肝有病( 如肝风内动)时，就会发生筋的活动失常。

肝开窍于目：肝与眼睛的关系很密切，眼睛靠肝血的滋养，肝的病理变化经常反映到眼睛。

### (四)肝主风

内风在生理的情况下是不存在的，它是肝的病理改变的产物，这种产物反过来又成为肝的致病因素，所以内风的形成与危害，总与肝有关。此外，外风的侵袭也经常影响到肝。内风病证属肝病的一部分，其见症以抽搐、震颤、麻木等为主。

### (五)胆主排泄胆汁

胆的主要功能是贮藏和排泄胆汁，以助脾胃消化饮食。胆与肝通过经络系统构成表里关系（胆属表，肝属里）。胆排泄胆汁的功能受肝气支配，所以胆的排泄功能正常，也是肝气疏泄作用的反映。肝病时胆亦受病，胆病也多累及于肝。

### 三、脾与胃

脾主运化：包括运化水谷精微和运化水湿。运化水谷精微，主要是指脾有消化饮食和吸收运输营养物质的功能。食物经过胃的受纳和消化后，脾再进行消化，把食物中的精微（营养）部分加以吸收，在心、肺、肾的参与作用下输送到全身器官组织，供应它们的需要。因此，脾的功能直接影响到其他脏腑的功能活动。脾运化水谷精微的功能发生障碍时会出现食入不化、腹胀、肠鸣、大便泄泻等症状。

脾运化水湿主要是指脾有促进水液代谢的作用。脾在肺、肾的参与下，维持和调节着体液的代谢平衡。脾运化水湿的功能不好，体液的形成和运化便发生障碍，因而形成内湿、痰邪、水（饮）邪等病理产物。

脾统血：脾具有使血液在脉管中循着正常轨道运行的统摄功能，如果这一功能发生障碍，血液就会溢出脉管之外而出血，这种病因称作"脾不统血""（脾）气不摄血"。

另外，脾与生血也很有关系。生血的原料来自饮食中精微部分，这要靠脾对食物的消化和对精微的吸收与运送，因此，脾的功能情况对生血有重大的影响。

脾为脏气之源：各脏腑之气均来自饮食精微之气，饮食精微之气是由脾所运化的，脏腑的一切功能活动的物质基础离不开气和血,而脾不仅是生血之源,又是脏气之源,因此脾被称为"后天之本"。久病脾虚则四肢无力、肌肉消瘦。

胃主受纳:胃的主要生理功能是受纳食物和消化食物。胃有病便会出现食欲的异常和消化障碍。

脾与胃通过经络系统构成表里关系(脾属里,胃属表)。脾与胃的关系极其密切,胃主受纳,脾主运化,它们之间互相配合,共同完成对饮食的消化、吸收和运送。但是脾与胃又各有特性,脾主升,胃主降,脾不宜湿,胃不宜燥,相反相成,成为矛盾的统一体。

**四、肺与大肠**

肺主气:肺是个司管呼吸的器官,肺功能障碍,便会出现呼吸系统方面的症状如气喘、少气、咳嗽等。同时,来源于饮食精微之气由脾输送到肺,经肺的功能活动,与外界空气结合,再输送到全身,在脏腑中形成脏气。

肺主肃降:肺气以清肃下降为顺,参与了体液代谢平衡的工作,体液的排泄,不仅要靠脾和肾的功能,还有赖于肺气的下降,才能通调水道,下输膀胱。如果肃降功能障碍,则可影响体液代谢的平衡,导致水湿停留,肺气上逆。

肺主皮毛,开窍于鼻:皮肤肌表与肺的关系密切。皮肤是卫气(具有固护肌表、抵御外邪侵犯功能)敷布的地方,起着护卫作用,受肺气所主管。肺气充足则卫气充足,皮肤便致密,外邪不易伤犯,如果肺、卫气虚则皮毛疏,外邪易于侵袭。同时,因为肺与皮毛的关系,外感病邪的侵入肤表,首先传入肺脏。

鼻是呼吸出入的门户,与肺相通,肺有病变每每影响到鼻。

大肠主传泻糟粕:大肠的生理功能是排泄糟粕,它把小肠传来的糟粕转变为大便并排出体外。大肠有病则排便异常,如大便秘结,腹痛泄泻等。

大肠与肺通过经络系统构成表里关系(大肠属表,肺属里)。大肠的排便功能与肺气有一定关系,肺气肃降则大便通畅,肺若受病易致便秘。

### 五、肾与膀胱

肾主藏精,藏命门之火:肾贮藏五脏六腑的精气和本身固有的具有生殖功能促进人体生长发育的肾精,肾精的这种机能活动叫做肾气。人体发育成长直至衰老死亡的过程,便是肾气盛衰的过程。

命门附着于肾,是人体重要器官,内具"真"火,称为命门之火。由于它是肾的一部分,所以肾又藏命火,在肾脏内,肾精与命火,一阴一阳,相制相合,体现了肾的生理功能。如果肾精与命火不调,则出现病态。命火不足时会发生阳痿、早泄、性欲减退;命火偏盛时则出现阳强,性欲亢进。所谓肾精与命火,实质是肾阴肾阳的主要表现形式,肾的病理变化是肾阴肾阳两者失调的反映。在肾的病证中,不是肾阴(精)虚,就是肾阳(火)衰,或是阴虚阳亢,更严重时则会出现阴阳两虚的现象。

肾的阴阳与其他脏腑的阴阳关系也是密切的,如脾阳对水谷的运化,要有肾阳的参与,肾阳不足(命门火衰），则脾失健运而出现腹泻，另一方面，脾病日久，阳气受损，终必影响到肾阳遭受损害。又如，心阳与肾阴在生理上是相交相济的，这一关系失调，就会出现心火亢，肾阴虚，而呈现常见的"心肾不交"等等。

肾主骨：骨的形成和生长与肾的关系密切。

肾生髓：髓是肾精所生，而"脑为髓海"，所以肾和人的脑力活动很有关系。肾精充足则智力良好，神经健全。肾精衰弱，脑髓不足则可出现智力减退，甚至痴呆，或见精神不足、嗜睡，或有健忘、头昏、耳鸣等。

肾主水：肾在体内水液的调节和排泄中占有重要地位。肾具有控制尿的形成和排泄作用，它通过这种功能来调节体液的平衡，肾的机能衰减会出现排尿异常的情况。

肾主纳气：肾与肺互相协调进行呼吸动作，呼出属肺，吸入属肾；另外肾还帮助肺气的肃降作用，这都是肾的纳气功能。如果肾受损或年老肾衰则"肾不纳气"而出现呼多吸少的呼吸困难（虚喘、少气等）。

纳气的另一含义是：肾的脏气只宜于固纳而不宜于散泄。

如果肾气虚，不能固纳，则肾气上逆而出现如"戴阳"（面红得像化了妆一样）和奔豚气（气从小腹上冲）等病证。

膀胱主小便：膀胱的生理功能是储留和排泄尿液。膀胱有病则出现排尿障碍，如尿频、尿少、尿闭、尿痛和尿血等症状。

膀胱与肾通过经络系统构成表里关系（膀胱属表，肾属里）。膀胱的排尿功能要受肾的影响,而尿的形成要靠肾的气化作用,所以肾有病时也常有排尿异常现象。

### 六、三焦

三焦属六腑之一,包括上焦、中焦、下焦。但三焦的形态和功能,至今仍无定论,故从略。

## 第二节　五脏的关系

人体是个既对立又统一的有机体,脏腑间和脏腑与其他器官组织之间存在着互相作用互相影响的密切关系,脏与脏之间也同样地存在着这种关系。

### 一、心与肝

心主血,肝藏血,在血的关系上,心与肝互相作用互相影响。肝血不足,心就失去血的滋养,心血虚也影响肝的藏血功能。临床常见心肝血虚证。

### 二、心与脾

脾气运化需有心阳推动,心血形成又要依赖脾输送的水谷精微。临床常见为心脾两虚证。

### 三、心与肾

心为阳,肾为阴,两者互为制约和协调,心肾这个平衡被打破,则出现"心肾不交""心肾阳虚"等证。

### 四、肝与脾

脾为脏气之源,肝为藏血之所,它们之间互靠气血滋养。肝血虚常导致脾气亦虚,脾气虚又常易引起肝血不足,临床常见"肝脾两虚"证。肝失条达,可横逆犯脾而致脾失健运,称作"肝气犯脾"。

### 五、肝与肾

肝阴赖肾阴滋助,肾阴虚则肝阴不足,肝阴虚亦常导致肾阴亏损。临床常见"肝肾阴虚""虚阳上亢"证。

### 六、脾与肺

肺主气,脾为脏气之源,所以脏气之强弱与脾,肺关系密切,而脾气和肺气又互为影响,所以临床上的气虚病证,多属"脾肺两虚"。

### 七、脾与肾

脾阳与肾阳彼此互相影响,所以临床常见"脾肾阳虚"。

### 八、肺与肾

肺与肾共同管理呼吸,因此,肾气虚则影响肺,而致"肺肾气虚"证。

## 第三节　经络

经络是人体内运行气血的通路,将人体所有的内脏、器官、孔窍以及皮毛、筋肉、骨骼等组织紧密地联结成一个统一的整体。因此经络在人体的生理功能、病理变化、症状表现、诊断依据等方面都有一定关系。

"经"是指纵行的大干经,"络"指细小的分支。经是经络的主体,又称经脉,主要有十二条,称作"十二经脉",每一条经脉脏腑有特定"属""络"联系。它们是:手太阴肺经,手厥阴心包经,手少阴心经,手阳明大肠经,手少阳三焦经,手太阳小肠经,足太阴脾经,足厥阴肝经,足少阴肾经,足阳明胃经,足少阳胆经,足太阳膀胱经。十二经脉中可以分为阴经与阳经,阴经属脏络腑,多循行于胸腹及四肢内侧;阳经属腑络脏,多循行于头面、背及四肢外侧。由于所属脏(腑)及循行部位(内外表里)不同,十二经分为手三阴经、手三阳经、足三阴经、足三阳经,这些阴经与阳经互相衔接联络又成为表里关系。而经穴则是散布在经络上的点,是经气贯注交合的部位。

脏与腑互相密切联系和经与经之间又通过支脉互相连接,从而使各个脏腑器官、肢体联成一个有机的统一体。经络的作用除与针灸治疗方面有密切关系外,对于指导临床用药也有重要意义。服进的药物到胃后,也是通过经络转输到有关脏腑而生效的,这种作用称为"归经"。

## 第四节　脏腑生理活动、病理变化的物质基础

人体生命活动的维持,主要依靠脏腑的功能活动,而脏腑的功能活动又依赖气、血、精、津液作为物质基础。脏腑的生理活动、病理变化都和物质基础密切相关。

### 一、气

气来源于饮食精微,经过脾胃作用而形成水谷之气,再由脾上输到肺,在肺与呼吸之气相结合输布于全身,在各脏腑内形成脏气。气进行生理活动的根本功能是气化作用。脏腑和一切组织的生理功能都是气化作用的表现,没有气化作用便没有人体的生理功能。

任何内、外病因都可引起气的病理变化,所以有"百病皆生于气"的说法。气的病理状态表现在机能方面:一为气的机能失调;一为气的机能衰退(气虚)。气病是脏气

的受病,与脏腑是不能分割的。由于各脏腑的特性不同,气虚也就有各种不同的表现,但必须指出,"脾为脏气之源",各脏气虚和脾气虚均有密切关系。因此可以说气虚是以脾气虚为主的。

外感病邪、精神因素和内在各种病因都能引起气的机能失调,而影响到脏气的升降,气的运行和气化,如临床上可见气逆、气陷、气郁、气滞等等。

## 二、血

血是体液中重要的一部分。是体液注入脉道,输转到心和肺,能过心、肺的气化而成。血液循行脉中,周流全身脏腑和组织器官。它的主要功能是充润营养脏腑和形体组织。血液的运行除心脏的功能活动外,同时也要靠气为动力(即所谓气为血帅),可见血与气的关系是密切的。又"肝藏血",对血量的调节也起重要作用。血液和津液的关系也很密切,它们相互调节,相互转化,以适应人体的生理要求。从这些生理情况看,血与心、脾、肝的关系最大,因此,血的病理也总与这三个脏有关。血的病理变化主要是血虚、出血和血瘀等。

## 三、精

精是构成人体和保持生命活动的重要物质。它的形成有两种情况:一是"先天之精",是当父母之精相结合后所形成,成为在母体内孕育身形和生命的基本物质,因此是生命基础;一是"后天之精",是人出生以后,饮食营养经过脾作用,将"精微"部分输送至肾,在肾转化而成,是维持生命的基础。这两种精本质是一样的,它的形成在肾,也贮藏于肾。精与气结合成为精气,精气存在于五脏之中,为人体生理活动的动力。

肾精与生长发育关系密切,具有生殖功能,肾的病理上的改变是肾精不足(精虚)。

### 四、精津

津液是体液重要的存在形式,由饮食中的液体精微经脾胃作用而形成。

津夜在人体生理上十分重要,脏腑以及其他器官组织均要依靠津液的滋养润泽,并作为气化作用的物质基础,以维持其生理活动。

津液的病理状态是津液缺少和机能衰退,称为津虚,津液属阴,津虚是阴虚的一种表现形式,凡导致阴虚的病因都会出现津虚病证。内、外热邪是伤津最重要的因素。津虚每呈现干燥之象,所以津虚病证常被称为内燥病证。津液和其他生理状态下的体液是在脏腑的生理功能下互相调节、互相转化的,因此失血过多、汗出过多和利尿过多,都可导致津虚。

# 第三章　病因

　　武当道教医药的病因含义是十分广泛的，它不仅包含外因(外来的致病因素)，更重要的是包含内因(机体的病理变化)，甚至还包括了机体的生理上的特点,如年龄、性别、体型等。一切病证都不外是机体病理变化的反映。从武当道教医药角度来看,有病证便有病因。

## 第一节　病因的概念

### 一、内因观点

　　武当道教医药认为,任何疾病的发生和发展,必然关系到人体的正气和致病的邪气(简称病邪)两个方面。正气指机体对疾病的抵抗力,病邪指致病的因素。疾病的发生,就是邪正相争的结果。

　　病邪可以使人致病,但疾病的发生、发展和转归,主要的还取决于人体的正气。一般来说,如果正气旺盛,抗病力强,病邪是难以致病的。只有正气不足,抗病能力弱的情况下,病邪才能乘虚而入。这就是"邪之所凑,其气必虚"和"正气内存,邪不可干"的发病学观点相一致。在这些观点指导下,武当道教医药十分重视人体正气(内因)的作用，预防和治疗疾病上都强调了增强机体力量和调整人体机能状况的重要性,处处着眼于固护正气为根本,提出了"治病必求其本"的治疗原则。

武当道教医药认识到内因在疾病发生、发展过程中起着重要作用。这不仅注意到机体内在的正气的抗御力量的(脏腑功能活动)情况,还十分注意到人的内在精神因素对疾病的发生和发展的重大影响。事实上,同一种疾病,在世界观不同的人身上,就往往会有两种不同的转归,对于一个人来说,对待疾病能够从整体上蔑视它,从具体上重视它,经常保持乐观主义的精神,能达到清心少欲,就能充分调动体内的积极因素,使机体抗病能力增强,给治疗创造有利条件,因而达到病程缩短,病向好转。相反,如果病者对自己的病思想负担过重,对治疗缺乏信心,悲观消极,就会使抗病力下降,脏腑功能低落,病情就反而加重,治疗效果也不好。

## 二、"辨证求因"观点

"辨证论治"是武当道教医药诊断和治疗疾病的基本规律,实际上也是"辨证求因,审因论治"的概括。它将机体(特别是脏腑)的病理改变作为病因的观点。从武当道教医药的脏腑学和整体观点出发,脏腑的病理变化是结果但可同时又是病因。一般来说,脏腑的病理变化是病因所致的结果。但是,还应理解到,某些病理变化反过来会影响机体的生理功能而成为另一方面的机能减退、失调和障碍,而武当道教医药治疗的特点,就在于着重调整机体的机能以达到抗御疾病,恢复健康的目的。因此,把脏腑的病理变化作为病因,进行"审因论治",是可以理解的,也有其实际意义。事实上,在武当道教医药的临床和诊断中也经常是这样做的。

## 第二节　病因的分类

病因可分虚因（正虚）、实因（邪实），还有精神刺激（七情）、生活因素（饮食、劳倦）和外伤因素等。

邪正相争虽是疾病的必要条件，但是具体应有主要矛盾或矛盾的主要方面，就虚因和实因来说，以正虚为主的属虚因，以邪盛为主的属实因。此外，武当道教医药过去的病因分类，《内经》分为"内因"和"外因"。以后又有"三因"之说，认为六淫引起外感病，称为"外因"；七情引起伤病，称为"内因"；又因饮食、劳倦、创伤、虫兽伤等引起的 疾病与前二者有别，而称为"不内外因"。这种"三因"病因分类曾沿用了很长时期。必须指出，无论是六淫、七情以及饮食、劳倦、创伤、虫兽伤等等，都是外来的致病因素，都应属于外因的范围。而机体的抵抗力（即正气）和病人的精神状态才是疾病发生的真正内因。

### 一、虚因

通常指阴虚、阳虚、气虚、血虚。

**（一）阴虚**

包括精、血、津液亏损所引起的病理现象。

1. 阴虚：心、肝、肺、肾与胃均可出现阴虚。阴虚严重者，可致阴脱（亡阴）。

2. 津虚（内燥）：多见于肺、胃、大肠。

3. 精虚：指肾精虚。

**（二）阳虚**

是机体的机能不足所致的病理现象，以心、脾、肾易致阳虚。阳虚之极，称为阳脱（亡阳）。

（三）气虚

是全身或某一脏腑出现机能衰退的病理现象，以心、肺、肾为常见。气虚发展可致阳虚。

（四）血虚

是体内血液不足所出现的病理现象，多见于心肝两脏。在一些古代医书中，血虚也属阴虚的一种表现。

二、实因

实因可包括外邪病因与内邪病因。

（一）外邪病因

通常在武当道教医药上讲的外感病因是风、寒、暑、湿、燥、火等六种气候反常的变化（称为"六淫"）。但"火"一般是由于感受温热之邪或风、寒、暑、湿、燥等，在一定条件下化为"火"的。因此，把外感病因归为风、寒、暑、湿、温（热）、燥，看来较切合实际。

风、寒、暑、湿、温（热）、燥，这六种外感病邪均各具有特殊性，随着其病邪性质、发病季节、所犯病位以及机体的反应等不同，各种外感病邪侵入人体会引起各种不同的病证（参考"基本病证"）。我们可以根据各种不同病证的表现，结合外界环境的具体情况，来推断某一外感病的病因，进行审因论治。另外，还有一种叫疫毒，它是特殊的不正常的气，也属于外感病邪之一。

1. 外风：是最常见的外感病因。它的犯病没有季节性，常与其化外感病邪合并发病（例如感冒风寒、感冒风热)。

2.外寒:寒邪多在冬季和春季初发病,它时常与风邪结合一起存在。

3.暑邪:暑邪实质上是属于温热邪之一种,但有它的特殊性、季节性,病热猛烈易伤气、伤津。

4.外湿:外湿病邪是一种阴邪,本性是寒的,但它能和各种病邪结合,如风湿、寒湿、湿温、暑湿等。临床上最多见的外湿病因的疾病是痹证,较严重和病程较长的疾病是"温病"中的"湿温病"。

5.温(热):温热病邪在一年四季都可引起发病,它是最常见和最重要的外感病病因,"温病"里所包括的各种疾病,都是以温(热)病邪为主要病因的。

6.外燥:外燥病邪几乎仅见于秋季,它基本上属于热邪一类,性质跟湿邪相反。

7.疫毒:这种病邪的特点是具有强烈的流行性和传染性,发病急而严重。

**(二)内邪病因**

1.阴盛(内寒):脾、胃、肺、肾等都可出现内寒。

2.阳盛(内热、内风):

内热:心、肝、肺、胃、胆、大肠、小肠、膀胱等脏腑皆易出现内热。

内风:通常指肝风。

3.气郁、气滞、气逆:

气郁:多见于肝气郁结。

气滞:见于脾胃。

气逆:常见有肝气、胃气和肾气上逆。

4.血瘀:与心、肝两脏关系密切。

5.内湿:指脾湿。

6.痰邪:与脾、肾两脏关系密切。

### 三、精神刺激

喜、怒、忧、思、悲、恐、惊等七种情志的活动,本来是人体对外界环境的一种生理反应,但是活动过度则可致病,称为"七情"。七情的致病主要是影响脏腑气机功能,其中以肝、心、脾受影响最大,如大怒能使肝气亢盛,引起肝风、肝火;长期、过度的情绪抑郁可致肝气郁结;思虑过度则损及心脾而致食欲减退、脘腹胀满和失眠;严重的恐惧会伤肾气而致尿频、尿急和尿多。

### 四、生活因素

过度的饮食可伤及脾胃的气化功能,而致食滞;过食生冷常致脾胃虚寒,或伤肺脏而见咳、喘;多吃肥腻或甜品既可生痰、生湿,又会动风;喜辛辣者可伤肝动火;嗜酒者可致"酒湿";饮食过咸可能伤肾;饮食不洁会生虫病或致食物中毒。

长期过度疲倦或过分安逸,都会伤气,主要是伤脾气,因而产生少气、疲乏、饮食减少等脾脏病证。

### 五、外伤因素

指创伤、虫兽伤等(从略)。

# 第四章　基本病证

"病证"是外界环境致病因素以及病人的机体反应情况、体质情况等综合反映。不同的因素和条件,产生各种"病证"。历代的医学家在长期的临床实践中以武当道教医药理论作指导,对疾病的现象进行了分析并归纳出各种病证,从而确立了病证分类,病证分类中分外感病基本病证和内伤(杂)病基本病证两大类,每类中又分病因病证和病位病证。它们是武当道教医药辨证的基本内容。

## 第一节　外感病的基本病证

### 一、病因病证

#### (一)外风病证

外感风邪是最常见的病因,而且常与其他外感病邪合并在一起,它的特点是容易侵入皮肤、肌肉、肢节、筋络、头部、鼻和肺,也常易引起疼痛、痒感、麻木感和浮肿。其病证在临床上可分如下几组:

1.咳嗽、鼻塞、咽痒:风湿病、伤风病、感冒风寒或风热都见这些症状,所以都用"风"字做病名。

2.头痛:外感头痛常是由风邪所致,假如受风吹后头即作痛,更是它的特点。

3.肌肉肢节疼痛:疼痛有游走性,是风邪致痛的特征。

4.皮肤瘙痒或麻木感：如荨麻疹（风疹块）。

5.浮肿：风邪所致浮肿，都出现于上部（如急性肾炎初期的颜面浮肿，称作风水）；或者出现皮肤局限性浮肿而兼见痒感的（例如血管神经性水肿），便认为是风邪的疾患。至于全身性浮肿、腹水、两下肢水肿等，一般都不属于风邪引起。

6.手足挛急、抽搐、口眼歪斜、颈项强直等，这些都是外风伤及筋络的症状（如临床上的癫痫发作、面神经麻痹和破伤风等病所见）。当然，这些症状也可属于内风证，须加鉴别。外风系外感病，内风系内伤（杂）病；外风病邪基本上属寒性，内风病邪基本上属热性。

（二）外寒病证

外界寒邪引起的病证有三种情况：

1.外感寒邪：症见恶寒，头痛及周身痛，无汗，口淡，可有微热。

2.寒邪直中：这有两种情况：一是直中腹部（犯及脾、肠），症见突然腹痛肠鸣、水样泄泻及腹部冰冷，且多在睡醒时发生；一是直中于头（犯及肝经），症见头痛，特点是疼痛剧烈，痛在头顶，并伴有呕吐清涎。

3.寒伤（冻伤）：症见肢端冰冷，并发青紫及疼痛，受暖则较适。

从上述可见，外寒证的主要表现是恶寒和疼痛，这种疼痛一般是比较剧烈的。紧脉是外寒的脉象，在诊断上也可作参考。

（三）外湿病证

外湿常与外风、湿热或暑邪合在一起。在下雨季节和潮湿地区容易发病。湿邪的特点是具有重坠性、凝滞性和水性。外湿病证有如下几种表现。

1.头重坠感、肢体沉重感、疲乏感（如感湿病）。

2.肌肉关节酸痛（如风湿病）。

3.肢节屈伸不利。

4.下肢软弱，足背见肿。

5.皮肤水疱作痒（如水疱疮、水泡型脚癣）。

必须注意，外湿最易诱发内湿的产生，故临床上常见有内外合湿的病证。

（四）温热病证

温热病邪是外感病邪中最主要的一种，"温病"中的各种疾病都是温热病邪所致。它在四季都能发病，其病证表现为：

1.全身或局部发热，由高热所致的烦躁和谵妄，口干、口渴、口苦，痰稠黄，舌苔黄。

2.面红目赤，各部位出血，局部红肿，皮肤红疹，斑疹，小便赤，舌质红。

3.咽痛，肢节肿痛，尿痛，肛门灼痛。

温热病证的脉象多见数脉或滑脉。

（五）暑邪病证

"暑"实际上是温热的一种，但也有其特殊性，且具有季节性。暑邪的特点是：只见于夏秋季节；能直犯脏腑，病热猛烈;易伤正气,而最常见的是伤气、伤津。

1.感暑证:除发热外常伴见虚性症状,如少气、头晕、疲乏、多汗、口渴等。

2.暑闭证:是中暑的一种。由于暑邪猛烈,直中脏腑,出现高热,突然晕倒,皮肤发红,无汗,四肢抽搐。

3.暑厥证:也是中暑的一种。由于暑邪伤阳过甚,阳虚极致脱,出现突然晕倒,汗出肢冷,脉细数无力。

由于暑季多湿,暑常与湿合并,故临床暑病往往有湿的见证。诊断和处理都要考虑到这一点。

### (六)外燥病证

燥邪犯病,多见于秋季。燥邪基本上也属于一种热邪,它的特点是伤肺、伤津。临床上可见干咳无痰、咳血、口鼻干涸、咽痛、胸痛、口渴欲饮,或有微寒和发热。燥邪犯病一般较轻,不致传里。

### (七)疫毒病证

疫毒病邪的特点是有十分明显的流行传染性,发病急而重,变化迅速,常突发高热,易致谵妄和昏迷,又易见出血和斑疹。

## 二、病位病证

外感病是由外感病邪引起的疾病。它与非外感病有不同的病情转变和病势发展的规律,一般的发病过程是由浅入深,由表入里。外感病邪所致疾病(主要是温病)随着病邪特点、机体状况和病期长短,在临床上出现不同的病位病证,这些病位表示了病邪所伤之外,可分为卫(表)

分、气分、血分、阴分、阳分五个部位。这些病位既反映了病性的深浅，同时也反映了疾病的发展阶段。从表里来看，卫分是在表，气、血、阴、阳都在里。我们既要了解外感病位病证分类跟脏腑病位病证分类是各不相同的，但同时又要明确，外感病位病证归根结底也是脏腑病理变化的反映。

（一）表证（邪伤卫分）

常见于外感病的初期，亦可见于病的中、晚期，即病邪已伤里而仍有部分滞留在表的情况。

其病证表现为：①恶寒；②头痛及周身痛；③鼻塞、流涕、喷嚏。这三项症状均是病邪在表的特征。病邪伤卫分时也经常会有发热，但热度一般不会过高。其他如舌苔的薄白，脉象浮，都有助于诊断。

（二）里证

1. 邪伤气分（里热证）：里热证是外感病的基本阶段，这个阶段时间也较长。邪伤气分就是已经伤及脏腑，由于所犯脏腑的不同，临床上便有各种不同的见证，这需要我们利用脏腑病位辨证加以分析鉴别。

病邪伤及气分亦有基本病证，可作为诊断依据。其基本病是：①发热较高，汗出而热不退，热过高时可出现谵妄；②口干口渴，口苦；③胸、腹、胁部疼痛；④大便秘结或水泻；⑤小便短赤。里热的症状舌苔黄，脉数和滑。

2. 邪伤血分（血热证）：病邪从气分进一步发展，便会伤及血分，表示病情严重，常见于外感温病的后期，在脏腑中，与血的关系最为密切的是心和肝，所以，邪伤血分的病证，基本上是与这两脏有关。

其病证表现为：①傍晚热度较高；②病人烦躁、谵妄或者意识模糊，甚至昏迷，但与发热程度无关；③皮肤可出现斑疹或瘀点；④各部位出血（如衄血、吐血、尿血、便血等）。舌色呈现深红而干，是邪伤血分的特征之一。

3.邪伤阴分（伤阴证）：是病情严重阶段，属病久正气、阴分受损。这需要看阴伤的程度和病邪盛衰的情况来判断病的严重程度。

主要病证表现为：①午后低热持续不退，两颧发赤，常觉手心热；②烦躁失眠，盗汗；③精神疲乏，消瘦，乏力；④不思饮食。伤阴证的舌多见红干，脉象多见细数。

4.邪伤阳分（阳脱证）：病邪伤阳是危重的病证，在病邪极盛而机体抵抗力又较差的情况下就会发生。小儿阳气不固时尤其容易出现。这是病邪势盛，伤及心阳，心阳受损，虚极致脱。武当道教医药一般称为"内闭外脱"证。

其病证表现为：①体内高热但四肢冰冷；②出汗多而不止；③面色发灰，唇和指甲发绀；④神态呆滞或烦躁不安；⑤呼吸浅速；⑥脉数无力，甚至难于摸到。

## 第二节　内伤（杂）病的基本病证

### 一、病因病证

内伤杂病的病因病证就是脏腑病理变化所呈现出来

的病证。脏腑的病理变化总的可分为两大类：一是为机能的减退，二是为机能障碍以及由于机能障碍而产生的病理产物。属于机能减退的病因是正虚，称为虚因；属于机能障碍的病因是病邪，称为实因。所以，脏腑病因病证可分为虚因和实因两类病证。

（一）虚因病证

1.阴虚病症：又可细分为阴虚病证、津虚病证、精虚病证和阴脱病证四种。

（1）阴虚病证：体形瘦削的人易患阴虚病证，女性亦较为多见。外感病的"温病"，其温热病邪最易伤阴而见阴虚病证。由于阴阳相互消长关系，阴虚则常致阳盛，故每伴有内热（火）之象，形成了阴虚火旺的虚实并见病证。各脏中，心、肝、肺、肾都易见阴虚。胃阴虚则常在某些外感"温病"的末期或恢复期中出现。

津液及精均属于阴，因此，阴虚亦常兼见津虚和精虚的病证。

①肺阴虚：症见咳嗽少痰、声嘶、失音、盗汗、消瘦、舌质红、脉弦细，常并有午后潮热、咳血、面红、烦躁易怒、脉数等虚热病证，也常兼见津虚。

②心阴虚：症见心悸、健忘、失眠、梦多、盗汗、舌红脉细，常并见心烦、胸内闷热、舌痛、脉细数等虚热症状。

③胃阴虚：主要表现为津虚之证。有口干喜饮、不觉饥饿或饥不欲食、大便秘结，可见干呕或呃逆、舌干无津、脉细，如有火旺则反见多食而瘦。

④肝阴虚:肝与肾关系最为密切,肝阴虚常与肾阴虚同时存在,表现为眩晕、眼花、视力减弱、胁部隐痛、睡眠不好或失眠、四肢麻木、舌质红、脉弦细。倘阴虚而有火旺,则兼见急躁、易怒、面红、目赤、头痛、口苦、脉弦数等症状。

⑤肾阴虚:表现为耳鸣、耳聋、眩晕、记忆力减退、毛发枯少、面色黑或眼眶黑晕、盗汗、遗精、腰酸、腰痛、腿软、小便频多、脉沉细等。兼有阴虚火旺时,则兼见多梦、烦热、咽干、牙齿痛、阴茎勃起、舌红、脉细数。

(2)津虚病证:津虚是阴虚的一种表现,津液不足则有干燥之象,武当道教医药称为"内燥"证。津虚常见于肺、胃、大肠等脏腑和皮肤筋络部分。在肺有咽喉干燥、干咳无痰、胸痛、声音嘶哑。在胃有口渴欲饮、唇干。在肠则大便秘结(老年人多见)。在皮肤则干燥脱屑、瘙痒、出红疹。在筋络则见筋肉抽紧或痿软无力,或舌强不灵。津虚者舌多是干燥无津。脉常细涩。

(3)精虚病证:肾藏精,精虚是肾阴虚的一种表现。病证有滑精、早泄、脑髓空虚感、健忘、不能生育等。

(4)阴脱病证:严重的阴虚称做阴脱(亡阴)。阴脱属病情危重,多见于严重的外感温病,久病末期正气虚损。阴脱证出现,随着就会发生阳脱(参阅阳虚病证),因为阴阳是互相依存的。阴脱的主要表现为汗出不止,并见皮肤干枯、消瘦、面色潮红、精神疲乏、神态呆滞、低热肢温、手足颤动、口干索饮,舌红少苔,脉细数或见促微。

2.阳虚病证:阳虚多见于体型肥胖之人,尤以男性较多,年老更属常见。阳虚则阴盛,阴盛则寒,故阳虚常并见内寒病证。又由于气属阳,阳虚也经常有气虚见证。一般来说,阳虚是气虚的进一步发展。阳虚见于心、脾、肾三个脏,其中以肾最为主要,心与脾的阳虚都与肾阳虚有密切关系。

(1)脾阳虚:症见口淡食少,食不消化,腹胀或腹部隐痛,喜用手按,大便溏泄,四肢不温,舌胖有齿痕,舌质淡红,脉弱。

(2)心阳虚:症见呼吸困难,稍劳则发,夜间喘增,汗出,心悸或心痛,两颧发红,面及四肢浮肿,失眠,脉大无力或带数或脉结代。

(3)肾阳虚:可分为五组病证:①怕冷,背部寒感,下肢不温,易出汗;②腰脊酸痛,膝软无力,阳痿或阴部寒冷,夜尿频多或小便余滴,小便失禁或遗尿;③气喘,或气从少腹上逆(奔豚气),面色苍白,四肢浮肿,小便短少;④天明前腹痛水泻;⑤乏力神疲、嗜睡,面色暗黑或眼眶黑晕,肾阳虚的脉多沉弱。

(4)阳脱病证:严重的阳虚称为阳脱(亡阳)。是病情极其危重的表现,阳脱之前可先见阴脱。外感犯里,病邪甚盛,阳气受损,或由于各种病因所致的阴血亏损(如久病伤阴伤津,或大出血等),由阴损及阳,可出现阳脱。阳脱的主要表现为大量出汗,四肢厥冷,面色苍白,呼吸浅速,脉浮数无力或微弱欲绝。

3. 气虚病证：各种致病因素都会伤及脏气而引起气虚,特别是病程较长,年纪较大的人,一般来说,男性或体质肥胖的人更为多见。除肝外,其他各脏都会有气虚,其中尤以脾气虚最为重要,因脾气是中气,各脏气均与脾有关。气虚的脉象大而无力,舌质淡胖。

(1)心气虚:症见少气、心悸、惊怯、出汗、精神恍惚、睡易惊醒等,称为心气不敛。

(2)肺气虚:症见少气,言语断续,讲话声低无力,咳嗽,易出汗等。

(3)肾气虚:症见:①听力减退,腰脊酸软,驼背,头发枯白,脱落,或智力减退,牙齿浮动,滑精早泄,不育,小便无力或余滴,或见遗尿,一般称为肾气不固;②面色淡白,或眼眶黑晕,呼吸浅促,时带痰鸣,遇劳则增,咳引尿出,称为肾不纳气;③小便混浊或小便不通。

(4)脾气虚:症见少气,懒言,讲话声低,面色萎黄,四肢疲倦,肌肉消瘦,易汗出,头晕头痛,食欲减退或食纳不化,脘腹胀满,排便无力或大便溏泄等。

脾气虚又可表现为下列各种情况。

①气虚下陷:脾气主升,脾气虚则可见脱肛、胃下垂、子宫脱垂、慢性腹泻、白带等病证。

②气不摄血:气为血帅,血的正常运行与脾气关系密切,脾气虚可致血溢而出现下部出血(如便血、尿血或月

经过多等），或皮下出血。

4.血虚病证：血虚病证以妇女较为多见。失血过多，脾胃虚弱致饮食营养不能化生血液，是血虚的常见原因。当然，内外致病因素伤及血时也会发生血虚。

肝藏血、心主血，故血虚常见于心肝两脏。

（1）心血虚：症见心悸，易惊，失眠，舌质淡红，脉细弱等。

（2）肝血虚：症见头晕，眼花视蒙，面色苍白，疲倦，胁痛（偶见黄疸），四肢麻木，指甲枯白，筋抽肉跳，月经过少或闭经等，舌质淡红或淡白，脉象细弱。

**（二）实因病证**

1.阴盛病证：阴盛则内寒，内寒就是阴盛的表现。临床上往往是虚寒并见（即阳虚病证常与内寒病证合在一起）。内寒也可由于平常喜吃生冷东西而引起，这是生冷饮食伤了脾胃阳气之故。内寒病证常见于脾、胃、肺、肾等脏腑，其舌苔多是白滑，舌体肥胖，脉多沉迟。

（1）脾寒：其病证是四肢不温，腹部喜温喜按，肠鸣，大便水泻，肛脱等。

（2）胃寒：常与脾寒混见，表现在口淡、喜热饮、流涎、呕吐、胃脘痛而喜按喜温等。

（3）肺寒：多是由于外感寒邪或内因痰邪水邪犯肺所致。表现为咳嗽，尤其在晚间增剧，痰色清稀，胸背觉冷等。

（4）肾寒：症见下腹部、阴囊、下肢等处冰冷感，阳痿，小便清长或小便不禁等。

2.阳盛病证：阳盛则热，热极生风。因此，阳盛可有内热和内风两种表现。

（1）内热病证：内热（又称火旺，在内因病邪来说，热与火这两个名词是通用的），在临床上可分为实热（实火）和虚热（虚火）两种。实热是直接由于阳盛（或气盛）所产生，虚热则是由于阴虚（或血虚）而导致阳盛所产生。虚热必定兼有虚证（阴虚、血虚或津虚）的现象，临床上要注意区分。

内热病证除发生于哪一个脏腑而具有特殊症状之外，一般都有口干、口渴、口苦、大便秘结、小便短赤或见发热等症状，它的脉象是滑脉或数脉。

心热：有如下几组病证：①烦躁谵妄，精神失常，不睡（如某些精神病）；②胸内烦热，睡眠不宁，多梦易惊，口舌热痛，小便短赤，舌质红；③鼻血或吐血；④疮疖红痛；⑤皮肤红疹痒痛。

肝热：其表现可分为下列四组：①目赤肿痛；②烦躁易怒，口苦，失眠，两颞作痛，两胁刺痛，脉弦；③头晕而痛，头重脚轻，面红赤，手指麻木，脉弦而有力（肝阳上亢）；④鼻衄、咳血或月经过多。

肺热：除肺本身疾患外，经常是肝火犯肺所致。症见咳嗽，痰出不畅或带血丝，咽干或痛，口鼻有热气，胸痛等。

胆热:肝胆是表里关系,病证基本相同,表现为:往来寒热,脘胁疼痛,口苦,呕吐恶心或有黄疸。

胃热:有如下四组病证:①身体消瘦,口渴频饮,多食易饥(例如"消渴病");②胃脘部痛,呕吐频频,食入即吐,口气臭;③齿龈肿痛腐烂或出血,或口腔糜烂;④前额头痛,面赤,头部出汗多,在进食时尤甚。

大肠热:表现为腹痛拒按,胀满不适,大便不通;或者大便腐臭,肛门灼热肿痛,或下痢赤白,里急后重;或大便后带鲜血。

膀胱热:表现为小便短涩不利,尿色黄赤,或小便混浊,或排尿时觉下腹痛,尿管痛,或见尿血,尿出砂石。

(2)内风病证:热盛(阳盛)则生风,阴虚以及血虚而致阳盛亦可生风。内风的形成总与肝有关,它是肝经疾患之一种。表现为:①口眼歪斜,语言不清利,偏瘫,甚至不省人事,面红,脉弦;②突然昏倒,颈部强直,四肢抽搐;③头晕眼花,头痛,耳鸣;④四肢震颤或麻木,或头部不自主摇动;⑤眼睛发蓝;⑥面露青筋(面部静脉显露)。内风如为阴虚(或血虚)而致阳盛所产生则伴有虚证的表现。

3.气实病证:气实病证可分为气郁、气滞、气逆三种。气郁主要是肝气郁结,常与精神因素有关。气滞为脾胃气机失调,但亦常受肝气所影响。肝气宜疏泄,肺气和胃气宜降,肾气宜纳,这些脏气的机能失调均可表现为气逆的现象。

肝气郁结:表现为情绪抑郁易怒、头痛眼花、两胁胀或痛、胸闷、脘满,或两侧下腹胀痛,或月经不调,脉弦滑等症状。

脾胃气滞,常与饮食失当有关,或者则受肝气影响。表现为食不消化,嗳气腐臭,脘痛腹胀,肠鸣多屁,大便不畅,或有后重感,粪便酸臭。

气逆:肝气上逆则见咽有物梗感,吞咽不下,烧心吐酸;胃气上逆则见呕吐,呃逆;肺气上逆则见胸满、气喘;肾气上逆则见气喘、痰鸣或觉气自小腹上冲胸咽(古称"奔豚气")。

4.血瘀病证:瘀血是病理变化的产物,与心肝两脏关系密切,凡各种病邪侵入血络,或气机郁滞,或出血后余血停留,或创伤脉络,均可致血瘀。其病因较多。

其病证表现为:①身体各部位局限性,持久性疼痛,常为刺痛性质,且晚间增剧;②腹部或其他部位肿块,固定常为刺痛性质,且晚间增剧;③低热持续不退;④各部位出血(典型者血色紫黑);⑤腹部或其他部位青筋显露;⑥皮肤指甲或唇舌紫瘀色;⑦面色暗晦,或有血丝状纹(血缕)。

5.内湿病证:内湿是脾脏机能失调所产生的病理产物。多因饮食失当,如嗜食生冷或肥腻,伤及脾脏,或平时脾虚,或因其他脏腑病变影响及脾,均能使脾的运化功能失常,体液的形成和调节发生障碍,由此产生内湿。内湿常与寒邪或热邪结合一起,尤以湿热互结较为多见。

内湿出现于身体的不同部位(上、中、下部)而有不同的见证。

上湿：表现为：①头重如裹、胸闷恶心；②神志昏沉不清。

中湿：表现为：不欲进食，脘腹胀满，口有甜味，或口干不欲饮，腹部隐痛或绞痛，或见黄疸，舌苔白滑或腻浊，脉缓。

下湿：表现为：①小便不利或小便混浊；②大便溏泻，排便不畅；③白带；④足部浮肿，腿软无力。

6.痰邪病证：痰邪也是体液的形成和调节障碍所产生的病理产物。脾阳虚运化失调，肾阳虚水气不化，均是成痰的原因。嗜食甘肥，或喜饮酒的人以及小儿或肥胖的人也易患痰邪证。痰的性质属寒，但在一定情况下，火热灼熬津液亦能成痰，这样便使痰带有热性。痰邪易犯心、脾、肺三脏，也可犯胸、胁和淋巴结。

痰邪的表现有：①喉有鸣响，口吐痰涎；②气喘带哮声；③头晕，胸闷作呕；④颈部或腋下有核（淋巴结肿大）；⑤精神失常，或神志不清，或狂躁不安（是痰邪犯心的表现）。

7.水邪病证：水邪（包括饮邪，饮邪是外表看不见的水邪）也是体液调节障碍所致的病理产物。水邪主要与脾、肾的病理变化有关，与肺也有一定关系。其表现：①面、目、四肢或腹部水肿；②气喘、咳嗽，痰清稀或泡沫样，胸胁胀满疼痛。

**二、病位病证**

脏腑生理功能失常是脏腑病理变化的反映。各个脏腑都有它特殊的生理功能，其失常的表现就自然各有不同，脏腑病位病证就是根据这些来作分类的。我们从中来推断病位，即哪一个脏腑受病，哪一个脏腑有病理改变，这是必需的。但还要与脏腑的病因病证结合起来作进一步的分析，这样才能对病情得到全面的了解。

（一）心脏病证

心脏病证主要表现在精神意识、思维活动的异常和血脉方面的病变。

1.精神异常：胡言乱语、哭笑无常、痴呆、忧郁或躁动、幻听幻觉、健忘、失眠。

2.意识障碍：神志昏迷或意识模糊。这是各种病邪犯心的主证。

3.血脉运行障碍（瘀阻）：如心痛，唇、舌和指甲瘀黑，脉见结代。

4.出血：如吐血、鼻血（心火上炎）、尿血（心移热于小肠等）。

5.心悸、心慌：是心的部位受病的表现，多属心虚证。

6.少气：讲话气短，可以是心气受损的病证。

7.汗出不止：汗为心液，汗出不止为心阴或心阳虚极（即阴脱或阳脱）的主要证象。

8.舌尖赤、舌痛：多属心火旺盛。

9.皮肤疮疡或皮肤红疹、斑疹：这一般是热毒入心血的表现。

（二）肝脏病证

肝脏病证主要表现为精神情绪调节的障碍（肝气郁结），藏血功能的减退（肝血虚），肝阳（肝气）偏盛所产生的内风、内火等症状。

1.肝主疏泄：其病态为：情绪低下或易激动，或易见惊恐；胁部疼，腹痛，疝痛，睾丸痛（肝经脉循经部位），月经失调，痛经，白带，弦脉。

2.肝藏血：其病态为：眩晕，耳鸣，筋肉挛急，四肢麻木，出血。

3.肝主风：其病态为头痛（特别是偏头部），手足抽搐，肢体震颤，突然昏厥。

4.目为肝窍：其病态为目赤痒痛，视力减退，眼球干涩。

（三）脾脏病证

脾脏病证主要是中气机能减退和运化功能障碍。

1.脾主中气、主统血：其病态为：少气、畏寒、泄泻、脱肛、胃下垂、子宫下垂，称"中气下陷"，便血、阴道出血、皮下出血，称"脾不统血"。

2.脾主运化：其病态为消化吸收障碍，如食不消化、腹胀、泄泻等，体液运化障碍，如黄疸、水肿、痰证、湿证（痰证和湿证可参阅本节脏腑病因病证）。

3.脾主四肢、肌肉：其病态为肌肉消瘦，四肢无力。

（四）肺脏病证

肺脏病证主要为呼吸通道的功能障碍和津液不足。

1.肺司呼吸：其病态为咳嗽，气喘，咯血，呼吸引胸痛，鼻塞，甚至不闻香臭，失音，喉痛等。

2.主布津液：其病态为鼻咽或皮肤干燥，大便秘结。

（五）肾脏病证

肾脏的病证主要是智力和性功能的障碍，和它所主的各方面所出现的症状。

1.肾藏精、生髓，脑为髓海：其病态为智力减退，痴呆，精神不足，嗜睡，健忘，遗精，滑精，少精，阳痿，阳强，不育，不孕。

2.肾主纳气：其病态为气喘（属虚喘）、少气，面赤如妆（戴阳），气从小腹上冲（奔豚）。

3.肾主骨、主发：其病态为腰酸腰冷，两下肢无力，牙齿松动，或发育不全，发白、发脱、发枯。

4.肾开窍于耳和二阴（大、小便）：其病变为耳聋、耳鸣，大便水泻，尿频、尿多、尿浊、遗尿。

5.肾主膀胱气化：其病态为水肿，尿潴留，尿少，小便淋沥。

（六）胃腑病证

胃腑病证的主要表现为饮食受纳功能失常和胃气的机能障碍。

1.胃主受纳：其病态为食欲减退或食欲亢进，口干渴饮。

2.胃气主降：其病态为恶心呕吐，嗳气，呃逆，胃脘疼痛。

（七）胆腑病证

胆与肝是互为表里,两者关系十分密切。胆与肝的病证是一样的,主要表现为黄疸,往来寒热,口苦,易怒,睡眠不宁等。

（八）小肠和大肠腑病证

其病证主要是消化和排泄功能的障碍。

1.主化物（消化）：其病态为腹痛,腹胀,肠鸣,多屁。

2.主传导（排泄）：其病态为便秘,腹泻,便血,痔疮。

（九）膀胱腑病证

其病证主要是水的排泄障碍。表现为尿频、尿急、尿闭、尿中断、尿痛、尿血和小腹（腹胱的部位）痛等。

# 第五章  诊断

## 第一节  四诊调查

武当道教医药主要是运用四诊(问、望、闻、切)来进行疾病的资料调查。

按武当道教医药的传统诊断技术是从问诊中获得病人的自觉症状和病史,再综合望、闻、切三诊所获得的资料,进行归纳分析,决定治法。

### 一、问诊

问诊是通过病人的主诉和道医扼要而有系统地询问来获得有关疾病的症状及其变化过程的资料。

按证候群表现作出诊断和治疗乃是武当道教医药的特点。因此,问诊在武当道教医药诊断方法(四诊)当中是最重要的一环。

病人叙述的症状,是构成"证候群"的主要部分。有很多症状如痛、痒、眩晕、恶寒等,常常是病人主观的感觉,而这些症状的程度和性质,也以病人主诉来获得。因此,道医们都非常注意问诊。当然,在病人主诉的同时,要注意鉴别主诉症状的真伪和描述是否恰如其分,避免为假象所干扰,在这方面需要特别仔细。

问诊的主要内容,武当道教医药传统有十问歌(一问寒热二问汗,三问头身四问便,五问饮食六问胸,七聋八

渴俱当辨,九问旧病十问因,再兼服药参机变)。综合问诊要点有以下几方面:

（一）问所苦

即主诉现病史,这是问诊的重点,注意了解症状的部位、性质和症状变化的情况,注意症状与症状之间的关系（如咳嗽问痰的情况,发热问恶寒和出汗的情况,腹痛问大便情况等）。注意症状发生时间的长短（一般来说,起病较长的属虚证,起病较短的属实证）。务求详尽而是不遗漏,务求准确而不虚假。

（二）问口味

主要注意病人的食欲是否正常（武当道教医药强调脾胃功能对疾病恢复的影响,胃纳差时要注意调整脾胃）,口味是否异常,口渴或不渴（一般是口淡不渴属寒,口苦而渴属热）。这是武当道教医药诊病时必须注意到的问题,又可作为鉴别病证的寒热虚实,脾胃功能,乃至预后等的重要参考。

（三）问睡眠

武当道教医药重视休息睡眠对疾病的恢复很有影响。

（四）问排泄

注意二便是否通畅,出汗性质和数量,月经情况等。这些对治疗上应用祛邪方法时有参考价值。例如发热无汗,可用发汗法;头痛、咽痛、腹痛、发热等症在大便秘结时,属于实证可用泻下法;水肿、发热症在尿少时可用利尿法;月经带瘀块可考虑用祛瘀法。

（五）问既往

特别注意病人对寒热补泻药的耐受或反应，治疗史，饮食嗜好，生活习惯也是问诊的重要内容，有助于寒热辨证和处方用药。

问诊方法要在实践中总结经验，既要避免暗示病人，引致不必要的虚假症状，又要善于引导，不致病人主诉漫无边际，必需的资料务求详尽准确，总的内容又务求少而精。只要在实践中不断探索和总结，这些要求是可以逐步达到的。

## 二、望诊

望诊是通过道医的视觉直接观察，来了解一些有关疾病的资料。主要是望神、察色和舌诊。

（一）望神

望神是通过观察病人的眼部神态并结合其他去判断病情和大致的预后。如果病人的精神尚好，面色带光泽，目光有神，言语清晰，则机体生气尚旺盛，病虽重而不致危殆，预后往往较好。相反，如果病人瘦弱，言语迟钝而不清爽，目光茫然而无神气，则为正气虚弱的表现，预后常较差。我们可以从临终病人观察到这种"失神"状态的迅速变化过程。

（二）察色

察色是观察面部颜色。红色常表示热、火（虚热者颧赤、唇红而肤色苍白）；白色为寒或气血不足；黄色为脾经有病或湿重；青紫色为有血瘀；黑色表示肾经有病或寒很重。面色的诊察还可估计病人的体质和预后。例如：可以从面色枯润辨别病之深浅逆顺。面色红润者体实；苍白者体虚，面白者阳虚；潮红者阴虚火旺；乌黑、瘀暗、干枯者为坏病（如癌症及肺病之晚期）。

### 三、舌诊

舌诊是武当道教医药传统的特殊诊断方法之一，对判断疾病的寒热虚实有重要的参考价值。

病理状态下，舌质赤色为热，紫色为热甚，淡白为寒；舌苔薄白是表证未解或属寒证，舌苔白而厚腻表示湿浊之邪滞留；舌苔白中带黄表示病邪化热入里，黄苔干燥属热，黄苔滑腻为湿热；黑苔干燥带芒刺者热邪极盛，黑苔舌淡而润滑者寒邪极盛等等。在察看舌苔时注意排除染色所成的假象，例如食枇杷果而苔黄染，食橄榄而苔黑染，又如水果糖或药物颜色附着和吸烟较久而且烟瘾较大的病人舌苔常带黄色等，都需要仔细询问辨别。

此外，舌诊还应该注意舌体形态。例如，舌体坚敛苍老属实证，舌体薄嫩或胖嫩属虚证；舌体胖大，色赤而肿属心脾有热，色淡红边有齿印属脾虚；舌体板强活动不灵，舌质深红见于温病热邪入心；舌歪多见于中风；舌体颤动，色淡为心脾两虚，色紫红为肝热动风等。

关于望诊的其他各项内容，如病人的体型、体位及其他体征的检查，有条件时，大小便的诊察等也应该注意到，细致的望诊常可形成初步正确的诊断。

### 四、闻诊

闻诊是通过道医的听觉和嗅觉来获得某些有关疾病的资料。

（一）听声音

包括患者的言语、呼吸、呕吐、呃逆、嗳气、呻吟等。一般规律是：邪盛正气实者声音响亮有力，正气虚者声音细弱无力。

（二）嗅气味

包括病人身上发出的及其排泄物（如痰液、大小便）的气味。一般规律是：排泄物气味稀薄者属虚、属寒；气味浓烈臭秽者多属实热。

**五、切诊**

切诊就是通过医生手指的触觉来获得某些与疾病有关的资料。武当道教医药最常用的是切脉。切脉方法是武当道教医药诊断中较特殊的方法，对于疾病的诊断预后和用药处方，常有一定的参考价值。

（一）正常脉

正常人的脉象应该是缓和、均匀、不急不慢、不大不小、不硬不软，速度为"一息四至或五至"（均匀地一呼一吸叫做一息），脉学上称为缓脉。

（二）病脉

脉学有二十九种病脉和七怪脉之分，但普通常见而实用的脉象大致有十五种。简介如下：

1.浮脉：一般是浮脉主风、病在表。但虚劳亦可见浮脉，其特点是浮大无力。

2.沉脉：沉脉主里。但里证不一定都是沉脉。

3.迟脉：迟脉主寒。但人体壮实者（如运动员）亦有迟脉，则不作病脉论。相反，寒证也不一定都见迟脉，临床上必须注意。

4.数脉：数脉主热。但数脉必须与促脉相鉴别，后者是正虚的脉象。

5.洪脉：洪脉主气盛火亢。

6.细脉：细脉主气虚或阴虚。阴虚的脉多细而带数。

7.虚脉：虚脉主血虚及正气虚弱。

8.实脉：主邪实邪火盛。

9.弦脉：弦脉主肝气盛、气郁、痛证。

10.滑脉：滑脉主血盛、痰证、邪盛。妊娠亦呈现滑脉。

11.涩脉：主血瘀。

12.缓脉：一般正常人表现为缓脉。但在某些病也可出现缓脉，例如伤风感冒可见浮缓脉。倘如低热缠绵，面色黄，舌苔厚腻，脉缓者为湿热之邪滞留。在内伤(杂)病中有湿证者也可见缓脉，总之要注意配合症候来判断。

13.结脉：脉搏缓慢而时有间歇，但间歇无一定规律。结脉主气血少或阴寒凝结。

14.代脉：脉搏时有间歇，而间歇有一定规律者。代脉主脏气衰弱，或表示病情危重。

15.促脉：脉搏急数而时有间歇，但间歇无一定期规律。促脉出现时要注意正脱。

综上所述，可见单凭脉不能判断某脉即某病，而仅能作为对病证的寒热虚实及处方用药时的一些参考依据。把脉诊看得玄虚化、神秘化是不符合实际情况的。

切诊方法除切脉法外，尚有压痛点诊断法，针灸治疗中找寻压痛点(包括阿是穴和背部俞穴)对决定治疗方案很有帮助。切腹部疼痛的反应有助于判断虚实：喜按属虚,拒按属实。

在运用四诊方法时,要注意到以下两个方面。

1. 病人除主诉某一症状外，在其他症状表现不明显时,就要从病人的年龄(40岁以上,阴分常不足,治法多从肝肾不足考虑,壮年人多患实证,老年多虚证等),性别(例如男性病人易患气虚,女性病人易患血虚),体型(例如肥人多痰、湿、气虚、阳虚,瘦人多火、阴虚、气郁),药物耐受(例如阴虚者喜温热燥性食物或药物,阳盛者喜寒凉清热药物,阴虚者食寒凉则口淡易晕,阳盛者服燥热则咽干痛、失眠烦躁、二便不畅或涩痛),起病新久(新病多实证,久病多虚证),胃纳(虚证病人胃纳呆滞者注意补脾,胃纳尚好者注重益肾)等方面进行考虑。询问观察详尽仔细,对于处方用药,常有帮助。

2.通过四诊进行资料调查只是认识过程的第一步,是开始接触病人,收集病情资料,属于感觉的阶段。第二步,是综合感觉的材料加以整理和分析,所谓证候分类(或称辨证)就是指这个阶段。但是,只有感觉的材料十分丰富(不是零碎不全)符合于实际(不是错觉),具备了这两个必要的条件,才能根据调查资料(四诊资料)作出正确的辨证(或称证候分类)。如果单纯摸摸脉,远远看一下,粗略问两句,就进行辨证,是很容易导致错误结论的。

四诊一定要仔细,不能粗枝大叶。

## 第二节 辨证分析

### 一、辨证内容

#### (一)辨证纲要

武当道教医药提出的(表里、虚实、寒热、阴阳)八纲是辨证的纲要。武当道教医药里的病证很多,如何进行归纳分析,前人总结了对疾病辨证的经验,提出八纲作为辨证的纲领(即将所有病症分类为表证、里证、虚证、实证、寒证、热证、阴证、阳证),有其重要的实际意义。但在八纲中,阴阳是表里、虚实、寒热这六纲的总概括,因此在临床实际应用上,任何一种病证都可以运用阴阳辨证加以分析、归纳。

#### (二)辨病位和辨病因

顾名思义,所谓辨表证和辨里证,实际上即是辨别病位问题,而所谓辨虚证实证和辨寒证热证,实质上则是辨别病因,因此,传统的八纲辨证,根本上就是病位和病因的辨证。

武当道教医药与现代医学对病位和病因有着完全不同的概念。武当道教医药的病位与病因实质上都是机体(特别是脏腑)病理变化的综合反映,病位并非指某一局部出现的症状,而是指某一证候的综合,例如血虚头晕的病人,它的病位不是在头而是在血。病因同样是按武当道教医药的概念而下的定义(参阅"病因")。

从武当道教医药的角度来看,任何疾病都有它缺一不可的病位和病因,这是容易理解的。不同的疾病一般都有其不同的病位和病因，但要注意到也可有相同的病位和病因(如高血压和肝炎都可见肝肾阴虚,流行性感冒和乙型脑炎都可见热犯肝心)。另一方面,同一疾病在某一具体病人身上随疾病的发展变化过程,它的病位和病因也均可转变(如肾炎初期是风水犯肺,后期是脾肾阳虚)。

病位和病因各具其独立性，即同一病因可发生在不同的病位(如感寒与中寒),同一病位可有不同的病因(如风热犯肺与饮邪犯肺)。当然,在某些病位和某些病因之间也存在特殊的关联性,例如外风与肺、内风与肝、湿邪与脾等等。

按武当道教医药理论指导、疾病和病位相同而病因不同或是病因相同而病位不同则治疗方法便有差异。前者如肾阳虚与肾阴虚的治法不同,后者如热在肺宜清宣,热在胃肠宜泻下,热在膀胱宜渗利。

总之,在疾病的辨证过程中既要辨病位又要辨病因,将两者综合起来既针对病位又针对病因,才能得出有效的治疗。由此可见,传统的八纲辨证具有重大的临床指导意义。

同辨病位和病因有关的问题是辨外感病还是内伤(杂)病的问题。因为外感病与内伤(杂)病各有其不同的病位和病因,也有其不同的变化发展的规律。我们举出了它们的特征作为临床判断这两大类疾病的参考。

1.外感病特征：

(1)病因是外界气候因素的病邪,故临床上发病因素较为明显,例如偏头风,外风中络(面神经麻痹及三叉神经痛）和感冒等常有受风邪的经过，又例如中暑在烈日下，痹证在潮湿中等。

（2）一般起病急骤，例如温病的发热，中寒的腹痛，风疹的出现。

（3）绝大多数有表证。如皮表的恶寒（疟疾、温病、感冒），鼻的闭塞流涕（鼻炎、伤风），头的疼痛（外感热病、偏头痛、中暑），四肢关节的疼痛（痹痛、脱疽），肌肤的浮肿（风疹、风水）。

（4）基本上属实证。因均为外邪所致的疾病。

（5）许多外感病以发热为主证，原因是以温热病邪为多，而且按武当道教医药理论，其他外界气候病邪入里也"多从火化"。

（6）某些外感病（以温病为代表）具有一定的规律的传变过程。

（7）脏腑病位常见症常缺少，或不明显（温病入里时虽涉及脏腑但范围常广泛，因而按气血阴阳呈现）。

2.内伤（杂）病特征：

（1）脏腑病位见证明显。

（2）常仅为一至两个脏腑见证。

（3）起病较缓慢。

（4）多属虚证或虚中带实证，少数是实证。

**（三）辨表里、虚实、寒热**

1.辨表里：辨疾病是表证还是里证，这是指对外感病而言，因为只有外感病才可能有表证或者里证，内伤（杂）病一般是没有表证的。在内科的外感病（特别是外感热病)中,表证和里证均各有其特点,下表(表1)可作为鉴别参考。

表证表现比较简单,其中以恶寒、舌苔薄白为主要特征,外感热病的里证范围颇广(有气分、血分、阴分、阳分之分),脏腑受病不同,其现象繁杂,不仅是表1所列,我们辨证时经常是:排除了表证便是里证(半表半里和表里同病是既有表证又有里证的一种类型)。

表1

|  | 表证 | 里证 |
|---|---|---|
| 病状 | 恶寒、头颈四肢痛、鼻塞、喷嚏 | 高热、口渴、胸腹痛、便秘或腹泻、小便黄少 |
| 脉象 | 浮或紧 | 沉或滑 |
| 舌苔 | 薄白 | 黄或灰黑 |

外感病须辨表里,这一点十分重要,因属表证宜解表,属里证宜清里,治法完全不一样(参阅各论"温病")。

表证范围:在卫分(皮毛)的——如风疹、风水、感冒、温病,在筋肉的——如痹证,在经络的——如真中风的口眼歪斜,在四肢血脉的——如冻疮、脱疽。里证范围:在外感病中有气分、血分、阴分、阳分。在内伤(杂)病中有各个脏腑的病位。

2.辨虚实:什么是虚和实?所谓虚就是指正虚,而实就是指邪盛。疾病是邪正相争,矛盾激化的结果。任何疾病都存在正邪两方面的盛衰情况,这是肯定的,但在某一具体的疾病中,正与邪这一对矛盾,究竟哪个是主要矛盾,这就需要具体分析。虚证是指这一病证的主要矛盾方面是正虚,实证是指主要矛盾方面是邪盛。因此,辨虚实便有十分重要的临床意义,辨对了,就是抓住了主要矛盾,便可作出正确的治疗方案。

辨虚实的实质是辨病因的属性。因为任何病因都可以归纳为虚因和实因两大类(参阅"病因")。我们在分析疾病的病因时,首先辨这一病因的属性—虚实,是辨证论治的关键之一,因为虚证要补,实证要泻,这是武当道教医药治疗学上一个重要的法则。

辨别虚证和实证可以从下表(表2)的比较来考虑。

**表2**

| | 虚证 | 实证 |
|---|---|---|
| 一般情况 | 老年、体质素弱 | 青壮年,体质强壮 |
| 病情长短 | 久病 | 新病 |
| 外表观察 | 精神疲乏,面色苍白,语声低沉,动作迟慢,体形消瘦 | 精神兴奋、面红,语声高亢,烦躁言动,体形壮实 |
| 病状倾向性 | 头晕、视弱、心悸、出汗、气短、小便清长、脱肛、子宫下垂 | 疼痛、水肿、包块红肿、口苦、目赤、出血、便秘、小便黄少 |
| 病位按诊 | 喜按 | 拒按 |
| 脉象 | 无力 | 有力 |
| 舌质 | 胖嫩 | 苍老 |
| 对药物反应 | 不受攻邪(如寒凉、发汗和泻下)药 | 不受补药 |

**虚证范围**:有阴虚、阳虚、气虚、血虚、津虚、精虚等。

**实证范围有**:①外感病邪的外风、外寒、暑邪、外湿、燥邪、湿热等病证。②内因病邪的内风、内寒、内热、内湿、痰邪、水邪、气滞、气郁、气逆、血瘀等病证。

**3.辨寒热**:在分辨了虚因和实因(即虚证和实证)之后,如果是个实证,这就需要进一步分析病因的另一属性——寒热。因为在实证中虽然有许多内外的病邪,但归纳起来却可将它分成属寒性和属热性两大类,了解和区分病邪病因这种属性在治疗方面很有必要。"寒者热之""热者寒之"这也是一个治疗学上的主要原则。

辨寒热的主要依据有如下表(表3)所列:

**表3**

|  | 寒 证 | 热 证 |
|---|---|---|
| 外表观察 | 怕寒冷、少动、面色苍白、唇淡白或青紫、四肢青紫而冷 | 怕热、烦躁、面红目赤、唇红干 |
| 主要症状 | 口淡不渴、喜热食、多涎、痰多清稀、四肢冰冷、小便多、大便稀烂 | 发热、口干渴、喜冷饮、痰色黄稠、手足热、小便黄少、大便干结 |
| 病位情况 | 喜热敷,喜按 | 喜冷敷,拒按 |
| 舌脉 | 舌苔薄白,湿润,脉沉或迟 | 舌苔黄或焦黑,无津,脉数或滑 |
| 对饮食和食物反应 | 耐受辛温药,不受生冷水果 | 耐受清凉药,不受煎炒,油炸,辛辣食物 |

属寒性病邪范围是外寒、外湿、外风、内寒、内湿、痰邪、水邪、气郁、气滞、气逆等。

属热性病邪范围有湿热、暑邪、燥邪、内热、内风、血瘀等。

以上仅是病邪的基本属性,在特殊情况下,由于病因的复合作用,某些病邪具有双重性质,如痰邪和气郁、气滞、气逆等可以属热,血瘀可以属寒等。因此,必须注意仔细辨别。

## 二、辨证步骤和注意点

传统的八纲辨证，是辨证的初步概括，经过了八纲辨证之后，给我们对某一疾病得出一个总的概念和性质，提示了治疗上的总原则，但这仅是辨证的开始，在临床实践过程中，这种初步概括的东西，还不能满足具体治疗的需要。这要求我们进一步作出辨证分析，如表证究竟表在哪里，是在哪个位置，是哪个脏腑的虚和脏腑哪一方面的虚，实是那种病邪的实，等等问题都有待于进一步去解决。

我们在前面介绍了内科的基本病证，分别列出外感病和内伤（杂）病的病因病证与病位病证。如能了解和掌握这些基本病证，便可在八纲辨证的基础上对疾病更深入地进行分析归纳，正确地完成内科辨证的整个过程。其具体步骤和注意点如下：

### （一）先判断是外感病还是内伤（杂）病

有表证时肯定是属外感病，但要注意没有表证时（例如中寒、中暑、外感热病传里等等）不一定是非外感病的内伤（杂）病。

### （二）是外感病时判断它是在表还是在里

病邪在表时要进一步辨病位所在，如皮毛（卫分）、筋肉、经络、血脉等。

### （三）辨里证时

1.属外感热病（温病）时要按气血阴阳进一步辨证。

2.属外感病时要注意是否表里同病。

3.要注意外感病邪的直中里证（如中寒、中风、中暑等）。

4.内伤（杂）病时，须按脏腑病位辨证，脏腑病位决定之后还要进一步辨气、血、阴、阳。

（四）辨病因时

1.应先辨虚实，是虚证还是实证，是否有虚实并见，虚实并见时要辨虚中有实还是实中有虚，虚实之间哪一个是主要矛盾。

2.属虚证时应结合脏腑病位并进一步辨气血阴阳。

3.属实证时要进一步辨病邪是外感病邪还是内因病邪，同时要辨是哪一种病邪。

4.病邪的属性是寒还是热。

5.要注意某些病邪的双重属性。

6.要注意是一种还是数种病邪合并。

# 第六章　治疗

　　疾病是通过四诊的资料调查，进行归纳分析等辨证过程而得出正确的诊断之后，下一步便是治疗了。在治疗中须掌握治疗原则、治疗方法和脏腑用药等方面。

## 第一节　治疗原则

### 一、辨证为主，并与辨病相结合

　　武当道教医药是辨证论治的。在武当道教医药临床实践中非常重视"辨证"这个环节。通过辨证，分析从四诊所了解病人出现的症候（病状和体征），弄清疾病发生的原因、部位、性质及其发展趋势，从而掌握疾病的实质，确定治疗方法，按"证"用药。

　　同是一种疾病，由于病人机体的反应性不同，可以表现出不同的"证"。如，感冒就有风寒、风热的不同"证"型，而要分别使用辛温解表剂（药）和辛凉解表剂（药），这叫同病异治。反之，不同的疾病，又可表现同一"证"型，而采用同样的治法的，如，支气管哮喘、心力衰竭、慢性肾上腺皮质功能减退等病，只要它们都有肾虚的见证，就可以用补肾药物来治疗，这叫"异病同治"。临床上还可以看到有"一病多方"和"多病一方"的治疗特点，这是因为武当道教医药的治疗是以"证"为主要依据，而不是以病为主要依据的道理。

武当道教医药对某一些疾病的不同发展阶段，其辨证和用药都有不同。虽然疾病本身没有改变，但随着疾病发展到另一阶段，"证"变了，则治疗方法也要改变。如一个肺炎的病人，初诊时可以是风温犯表，而应用解表宣肺药，复诊时因病情发展，转变为热邪困肺而要用清热宣肺药。由此可见，密切注视病情变化，分析"证"的转变，才能及时按"证"用药。

当然，有时疾病的变化不完全能通过"证"表现出来的。因为武当道教医药受历史条件的限制，对某些疾病的认识还不够系统完善，这就需要我们通过辨证与辨病相结合来解决临床实际。

辨证与辨病相结合可以兼取武当道教医药与西医药学的优点，特别是通过对疾病的现代医学病因病理的掌握了解，使应用传统的药物更为合适，而既不违背武当道教医药辨证施治的原则，又吸取了现代医学的长处，如选用白及治肺又能抗结核杆菌，三七祛瘀治冠状动脉硬化性心脏病又能降胆固醇……此外，在不违背武当道教医药治疗原则的基础上配用一些具有现代医学药理作用的中药，如溃疡病用乌贼骨、瓦楞子之类以制酸等。所有这些都有利于提高武当道教医药的治疗效果，同时对发展武当道教医药与西医结合的临床研究也有意义。

## 二、治病求本，并与治标相结合

治病求本，有两种意义：①本是疾病的本质，求本就是通过分析证候——疾病表现出来的现象，找出疾病的本质，而不受现象所迷惑，也就是从各种病因中找出根本的病因，针对根本来治疗。如虚喘，气逆是喘的原因，但肾虚不纳气则是气逆的根本，治疗就不能完全依靠降气平喘药，而应该重点在补肾纳气。②本是人体的正气，求本还有扶正（即增强和恢复机体的生理功能）的意思。

此外，临床应用的"通因通用"与"塞因塞用"法，通常属于反治法，其实也是一个治本的方法。因为这里的"通""塞"都是假象，而不是疾病的本质。如急性痢疾，本来已经大便次数增多，但因为是湿热积滞引起，而要泻下清热导滞才能达到治疗目的。又如属虚证的便秘腹胀，就不能用通行的消导法解决，而要用补益法才能取得疗效。

其次，治本还有预防疾病复发的意思。如患胃脘痛，应用行气止痛药往往只能把疼痛一时制止，而要根本上防止病的复发，还须从调理脾胃方面着手。

上述表明，一般情况下治病，能抓住疾病的本质来治疗，就能使病"本"消除，而"标"也随之解决。但是，疾病往往是千变万化的，治病还要分清主次和先后，按轻重缓急恰当处理。所以，标本的应用还有"急则治其标，缓则治其本"的变通方法，这就要抓住疾病的主要矛盾方面，先给予解决。如一个患肾虚水肿的病人，在水肿较轻时，主要矛盾在于肾虚，治疗的重点应补肾，但当水肿发展到严重程度，影响到心、肺的循环和呼吸功能时，则水肿便成为矛盾的主要方面，这时即使病人肾虚，治疗还是要以消除水邪的威胁为急。又如一个患急性热病的人，里热极盛，突然发生阳脱证(休克),汗出不止,四肢冰冷,脉搏细弱而快,形成内闭外脱,这时应使用温补药先回阳救脱,等危证消除,病势稍缓时,再用清热泻火药以治本。

另外,正虚邪实、虚实并见的情况在临床又是很常见的,这时应标本兼顾。如脾虚气滞,出现腹胀腹满,用健脾理气的香砂六君子汤治疗,以参、术、苓、草治其本,配合理气和胃的陈皮、木香、砂仁等治其标,这样标本兼治有助于缩短疗程,提高疗效,实际上为临床所常用。

### 三、重视扶正,并与祛邪相结合

武当道教医药认为疾病的发生与发展,关系到正与邪两个方面,而且非常重视人体正气的作用。所以,扶正为主,祛邪与扶正相结合就成为武当道教医药的治疗原则之一。

在治疗过程中,以正虚为主要矛盾的要扶正,用祛邪药无效的要考虑扶正,长期应用祛邪要注意伤正的可能,病的恢复期和防止复发要注意扶正。所以,扶正是主要的,祛邪往往是一种手段,对于临床用药,凡属祛邪药的都只宜暂用,而不能久服。如一个水肿的病人不能长期服用利尿药;一个有热证的病人不能持续应用清热剂,对于慢性病或急性病迁延日久,就应考虑用扶正方法去解决。

当然,强调扶正治疗上所起的作用,并不是忽略祛邪的重要性而把扶正与祛邪对立起来。相反,在临床运用时,应根据正、邪两方面在疾病表现中主次、先后,把扶正与祛邪辨证有机地结合起来,灵活掌握,或以扶正为主,或以祛邪为主,或采用"攻补兼施",这样才能收到预期的效果。

**四、掌握原则，并与具体情况相结合**

我们在对每个病按辨证治疗的同时，用药上还应与具体情况相结合，作全面考虑。

同一个证，每因不同的人而用药也有所不同，人本身的具体情况对治疗用药也有很大的关系。如病人患实热证，但体质较弱或年老，应用寒凉清热药就只能适可而止，注意不要用量过大或服用过久。青壮年患病，常要注意不可随便滥用补药。中年以后的妇女患病要考虑血虚的可能。病人平时能耐受寒凉药物的，用温热药就要慎重。反之，病人一向能受纳辛温食物，则用清凉药治疗要注意产生不良反应。这些叫因人制宜。

季节气候的不同也是常常需要加以考虑的。同样是感冒风寒，在寒冷的季节，要用辛温发散重剂才能有解表作用；反之，在天气转热的季节，则不宜过于发散，以免伤正。这些叫因时制宜。

我国领土辽阔，地区不同，用药常有差异。如，北方多寒，病人多能耐受温热药；南方气候潮湿，治疗用药须兼顾去湿等等。这些叫因地制宜。

总之，临床治病，既要辨证施治，又要注意当时当地环境的具体情况，综合考虑，才能提高疗效。

# 第二节　治疗方法

汗、吐、下、和、温、清、消、补，是武当道教医药传统的八种治疗方法。其具体内容可参阅本书中"治法与方剂"

的有关部分,这里不作重复介绍,现将内科临床实际的分类方法加以简述。

传统药物的治疗方法可分为主要疗法和辅佐疗法两大类:主要疗法中又可分为祛邪和扶正两大法。辅佐疗法虽在一定程度上有对症治疗的意思,但从武当道教医药的"辨证论治"的理论来看,主要疗法和辅佐疗法均是整个"论治"里的有机组成部分。辅佐疗法中的药物常各有其特殊的药效作用,而且这一类药物实际上绝大部分也同样具有祛邪效能或扶正作用的。

## 一、祛邪法

祛邪法是祛除病邪病因的疗法,可按病邪不同分有下列九种:

1.治风法(包括有祛风药、疏风药、解痉药)。

2.祛寒法(包括有祛寒药、温寒药)。

3.清热法(包括有清热泻火药、清热解毒药、清热凉血药、解暑药、清虚热药、清肝明目药)。

4.祛湿法(包括有祛风湿药、宣湿药、化浊药、燥湿药、渗湿药)。

5.逐水法(包括有逐水药、利水药)。

6.除痰法(包括有化痰药、消痰散结药)。

7.理气法(包括有解郁药、行气药、消滞药、降气药、提气药)。

8.散瘀法(活血散瘀药)。

9.驱虫法(包括有驱虫药、驱疟药)。

应用祛邪法注意点:

（1）祛邪法主要应用于以病邪为主要矛盾的病证，或在虚实并见的病证中与扶正法配合应用。

（2）祛邪法总有伤正的作用，要注意勿过量或过久地使用。

（3）祛邪法必须针对不同的病邪分别选择不同的祛邪法。

（4）祛邪法通常须与辅佐疗法中的通利法一起应用。

（5）必须掌握以上九种祛邪法的各种适应症和禁忌症。

## 二、扶正法

扶正法是调整恢复机体的生理功能和增强抗御疾病能力的疗法。这在传统上称为补法。有下列四种：

1.补气法（包括有补气药、健脾药、补肺药、固肾药）。

2.补血法（补血药）。

3.补阴法（包括有补肝肾药、滋阴药、益精药、养阴润燥生津药）。

4.补阳法（包括补阳药、壮肾药、强筋骨药）。

应用扶正法（补法）注意点：

（1）扶正法主要应用于以正虚为主要矛盾的病证或在虚实并见的病证中与祛邪法相配伍。

（2）有时，扶正法运用恰当则可以达到祛邪病的目的，但一般情况下补法常有留邪之弊。

（3）应用补阳法时一般都需兼用补阴药，唯应用补阴法时不宜加入补阳药。

（4）应用补血法时一般都是加用补气药以助补血效

能,但使用补气法时则不必同时用补血药物。

（5）扶正时除考虑情况分别应用补阴、补阳、补气、补血四法之外,还须结合脏腑用药。

### 三、辅佐疗法

辅佐疗法是祛邪与扶正的辅佐疗法,按这种疗法的性质可分为通利法与固止法两种。

#### （一）通利法

包括发汗药、催吐药、泻下药、通窍药、利尿药、通淋药、利胆药、舒筋通络药,并与其他科有关的通经药、下乳药、排脓药、消肿止痛药配合使用。

#### （二）固止法

包括止汗药、止呕药、止泻药、止咳药、止喘药、止血药、安神药、涩精药,并与其他科有关的调经药、安胎药、止带药、回乳药、祛腐生肌药、止痒药配合使用。

应用辅佐疗法注意点:

（1）辅佐疗法一般不能单独应用于治疗疾病。

（2）通利法通常和祛邪法配合应用。

（3）固止法通常和扶正法配合应用。

（4）通利法多有伤正作用而固止法也有留邪之弊,应用时应加注意。

## 第三节　脏腑用药

任何病证都是脏腑生理、病理变化的反映,而传统药物的效应也总是作用于脏腑的。由于传统药物各有其针对不同脏腑有其作用的倾向性,因此有传统药物药性的

"归经"的理论。现将各脏腑用药加以介绍,供内科临床参考。

## 一、心

1.益心气:人参、黄芪、党参、炙甘草等。

2.敛心气:五味子、磁石、珍珠母、浮小麦、龙骨、牡蛎、山萸肉等。

3.安心神:酸枣仁、柏子仁、茯神、远志、合欢皮、琥珀、朱砂、夜交藤等。

4.开心窍:菖蒲、郁金、麝香、犀角、苏合香、远志等。

5.补心血:当归、枸杞子、龙眼肉、红枣、阿胶等。

6.温心阳:桂枝、肉桂、制附子、干姜、薤白等。

7.养心阴:麦冬、熟地黄、百合、玉竹、丹参等。

8.清心火:黄连、连翘心、莲子心、竹叶、灯心等。

9.通心瘀:丹参、三七、琥珀、血竭、赤芍、红花、山楂肉、茺蔚子等。

## 二、肝

1.补肝血:当归、白芍、熟地黄、阿胶、首乌、鸡血藤、紫河车、枸杞子、乌豆衣、桑葚子等。

2.养肝阴:地黄、山萸肉、金樱子、女贞子、首乌、潼蒺藜、旱莲草、枸杞子、酸枣仁、龟板、龟胶、鳖甲等。

3.理肝气:柴胡、川楝子、郁金、香橼、香附、青皮、延胡索、橘叶、玫瑰花、素馨花、路路通、沉香等。

4.活肝血:川芎、归尾、丹参、赤芍、红花、泽兰、土元、桃仁等。

5.散肝瘀:乳香、没药、蒲黄、五灵脂、三棱、莪术等。

6.清肝热：桑叶、菊花、青黛、夏枯草、龙胆草、栀子、钩藤、决明子、密蒙花、青葙子、丹皮、牛黄、芦荟等。

7.潜肝阳：珍珠母、石决明、牡蛎、龙骨、磁石、淡菜、代赭石等。

8.息肝风：菊花、钩藤、天麻、地龙、僵蚕、全蝎、羚羊角、蜈蚣等。

9.温肝寒：吴茱萸、肉桂、淫羊藿、小茴香、橘核。

### 三、胆

利胆气：茵陈、栀子、郁金、金钱草、苦参、大黄等。

### 四、脾

1.补脾气：黄芪、人参、炙甘草、党参、白术、淮山药、扁豆、大枣、莲子、芡实、楮实子、孩儿参、饴糖、茯苓等。

2.温脾阳：干姜、制附子、肉豆蔻、益智仁等。

3.燥脾湿：苍术、厚朴、半夏、陈皮等。

4.调中气：木香、苏梗、砂仁、枳壳、藿梗等。

5.升中气：升麻、柴胡、黄芪等。

### 五、胃

1.养胃阴(津)：石斛、麦冬、天花粉、玉竹、沙参、乌梅等。

2.益胃气：党参、孩儿参、西洋参、糯稻根、粳米、冬虫夏草等。

3.清胃火：石膏、知母、寒水石、黄芩、葛根、芦根、玄参、大青叶、黄连、蒲公英等。

4.散胃寒：高良姜、生姜、丁香、肉桂、吴茱萸、胡椒等。

5.降胃逆：代赭石、旋覆花、柿蒂、杷叶、沉香、厚朴、蔻仁、肉桂、莱菔子、半夏等。

6.消食滞：神曲、山楂、麦芽、谷芽、鸡内金、莱菔子等。

## 六、肺

1.补肺气：黄芪、人参、党参、西洋参、淮山药、百合、黄精、冬虫草、白及、蛤蚧等。

2.养肺阴：天冬、麦冬、地黄、沙参、玉竹、阿胶、龟板、银耳、紫河车等。

3.润肺燥：蜂蜜、柿霜、南杏、天花粉、梨膏、木蝴蝶、胖大海等。

4.清肺热：桑叶、桑白皮、黄芩、地骨皮、瓜蒌皮、知母、石膏、牛蒡子、玄参、山豆根等。

5.肃降肺气：苏子、白前、前胡、旋覆花等。

6.宣肺气：麻黄、桔梗、紫苏叶等。

7.敛肺气：五味子、乌梅、白果（银杏）、诃子等。

8.定喘：麻黄、代赭石、牛黄、地龙、细辛、蛤蚧、核桃肉、胎盘、白果（银杏）等。

9.温肺寒：干姜、细辛、紫菀、款冬花、胡椒等。

## 七、大肠

1.涩肠止泻：益智仁、赤石脂、肉豆蔻、诃子、禹余粮、石榴皮、乌梅。

2.润肠通便：火麻仁、胡麻仁、蜂蜜、杏仁、桃仁、柏子仁、郁李仁等。

3.泻下通便：大黄、芒硝、番泻叶、芦荟等。

4.清肠热：白头翁、槐花、秦皮、马齿苋、地榆、苦参、生地黄。

## 八、肾

1.滋肾阴：熟地黄、龟板、鳖甲、鱼膘胶、淡菜、山茱萸、女贞子、旱莲草、潼蒺藜、枸杞子、桑寄生、桑葚子、紫河车、黑芝麻、菟丝子等。

2.温肾阳：附子、肉桂、巴戟天、破故纸、仙茅、淫羊藿、锁阳、鹿茸、肉苁蓉、胡芦巴、韭子等。

3.益肾精：胎盘、鹿茸、火麻仁、菟丝子等。

4.涩肾精：覆盆子、金樱子、益智仁、桑螵蛸、莲须、五味子等。

5.固肾气：核桃肉、五味子、蛤蚧、人参等。

6.强筋骨：杜仲、续断、狗脊、牛膝、骨碎补、鹿筋等。

## 九、膀胱

1.利尿：猪苓、泽泻、车前、木通、滑石、薏苡仁、通草等。

2.通淋：海金沙、琥珀、瞿麦、萹蓄、石韦、地龙、金钱草等。

# 第四节 武当道教医药"一把草"应用秘诀

武当道教医学认为，"人生百病、天生百草,有一病必有一药"；"病千变,药亦可千变"。若能悉知百草的性味,就会发现"百草治百病""草能治病皆称药"。

道医在长期的医疗实践中，发现中草药的植物形态与药物功效关系联系紧密,由此总结出许多用药经验。例如"草木中空善治风，对枝对叶能治红，叶缘有齿能消肿，叶有乳汁拔毒功"，指凡药用植物茎秆中空者擅长祛除风邪所致的疾病，如荆芥、透骨草等；茎枝对生、叶对生的植物大多能治疗外伤及出血性疾病，如茜草、土牛膝等；叶缘有齿的植物大多能消肿，如一枝黄花等；植株根茎叶有乳汁者，大多具有清热解毒的功效，如蒲公英、败酱草（苣荬菜）等。道医诊疗疾病还要求医者必须熟悉中草药的基本知识，如采收加工炮制、中草药的性味、功效、处方配伍、用药禁忌、药物用量和服用方法等。

武当道教医药注重内病外治，即以外敷为主，配合内服药丸、药酒、药茶、药膳。配方用药少而精，强调理、法、方、药准确合理，不乱投烈性药，特别注意强调驱邪而不伤正。为了便于学习掌握中草药的性味功能，指导临床合理用药，武当道教总结了"一把草"应用秘诀。

## 一、"一把草"伤科用药秘诀

丹参刘寄奴，血藤赤芍药，内外诸伤损，加减需斟酌。

破瘀用桃仁，止痛乳没药，血竭与玄胡，瘀痛效更好。

硬肿加三棱，软坚山甲妙，骨折用然铜，土鳖不可少。

碎补与续断，螃蟹接骨妙，出血加三七，丹皮大小蓟。

尿血白茅根，便血用地榆，槐花仙鹤草，血症不能少。

小便不通利，车前泽泻宜，大便若秘结，大黄草决明。

用药要慎重，引经莫忘记。头痛加川芎，白芷羌活宜。

胸闷加枳实，枳壳茯苓皮，胁痛用柴胡，川楝郁金宜。

手臂用桂枝，桑枝威灵仙，腿伤加牛膝，独活寄生宜。

木瓜与苡仁,脚伤且莫离。祖师传秘诀,莫向庸人提。

## 二、常用药应用秘诀

发散风寒用麻黄,桂枝细辛荆芥羌①,

防风藁本葱白芷,辛夷香薷与生姜。

发散风热用菊花,柴胡豆豉与升麻,

葛根牛蒡蔓荆子,桑叶薄荷浮萍加。

清热泻火龙胆草,夏枯栀子连②石膏,

知母芦根芩③黄柏,胡连竹叶大功劳。

清热凉血用犀角,紫草茅根薇④青蒿,

银柴头翁地骨皮,生地丹皮效更高。

清热解毒开喉箭,连翘地丁黛⑤射干。

公英马勃鱼腥草,土苓豆根半边莲。

祛寒吴萸艾干姜,川椒茴香高良姜,

草果丁香灶心土,附子肉桂效果良。

芳香化湿用佩兰,藿香木瓜与白扁⑥,

健胃化湿用此好,苍术化湿兼发汗。

止咳平喘用紫菀,杏仁冬花枇⑦白前,

百部苏子旋覆花,前胡兜铃桑皮穿⑧。

风湿独活艽⑨灵仙,五加苍耳蛇⑩马钱,

虎骨寄生白鲜皮,豨莶松节千年健。

平肝息风用蜈蚣,羚角全竭与地龙,

钩藤蝉天麻衣等,僵虫蝙蝠有奇功。

开窍药物用适当,麝香冰片苏合香,

安息香与石菖蒲,惊风痫症用之良。

安神定志酸枣仁，磁石琥珀石决明，
珍母龙齿龙眼肉，远志朱砂朱茯神。
清化热痰天竺黄，竹茹蒙石贝牛黄，
常山昆布与海藻，浮石葶苈海蛤壳。
温化寒痰用半夏，南星白芥与皂荚，
桔梗白附随方入，痰涎稀清效甚佳。
渗湿利尿性多缓，苓⑪泽⑫己⑬通⑭蓄⑮车前，
苡仁小豆瞿⑯金沙⑰，茵陈灯心萆薢滑⑱。
寒下药物兼泻火，大黄芦荟与芒硝，
泻热通便番泻叶，通因通用效果卓。
热下药物用巴豆，味辛性热有大毒，
硫黄亦常入方内，助阳通便兼杀虫。
润下滑肠治便秘，郁李麻仁有效力，
蜂蜜润肺兼润肠，专治大便燥结干。
消化食物用山楂，神曲麦芽与谷芽，
莱菔内金五谷虫，消食导滞效果佳。
驱虫榧子与苦楝，槟榔鹤虱与雷丸，
芜荑贯众使君子，石榴根皮与大蒜。
理气健脾用陈皮，佛手木香有效力，
砂蔻厚朴与枳壳，柿蒂降胃治呃逆。
疏肝理气用青皮，香附疏肝兼解郁，
枳实川楝与乌药，沉香降气兼纳气。
活血调经用丹参，益母泽兰与桃仁，
牛膝鸡冠月季花，马鞭红花效更灵。
活血祛瘀荆三棱，莪术水蛭虻虫行，

寄奴䗪虫急性子,虚实癥瘕要分明。

活血止痛延胡索,灵脂蒲黄乳[19]没药,

川芎郁金苏木姜[20],行气活血效非常。

活血通络鸡血藤,王不留行毛冬青,

枫实山甲下乳用,痹痛下乳选木通。

止血三七血余炭,侧柏地榆茋旱莲,

槐花藕节仙鹤草,大蓟乌贼陈棕炭。

阳虚气短多自汗,浮麦五味汗能敛,

麻黄根与芪[21]牡蛎,龙骨白术效灵验。

固精缩尿用金樱,桑螵蛸与益智仁,

枣皮莲须覆盆子,鹿茸菟丝与人参。

止泻芡实禹余粮,莲肉五倍乌梅香,

石榴皮与赤石脂,诃子粟壳用相当。

补中益气炙甘草,参[22]芪[23]白术与大枣。

山药河车龙眼肉,气虚体弱效果卓。

壮阳鹿茸巴戟天,沙苑锁阳与续断,

杜仲狗脊骨碎补,苁蓉蛤蚧故纸仙[24]。

补血当归熟地黄,首乌阿胶血藤帮,

桑葚楮实牛筋草,益气之药且莫少。

养阴二冬[25]北沙参,玉竹百合芍[26]黄精,

石斛女贞枸杞子,龟板鳖甲胡麻仁。

武当仙药山中宝,性味功能要记牢,

掌握秘诀再临证,大小病魔全赶跑。

①羌:羌活;②连:黄连;③芩:黄芩;④薇:白薇;⑤
黛:青黛;⑥白扁:白扁豆;⑦枇:枇杷叶;⑧穿:穿破石;

⑨艽：秦艽；⑩蛇：乌梢蛇；⑪苓：茯苓；⑫泽：泽泻；⑬己：防己；⑭通：木通；⑮蓄：萹蓄⑯瞿：瞿麦；⑰金沙：海金沙；⑱滑：滑石；⑲乳：乳香；⑳姜：姜黄；㉑芪：黄芪；㉒参：党参；㉓芪：黄芪；㉔仙：仙灵脾；㉕二冬：天冬、麦冬；㉖芍：白芍。

## 第五节　辨病用药

现代医药科学飞跃发展,药物的研究亦不断深入,许多医药杂志不断报道一些植物药、动物药、金石药在临床上治疗疑难杂病,获得可喜效果,显示出中国医药在人类健康事业中的特殊魅力。数年来,经不断地挖掘、收集,并参阅大量古今文献,整理出临床部分常见病"辨病用药",供读者参考、验证。

**一、对呼吸系统有作用的药物**

1.止咳:百部、枇杷叶、前胡、白前、杏仁、款冬花、麦冬、车前子、五味子、马兜铃、紫花杜娟、丝瓜藤、矮地菜、石韦、露蜂房、土元、当归、紫菀、棉花根、地枇杷。

2.祛痰:桔梗、远志、半夏、南星、川贝母、浙贝母、土贝母、天竺黄、瓜蒌、竹沥、海浮石、海蛤壳、皂角、陈皮、白芥子、鼠曲菜、满山红、青蒙石、昆布、海藻、葶苈子、白附子、牛黄。

3.平喘:麻黄、地龙、洋金花、冬虫夏草、蚤休、侧柏叶、沉香、紫苏子、核桃肉、灵芝、云香草、蛤蚧、白果、旋覆花、穿破石、桑白皮。

**二、对循环系统有作用的药物**

1.强心：人参、制附子、黄芪、桂枝、麦门冬、生地、玉竹、女贞子、莲子芯、刺五加皮、灵芝、五味子、生山楂、麝香、龙眼肉、枳实。

2.扩张冠状动脉：参三七、红丹参、毛冬青、葛根、川芎、瓜蒌、汉防己、银杏叶、灵芝、泽兰、红花、赤芍、寄生、鱼腥草。

3.能降低血压的药物（要辨证用药）：

清热降压：夏枯草、黄芩、栀子花、野菊花、白菊花、草决明、青葙子、黄柏、葛根、地骨皮、黄瓜藤、莲子心、三棵针、野桑树根、龙葵、青木香。

镇惊降压：双钩藤、地龙、全蝎、罗布麻、猪毛菜。

凉血降压：丹皮、小蓟、大蓟、元参、地榆、羚羊角、槐花。

祛风降压：白蒺藜、豨草、秦艽、独活。

活血降压：生山楂、川芎、红花、丹参、益母草、鸡血藤、茺蔚子。

利湿降压：车前草、玉米须、蚕砂、荠菜、木通。

补益降压：黄芪（30g以上）、党参、黄精、玉竹、元参、肉苁蓉、桑寄生、生杜仲、牛膝、淫羊霍。

4.增强毛细血管的抵抗力：槐花、白茅根、连翘、黄柏、黄芩、秦艽、柴胡、生黄芪、土大黄、龙骨。

## 三、对消化系统有作用的药物

1.助消化：生姜、葱白、紫苏、桂枝、陈皮、神曲、麦芽、谷芽、山楂、砂仁、白蔻仁、藿香、丁香、肉豆蔻、鸡内金、石斛、五味子、金樱子、大黄、龙胆草。

2.促进胃肠蠕动：桂枝、生姜、鸡内金、丁香、木香、枳实、枳壳、陈皮、大黄、槟榔、大腹皮、肉豆蔻。

3.抑制胃肠蠕动：赤芍、白芍、乌梅、儿茶、金樱子、灵芝、乌药、黄连。

4.制胃酸：海螵蛸、锻瓦楞子、鸡蛋壳、枯矾、锻牡蛎。

5.增强胃酸：五味子、乌梅。

6.泻下：大黄、二丑、商陆、火麻仁、郁李仁、巴豆、芦荟、芒硝、番泻叶。

7.止泻：白矾、芡实、赤石脂、禹余粮、石榴皮、五倍子、白头翁、金樱子、诃子。

**四、对肝胆有作用的药物**

1.护肝药：黄芪、党参、白术、枸杞、大枣、灵芝、当归、丹参、茵陈、败酱草、二花、连翘、柴胡、黄精、地黄、白矾、甘草。

2.降酶药：五味子、茵陈、败酱草、灵芝、龙胆草。

3.利胆退黄药：栀子、郁金、柴胡、姜黄、茵陈、败酱草、金钱草、木贼草、乌梅、黄芩、黄连、黄柏、大黄、芒硝、海金沙、威灵仙、玉米须、木香、香附、豨莶草、小蓟。

4.排胆结石药：金钱草、郁金、鸡内金、海金沙、海浮石、火硝、马鞭草、威灵仙、芒硝。

5.抗脂肪肝药：泽泻、制首乌、黄精、柴胡、郁金、生山楂、连翘、白矾。

6.软缩肝脾药：丹参、三棱、莪术、鳖甲、穿山甲、白芍、郁金、川楝子、柴胡、夏枯草、水红花子、马鞭草、半枝莲。

## 五、对血液系统有作用的药物

1.增加红细胞及血红蛋白：人参、党参、鹿茸、胎盘、鸡血藤、何首乌、阿胶、丹参、牛黄、龙眼肉、灵芝。

2.增加白细胞：党参、丹参、鸡血藤、穿山甲、鹿茸、五灵脂、灵芝。

3.增加和保护血小板：仙鹤草、白及、黄柏、大黄、三七、水牛角、花生衣、灵芝。

4.缩短出血、凝血时间、能止血：生地、白茅根、地榆炭、槐花、二花炭、侧柏炭、大小蓟、白芍、蒲黄、茜草、仙鹤草、紫珠草、旱莲草、三七、白及、阿胶、血余炭、陈棕炭、艾叶炭、白矾、蜂房。

5.抗凝血：水蛭、海藻、土元。

## 六、对泌尿系统有作用的药物

1.利尿：麻黄、竹叶、茯苓、木通、车前子、泽泻、萹蓄、滑石、防己、赤小豆、瞿麦、白茅根、黄芪、连翘、琥珀、冬瓜皮、玉米须、茯苓皮、桑白皮、干姜皮、大腹皮。

2. 排泌尿系统结石药：(除可选用胆结石药外，可选用)鳖甲、硝石、胡桃肉、琥珀。

## 七、对神经系统有作用的药物

1.兴奋作用：人参、黄芪、五味、白芷、麝香。

2.镇静安神：灵芝、朱砂、枣仁、柏子仁、合欢皮、丹参、茯神、连子心、龙骨、牡蛎、龙齿、石决明、磁石、夜交藤、双钩藤、棉花根、山枣树根皮。

3.抗惊厥：全蝎、蜈蚣、僵蚕、地龙、天麻、双钩藤、羚羊角、牛黄、胆南星。

4.镇痛:川乌、草乌、洋金花、细辛、麝香、元胡、灵芝、汉防己、米壳。

### 八、有激素样作用的药物

1.肾上腺皮质激素样作用:人参、乌头、甘草、五加皮、秦艽。

2.性激素样作用:淫羊藿、紫河车、蛇床子、鹿茸、附子、人参、巴戟天、海狗肾、地龙、蜈蚣、蚕蛾、蜻蜓、麻雀肉。

### 九、对感染性疾病有效的药物

1.抗菌:银花、蒲公英、地丁、败酱草、板蓝根、大青叶、连翘、野菊花、蚤休、黄芩、黄连、大黄、黄柏、苦参、夏枯草、白头翁、地榆、知母、丹皮、赤芍、儿茶、五味子、诃子、五倍子、鱼腥草、穿心莲、虎杖、鸭跖草、萹草、白花蛇舌草、半边连、龙葵。

2.乙型溶血性链球菌:银花、连翘、黄芩、黄连、大黄、黄柏、地丁、夏枯草、知母、天冬、天花粉、瓜蒌、五味子、诃子、小蓟、茵陈、穿心莲、救必应、鹅不食草。

3.肺炎双球菌:黄连、连翘、丹皮、天花粉、黄芩、地丁、大蒜、瓜蒌、诃子、穿心莲。

4.脑膜炎双球菌:黄连、龙胆草、板蓝根、地榆、七叶一枝花。

5.肺炎杆菌:大青叶、青黛、菊花、白芍、乌梅、五味子、地榆。

6.百日咳嗽杆菌:黄连、黄芩、知母、银花、连翘、百部、白及、丹皮、大蒜、三棵针、穿心莲、半枝莲、鹅不食草。

7.白喉杆菌：生地、丹皮、连翘、黄柏、大黄、野菊花、七叶一枝花、白芍、甘草、诃子、小蓟、瓜蒌、儿茶、侧柏叶、槐花、萆草、黄芩。

8.结核杆菌：冬虫夏草、射干、百部、白及、黄芩、夏枯草、萆草、鱼腥草、黄连、黄柏、地榆、大蒜、紫菀、款冬花、地骨皮、白果、白芍、厚朴、银花、连翘、石榴皮。

9.绿脓杆菌：连翘、黄芩、夏枯草、丹皮、元参、蒲公英、地丁、白头翁、仙鹤草、石榴皮、诃子、五味子、儿茶、乌梅、穿心莲、虎杖。

10.痢疾杆菌：黄连、黄芩、大黄、苦参、大蒜、马齿苋、百部、蒲公英、地丁、丹皮、知母、赤芍、连翘、七叶一枝花、丁香、儿茶、诃子、五倍子、地榆、石榴皮、仙鹤草、鬼针草、三棵针、铁苋菜、萆草、辣蓼。

11.大肠杆菌：银花、连翘、地榆、厚朴、黄芩、马齿苋、苦参、赤芍、槐花、石榴皮、明矾、五倍子、乌梅、鸭跖草、红藤、大蒜。

12.伤寒杆菌：银花、连翘、地榆、川芎、厚朴、知母、大蒜、黄连、黄精、苦参、虎杖、马齿苋、地锦草、龙葵。

13.变形杆菌：诃子、大黄、丁香、儿茶。

14.炭疽杆菌：大黄、黄连、黄柏、青黛、天冬、丁香、艾叶、大蒜。

15.布氏杆菌：黄连、丁香。

16.鼠疫杆菌：银花、连翘、黄芩、百部、白果、丁香。

17.霍乱弧菌：黄连、黄芩、大黄、连翘、银花、丹皮、知母、大蒜、百部、地榆。

### 十、对病毒有作用的药物

1.流行感冒病毒：银花、连翘、大青叶、板蓝根、青黛、鱼腥草、桑寄生、贯众、紫草、七叶一枝花、野菊花、麻黄、桂枝、香薷、牛蒡子、青蒿、紫苏、射干、黄芩、黄连、藿香、佩兰、生侧柏叶、虎杖、大黄、槟榔、赤芍、薄荷、九龙胆、甘草。

2.腮腺炎病毒：大青叶、板蓝根、银花、鹅不食草。

3.乙脑病毒：板蓝根、大青叶、贯众、鸭跖草。

### 十一、抗原虫、驱寄生虫的药物

1.蛔虫：苦楝树根皮、使君子、南瓜籽、鹤虱、萹蓄、乌梅、石榴皮。

2.蛲虫：苦楝树根皮、贯众、榧子、鹤虱、大蒜、鸦胆子、雷丸。

3.绦虫：南瓜子、槟榔、雷丸、榧子、贯众、鸦胆子、鹤虱。

4.钩虫：南瓜子、槟榔、雷丸、榧子、石榴皮。

5.血吸虫：马鞭草、花椒、南瓜子、榧子、小茴。

6.阿米巴原虫：白头翁、鸦胆子、马齿苋、苦参、秦皮、黄连、地锦草、铁苋菜。

7.疟原虫：青蒿、常山、草果、马鞭草、豨莶草、柴胡、鸦胆子、仙鹤草、黄荆叶。

8.阴道滴虫：生半夏、白头翁、苦参、蛇床子、地肤子、萝卜汁、桃树叶。

## 十二、能降低血糖的药物

知母、地黄、黄精、元参、枣皮、葛根、地骨皮、人参、黄芪、苍术、白术、山药、茯苓、泽泻、天冬、麦冬、玉竹、黄连、黄柏、天花粉、制首乌。

## 十三、能降血压血脂的药物

银花、制首乌、泽泻、郁金、车前子、生山楂、银杏叶、黄精、杜仲、芹菜根、桑寄生、昆布、海藻、毛冬青、草决明、灵芝、甘草、葛根、山楂叶。

## 十四、能抗癌细胞的药物

1.食道癌：急性子、黄药子、核桃树叶、石见穿、龙葵、葵树子、半枝莲、蟾皮、麝香、蜣螂、守宫、壁虎、白英、白屈菜、鸦胆子。

2.胃癌：望江南、半枝莲、白屈菜、仙人掌、喜树、铁树叶、蛇莓、龙葵、半边莲、苡仁、急性子、糯米根、黄毛耳菜。

3.肝癌：山豆根、旱莲草、败酱草、僵蚕、蟾皮、白英、龙葵、藤梨根、喜树、红豆杉、斑毛、白砒。

4.肠癌：白花蛇舌草、黄药子、半边莲、喜树叶、败酱草、守宫、蜈蚣、金钢藤。

5.肺癌：石上柏、核桃树叶、葵树叶、白英、半边莲、铁树叶。

6.鼻咽癌：葵树子、石打穿、石上柏、垂盆草、菝葜。

7.甲状腺癌：核桃树叶、天葵子、水红花子。

8.乳腺癌：七叶一枝花、山慈菇、地榆、南瓜藤、蜂房、蒲公英、土贝母、龙葵、生蟹壳、苦参、女贞子、黄药子。

9.宫颈癌：山豆根、乌头、白花蛇舌草、白英、核桃树叶、槐耳、守宫、麝香、生苡仁、龙葵。

10.皮肤癌：农吉利、苍耳。

以上药物应在辨证与辨病基础上和其他药物配合应用。以上这些药物有些是在体外试验，或临床试用，虽取得一些效果，但还需进一步在临床小心试用。

# 第二篇

各 论

# 第一章　症状辨治

## 第一节　发热

发热为临床常见病状，主要指病人的自觉感受，不一定与测体温相符，但亦包括自觉无热而测体温较高的。

### 病因病理

引起发热的原因很多，但总的来说，在内科范围的发热，可分为外感发热与内伤发热两大类。

#### 一、外感发热

风、寒、暑、湿、温、燥等六种外邪侵袭人体时，体内的正气即起抗御病邪的反应，发热就是邪正相争的表现，即所谓"有一分热便有一分邪"，"六气俱从火化"等。因此，在外感病中，无论病邪在表在里，一般来说发热轻，表示病邪较轻，发热重，表示病邪较盛。

#### 二、内伤发热

任 2 何内在病因（主要是阴阳气血的病理变化）导致体内阳盛，都会发热，即所谓"阳盛则热""气有余便是火"。

1.气有抵抗外邪入侵的作用，特别是卫气，但它的强弱与脾气和肺气有密切的关系，如脾、肺的脏气虚弱时，即使轻微的外邪，也每易感受而引起发热。

2."阴虚则阳亢""阴虚生内热"。阴虚(也包括了精血和津液的亏虚)使阳(气)失去正常的制约,产生相对亢盛而发热。例如肝肾阴虚,每伴有内热而形成阴虚火旺病证;其次,久病血虚和出汗过多,严重泄泻使津液耗损过多等,也属于阴虚的范围,发热的机理相同。

3.外病虚损,肾阴阳两虚,相对平衡失调,会导致阳相对盛于上,出现虚阳上越的假热证候,临床上称为"戴阳",往往是阳脱的一种特殊表现。

4.当体内阴阳相对平衡失调,有阴阳争胜的现象时,可见阴胜则阳衰而感微寒、阳亢则阴虚而觉微热的寒热阵发证候。

5."气郁化火",当情志抑郁,恼怒伤肝,使肝气不得疏泄,郁结化火可导致发热。

6.病邪侵入血分,或出血处理不恰当,瘀血滞留;或暴力外伤后,脉络受损,均可致血瘀。血瘀形成后,阻碍了气血的正常运行,出现气血郁滞,气郁化火,亦可引起发热。

## 诊治要点

发热是许多疾病的主要症状,在外感病中最为多见,本篇为避免内容上的重复,其中常见的外感发热的诊治请参阅"温病""普通感冒""中暑""痢疾""疟疾"等专篇,这里着重论述内伤发热的病证。

### 一、内因发热与外感发热的鉴别

但须注意:某些外感发热时间太长,余邪未清,正气已伤,可有内伤发热的见证。询问如有外感发热的病史,则仍为外感发热。见表1。

## 二、过去病史

一般气虚、阴阳失调有易患感冒史,血瘀证有一般出血史、产后史、外伤史;气郁证有精神刺激史;津虚(如出汗过多、泄泻等)有伤津史。

表1

|  | 内因发热 | 外感发热 |
|---|---|---|
| 发病缓急 | 缓慢 | 急迫 |
| 发病过程 | (1)无表证<br>(2)一般较长 | (1)初期常有表证<br>(2)一般较短 |
| 发热情况 | (1)一般为低热或仅自觉发热<br>(2)手心热于手背<br>(3)症状变化较少 | (1)发热较高<br>(2)手背热于手心<br>(3)病情转变较快 |
| 头痛 | 少见 | 多见 |
| 临床表现 | 虚证,或虚中带实 | 实证,或实中带虚 |
| 脉象 | 多无力,或细数,或弦 | 多有力而散 |
| 舌象 | 舌质淡或深红,苔少或无 | 多有苔,可见黄苔 |

## 三、发热情况

### (一)高低

气虚证、血虚证、血瘀证或虚阳上越证可不自觉发热而测体温有热;相反,阴虚证、阴阳失调证、气郁证往往自觉发热而测体温无热或自觉发热程度高于测温所见。

### (二)类型

气虚证一般早上发热,下午退热;阴虚证则常午后潮热,阴虚证和气郁证,均经常有阵发的头面轰热感。

### (三)伴随症状

1.恶寒:气虚发热,常伴恶风;阴阳失调,气郁证,均阵觉微寒微热;虚阳上越,伴有下部寒冷;阴虚和血瘀的特点是虽发热而不恶寒。

2.汗:气虚证,易见汗出;津虚证,常与多汗有关;阴虚证,常有盗汗;血瘀证,多不出汗。

3.口内感觉:虚阳上越、血虚证,多口干而不想喝水;津虚证,则口干渴饮明显;气虚、阴阳失调,则口不干渴;气郁证,常觉口苦。

(四)兼见症状

1.疼痛:头痛、气虚、阴阳失调、气郁证可有头痛,但一般程度较轻。胸胁痛,可见于阴虚、气郁、血瘀证。腹痛,血瘀证较多见。

2.精神状态:阴虚证、气郁证常有烦躁。

3.出血:阴虚证,可有咳血;血虚、血瘀证,可经常见部位不同的出血,如牙龈出血、便血、呕血、月经过多或皮肤瘀斑等。

## 四、对发热的治疗

武当道教医药有多种退热的方法,但临床应用时先要辨明外感发热还是内因发热,再从外感和内因中分析其不同的病因,从而根据证候的具体情况选择不同的退热治法,不可"见热退热"。特别是内因发热,常因病情比较复杂,用药时须多方面照顾。

### 辨证施治

#### 一、气虚型

这是以气虚为主要因素而由外邪引起的发热病证,具有一系列气虚见证和易反复发病的特点。

主证:微热,怕风,易出汗,四肢倦怠无力,少气懒言,饮食减少,大便秘结或有头痛,平时易患感冒,舌质淡,舌苔薄,脉大无力。

治法:补气固表为主,辅以祛邪解表(退热)。

方例:玉屏风散加减:黄芪 20g、白术 10g、茯苓 10g、陈皮 3g、柴胡 6g、炙甘草 6g。

**二、血虚型**

为临床较常见的内伤发热病证,可见于各种慢性病、贫血和白血病等。

主证:低热,面色苍白,疲倦,头晕,心悸,月经量少或过多,舌质淡,脉细弱。

治法:益气补血。

方例:四物汤加减:熟地 20g、当归 10g、白芍 10g、党参 15g、阿胶(烊化)10g、鳖甲 15g。

**三、津虚型**

这是出汗过多或泄泻等引起的肺胃阴伤、津亏内燥的病证,见于失水及某些糖尿病。

主证:手足心热,烦躁不宁,口干渴饮,消瘦,皮肤干皱,舌苔少而干,脉细数。

治法:生津润燥。

方例:沙参麦冬汤加减:沙参 20g、麦冬 15g、玉竹 15g、生扁豆 20g、天花粉 15g、谷芽 15g。

生津方:天花粉 15g、葛根 15g、淮山药 20g、乌梅 5g、甘草 3g、黄芪 15g。

**四、阴虚型**

这是临床上最常见的内伤发热病证。既有阴虚又有火旺的见证,发热有汗而不恶寒(不同于其他虚证)。可见于肺结核、甲状腺机能亢进、植物神经功能紊乱等。

主证:午后潮热或阵觉头面火热感,烦躁多梦,盗汗,消瘦,咽干,胸胁痛,腰酸,舌质红,脉细数。

治法:滋阴泻火。

方例:百合固金汤加减:生地12g、玄参10g、百合20g、麦冬10g、白芍10g、地骨皮10g、甘草3g。

**五、虚阳上越型**

这是上盛下虚、真寒假热病证,可见于某些风湿性心脏病、心力衰竭等。

主证:肌肤浮热(稍按则热不明显),面色潮红,气喘心悸,口干而不思饮,下部寒冷,尿少或有足肿,舌质淡,舌体胖,脉微细数。

治法:温肾散寒,引火归元。

方例:右归饮加减:熟地20g、山萸肉10g、菟丝子10g、当归10g、炙甘草6g、肉桂2g。

**六、阴阳失调型**

临床上可见于体弱外感、神经性发热等。

主证:阵觉微寒微热,汗出,精神不振,体倦不适,或有头痛,饮食如常,舌质淡红,舌苔薄白,脉缓。

治法:调和阴阳。

方例:桂枝汤:桂枝6g、白芍12g、炙甘草3g、生姜3片、大枣4枚。

黄芪建中汤加减:黄芪15g、桂枝6g、白芍12g、当归10g、大枣4枚、炙甘草3g,体弱适宜。

## 七、气郁型

可见于更年期综合征、植物神经功能紊乱等。

主证:阵寒阵热,或情绪激动时身热,情绪抑郁或急躁易怒,心烦多梦,口苦,饮食不下,头痛,胁痛,月经失调,舌苔白微黄,脉弦。

治法:疏肝解郁,清肝热。

方例:解郁合欢汤加减:合欢花 10g、郁金 10g、白芍 12g、当归 10g、柴胡 6g、甘草 3g。

丹栀逍遥散加减:柴胡 10g、白芍 10g、当归 10g、茯苓 10g、牡丹皮 10g、香附子 10g、炙甘草 3g、栀子 10g。

## 八、血瘀型

本证特点是常有低热、疼痛、出血、痞块等四大症状。多见于大出血后、某些恶性肿瘤、肝硬化、手术后、创伤骨折后。

主证:低热,面色晦暗,体内局部(以胸、腹部为多)有刺痛,晚间增重,并可有各种出血或皮肤紫斑,或有肿块,唇舌紫瘀或舌有瘀点,脉细涩。

治法:活血散瘀,理气。

方例:复元活血汤:当归 10g、红花 6g、桃仁 10g、穿山甲 6g、大黄(酒炒)10g、柴胡 6g、天花粉 10g、甘草 3g。

血府逐瘀汤加减:当归 10g、生地 10g、赤芍 6g、川芎 5g、桃仁 10g、红花 6g、柴胡 3g、茜根 10g、地龙 10g。

附:内因发热证治简表(见表 2)

表2

| | 气虚 | 血虚 | 津虚 | 阴虚 | 虚阳上越 | 阴阳失调 | 气郁 | 血瘀 |
|---|---|---|---|---|---|---|---|---|
| 发热情况 | 低热（或不觉热） | 低热（或自觉热） | 低热或手足心热 | 午后潮热（自觉发热，自测体温不高）或阵发头面火热感 | 常不自觉发热 | 阵觉微寒阵觉微热 | 阵见微寒，微热，或情绪激动时身热 | (1)低热（常不自觉发热）(2)不恶寒 |
| 主要症状 | 怕风，易汗出，肢倦无力，少气懒言，食少，大便稀烂，或有头痛 | 面色苍白，疲倦，头晕，心悸，月经量少或过多 | 消瘦，渴饮，口干，烦躁不宁，皮肤干皱 | 烦躁多梦，盗汗，消瘦，咽干，胸胁酸痛，腰酸 | 面赤如妆，气喘心悸，口干而不想饮水，下部寒冷，尿少，或有下肢浮肿 | 体倦不适，精神不振，或有头痛，饮食如常 | 情绪抑郁，或心烦易怒，饮食不下，或头痛，月经不调，口苦 | 面色晦暗，体内局限性刺痛（以胸腹部为多），可有各种出血，或皮肤紫斑，或有肿块 |
| 舌象 | 质淡 | 质淡白 | 苔少而干 | 质红 | 质淡胖 | 质淡红苔薄白 | 苔白微黄 | 质紫暗或有瘀点 |
| 脉象 | 大而无力 | 细弱 | 细弱而数 | 细数 | 微细而数 | 缓 | 弦 | 细涩 |
| 治法 | 补气固表 | 益气补血 | 生津润燥 | 滋阴泻火 | 引火归元 | 调和阴阳 | 疏肝解郁 | 活血散瘀 |
| 方例 | 补中益气汤 | 归脾汤 | 沙参麦冬汤 | 知柏八味丸 | 右归饮 | 桂枝汤、归芪建中汤 | 解郁合欢汤、丹栀逍遥散 | 复元活血汤、血府逐瘀汤 |

# 简易方及其他疗法

## 一、简易方

1.党参 10g、茯苓 10g、枳壳 6g、陈皮 5g、苏叶 6g，水煎服。治气虚发热。

2.制首乌 35g、枸杞根 15～30g，水煎服。治血虚发热。

3.玉竹 15g、红枣 4 枚、白薇 10g、甘草 3g。水煎服。

4.糯稻根 50g、旱莲草 15g、香蕉皮 30g，水煎服。

上两方治阴虚发热，火旺不明显者。

5.秦艽 10g、鳖甲 15g、地骨皮 10g、乌梅 1 枚，水煎服。治阴虚火旺的发热。

6.藕汁、鲜芦根汁，和匀或各适量，凉服或炖温服。治津虚烦热。

7.甘草 10g、浮小麦 30g、大枣 5 枚、酸枣仁 15g、远志 6g、夜交藤 15g、丹参 15g，治神经性低热。

8.灵芝 20g，水煎，分 2 次服。治低热不退。

9.珍珠草 15g、旱莲草 15g、金丝草 30g，水煎服。治阴虚发热。

## 二、针灸疗法

主穴：大椎、曲池、复溜。

配穴：潮热配鱼际；高热时速刺十宣出血；胸闷心悸配内关；食欲不振配足三里、脾俞；胁痛配阳陵泉、肝俞。

治法：低热用平补平泻法，高热用泻法。

## 三、穴位注射疗法

取穴同针灸疗法。每穴注入维生素 $B_1$ 0.5~1ml，隔日 1 次。

## 四、耳针

取穴：神门、交感、肺、皮质下。每次选一至二穴,埋针三至五天。

## 第二节　恶寒

恶寒,是病人自觉怕冷、畏寒的症状(恶风则症状较轻,仅有怕风的感觉)。可出现于外感病或内伤杂病的过程中。

### 病因病理

恶寒的发生,总的病因是阳气不足(《内经》指出"阳虚则外寒"),这可以是内外病因影响到阳气受阻抑,使体表的阳气不能发越,也可以因体内阳气不能达于体表所致。

1.外邪侵犯肌表,使卫外的阳气受阻抑而不能发越,如感冒、温病中的表证,即所谓:"凡外感证,有一分恶寒即有一分表证"。

2.外感病邪入里,当邪气极盛,邪正激烈相争,阳气内聚而不能外达时,往往出现恶寒战栗(即"寒战")的现象。

3.卫气有温养皮肤和抵御外邪入侵的作用,如卫气虚弱,固表功能减退,即使轻微的外邪也每易感受而发病。

4.饮食不节或过劳伤脾,脾阳虚弱,年老体弱或久病耗损,肾阳不足,均可致阳气不能温养脏腑,外达肌表。

5.体内阴阳的相对平衡失调,出现阴阳争胜时,可有"阴胜则寒""阳胜则热"的寒热阵发感觉。

6.暴饮暴食损伤脾胃,导致运化功能失常,食物停积,使气的运行受阻,以致阳气不能外达而恶寒。

# 诊治要点

本篇着重讨论常见内伤杂病所致的恶寒，分卫气虚、脾气虚、肾阳不足、阴阳失调和食滞等证型。

恶寒与恶风的关系：

1.两者有程度的不同，以恶风较轻。一般地说，恶寒必恶风，且即使无风亦自寒，遇风则恶寒加剧，但恶风不一定恶寒。

2.卫气虚者仅有恶风，但阳虚者必定恶寒。

恶寒与发热的关系：

张仲景指出："发热恶寒者发于阳也，无热恶寒者发于阴也。"也就是说发热恶寒的病在表（表属阳），无热恶寒的病在里（里属阴）。临床所见，外感病多以发热为主证，恶寒只是一个早期症状或伴随症状，辨治可参考发热、感冒、温病、疟疾等专篇。内伤杂病的恶寒多无发热，即使卫气虚、阴阳失调的有微寒而觉微热，但测体温并不高。

卫气虚的仅觉恶风，常伴多汗；脾气虚的还有食少，倦怠，食不消化等脾虚见证；背部特别觉寒，兼见四肢指（趾）端冰冷的为肾阳不足的特点；食滞型常有纳差，脘部胀满，作呕等症状。

酒后或外科疮疡初起也有恶寒，本篇不作介绍。

治疗原则一般以温脾之阳和益气为主。

## 辨证施治

### 一、卫气虚型

主证：恶风，多汗，面色淡白，易患感冒，舌质淡，脉弱。

治法:益气固表。

方例:玉屏风散:黄芪 20g、白术 6g、防风 6g。

## 二、脾气虚型

主证:恶风,汗多,四肢不温(得温饱后则减轻),面色苍白,饮食减少,体倦无力,气短,舌质淡,脉缓无力。

治法:补脾益气,温阳。

方例:补中益气汤加减:黄芪 15g、党参 12g、白术 10g、当归 10g、升麻 5g、柴胡 5g、陈皮 5g、炙甘草 6g、生姜 6g、白芍 6g、桂枝 10g。

黄芪建中汤:黄芪 15g、桂枝 6g、白芍 12g、炙甘草 30g、大枣 5 枚、生姜 3g、饴糖 30g、白术 10g。

## 三、肾阳不足型

主证:畏寒怕冷(以背部特别明显或仅见于背部),面色苍白,肢端冰冷(足部尤甚),阳痿,尿多,老年人多见,舌质淡,舌体胖,脉沉细。

治法:补肾助阳。

方例:芪附汤加味:黄芪 12g、熟附子 10g、肉桂 2g、炙甘草 10g。

## 四、阴阳失调型

多见于外感病后或植物神经失调等。

主证:一阵阵觉得微寒微热,精神不足,体倦无力,舌质淡红,舌苔薄白,脉缓。

治法:调和阴阳。

方例:桂枝汤:桂枝 10g、白芍 10g、炙甘草 6g、生姜 2 片、大枣 6 枚。

黄芪建中汤加减：黄芪 15g、桂枝 6g、白芍 12g、当归 10g、大枣 4 枚、炙甘草 3g。

阴阳失调，气血俱虚适用。

### 五、食滞型

主证：脘腹饱胀，嗳气有腐臭味，不想吃东西，恶心呕吐，畏寒肢冷，舌苔浊腻，脉滑。

治法：温胃导滞。

方例：枳术丸加味：枳实 10g、白术 12g、生姜 10g。

## 简易方及其他疗法

### 一、简易方

1.黄芪煎水代茶。

2.附子（熟）10～15g，狗肉适量，加生姜三至五片，煮服。

### 二、针灸疗法

主穴：大椎、间使、曲池。

配穴：体弱配足三里、脾俞。

治法：针刺用平补平泻法，可同时用艾条悬灸。

### 三、穴位注射疗法

主穴：大椎、足三里。

治法：每穴用维生素 $B_1$ 或 5%当归注射液 0.5~1ml 注入，日 1 次。

### 四、擦姜疗法

用老姜一块，于火上煨热，擦百会、大椎，或从大椎向下沿脊柱擦至命门。姜冷时再煨热，擦至皮肤轻度潮红为止。

# 第三节　多汗

多汗,是指不因为天气炎热、劳动、运动或衣被过厚等原因而出汗的一种症状。

## 病因病理

武当道教医药认为,汗由津液和血所化生,而津液和血都属阴,所以有"汗为阴液"的说法。多汗是阴液外泄的病证,它与阳虚或阳盛有关。

1.阳(气)在外有固密肌表,开合汗孔的功能。阳虚(包括气虚,因气属阳)则不能固表,使阴液外泄而汗出。

2.《内经》指出:"阳加于阴谓之汗"。认为体内阳盛,阳盛则热,热气熏蒸阴液则化汗而出。同样,由于阴虚而多汗的,也是这个道理。因为阴虚时,阴液已不能固守于内,复加阳的相对亢盛("阴虚阳亢"),故多汗。至于局部的多汗,原因是病后或者由于病邪阻隔,引起阴阳失调,使出汗部位的阳气偏盛所致。

从脏腑病位来说,多汗与心、肺、脾、肾都有关,特别是心。前人有"汗为心液"的说法。所以因惊恐而汗出,被认为是心虚的缘故;病人大汗不止,亦被认为是心阳气脱的主要征象。

## 诊治要点

多汗,临床可分卫气虚、脾气虚、心虚、阴虚、阳虚、阴阳失调、阳脱、胃热、血瘀等证型。

1.一般来说,全身性出汗都是虚证,局部出汗多是实证。

2.睡着时出汗,醒后即止的称为盗汗,白天自然汗出的称为自汗。盗汗多见于阴虚,自汗多见于阳虚,但也并非绝对是这样。

3.阳虚者,常觉恶寒;气虚者,常有恶风;阴虚者,则不恶风寒。

4.脾气虚和胃热,均可见吃饭时汗出。前者为全身性出汗,属虚,后者仅见于头部,属实。

5.凡汗出甚多而不止的病人,多是阳脱的表现,前人称为"脱汗""绝汗",应迅速救治。

6. 外感病也常有多汗。如病邪在表时多汗,是为表虚;病邪在里的多汗,则多为热邪较盛,如大汗不止的,便须注意邪盛阳脱的危证。但外感病的多汗,绝大多数都不是主证,而且多伴有发热,临床上要注意鉴别。关于辨治可多阅温病等有关专篇。

7.多汗的治疗,除针对病因辨治外,宜配用一些有敛汗作用的药物,如龙骨、牡蛎、五味子、浮小麦、麻黄根等以增强药效。

## 辨证施治

### 一、卫气虚型

主证:对气候变化的适应能力差,容易汗出,怕风,易患感冒,面色淡白,舌质淡,脉弱。

治法:益气固表,止汗。

方例:玉屏风散加味:黄芪 20g、白术 10g、防风 6g、麻黄根 10g、牡蛎 16g。

### 二、脾气虚型

可见于体弱或外感病后。

主证：容易出汗，在劳累或饮食时更明显，恶风，神倦无力，饮食减少，大便溏，舌质淡，舌苔薄白，脉弱。

治法：健脾益气。

方例：补中益气汤加减：黄芪 12g、党参 10g、炙甘草 5g、白术 10g、当归 10g、浮小麦 10g、陈皮 3g、麻黄根 10g、五味子 6g。

**三、心虚型**

主证：受惊则汗出，心悸，睡眠不安，精神疲倦，记忆力减退，舌质淡红，脉细或细数。

治法：茯苓粉，每次服 3g，早、晚各 1 次，用艾叶 10g 煎水送服，补心安神。

方例：补心丸（成药）每次 10g，每日 2 次。

**四、阴虚型**

主证：盗汗（少数是自汗）、不恶寒，形体消瘦，唇红，口干，失眠多梦，或并见烦躁易怒，低热，两颧潮红，大便干结，小便黄短，舌质嫩红，舌苔少，脉细数。

治法：滋阴清热。

方例：当归六黄汤：当归 10g、生地 15g、黄连 6g、黄芩 10g、黄柏 6g、黄芪 10g，适用于阴虚火旺。

麦味地黄汤：麦冬 10g、五味子 6g、熟地 12g、山萸肉 10g、山药 10g、牡丹皮 6g、茯苓 10g、泽泻 6g。

适用于阴虚。

**五、阳虚型**

主证：常为自汗，亦见盗汗，恶寒怕冷（以背部或足部为甚），面白微肿，小便频数而色清，夜尿多，腰痛腿软，舌质淡，舌体胖，脉沉细。

治法：补阳益气。

方例：芪附汤加味：黄芪 20g、熟附子 10g、浮小麦 15g、牡蛎 30g。

### 六、阴阳失调型

主证：手足多汗，精神不振，体倦无力，或阵觉微寒微热，舌质淡红，脉缓。

治法：调和阴阳，固表止汗。

方例：桂枝加黄芪汤：桂枝 6g、白芍 12g、炙甘草 6g、大枣 4 枚、生姜 3g、黄芪 12g、浮小麦 15g、五味子 5g。

### 七、阳脱型

主证：大汗不止，四肢冰冷，面色灰白，脉微细欲绝。

治法：回阳救脱，益气止汗。

方例：参附龙牡汤加味：人参 10g（或党参 30g）、熟附子 10g、山萸肉 12g、五味子 10g、龙骨 15g、牡蛎 15g。

### 八、胃热型

主证：头额汗出，多在吃饭时出现，或手足出汗，烦热口渴，口气热臭，大便秘结，舌质红，舌苔黄干，脉滑或数。

治法：清胃滋阴。

方例：玉女煎：石膏 15g、知母 6g、生地黄 12g、麦冬 10g、牛膝 6g。

凉膈散加减：大黄（后下）10g、芒硝（冲）10g、栀子 10g、连翘 10g、石膏 15g、甘草 5g。

热盛便秘适用。

**九、瘀阻型**

主证:头部或半身汗出,或局部有疼痛,舌质紫或有蓝色斑点,脉涩。

治法:活血祛瘀。

方例:复元活血汤加减:当归 10g、赤芍 12g、红花 6g、穿山甲 6g、天花粉 10g、大黄 6g。

## 简易方及其他疗法

**一、简易方**

1.桑叶研末,米汤送服 10g。

2.毛桃干 1 个,水煎服。

3.向日葵秆茎内的心,每次用 15~30g,水煎服。

4.黑豆煎汤,连豆服食。

5.山萸肉 18g,水煎服。

6.白芍 15g、酸枣仁 12g、乌梅 12g,水煎服。

7.龙骨、牡蛎各等份,研细末,扑身用。

8.五倍子 6g、朱砂 0.1g,研细末,冷水调糊状,睡时敷脐部;第二天去掉,连敷两夜。治盗汗。

9.皂角一个(捣烂),食醋 50g,将皂角用醋浸泡三日后,用其液洗手或擦手。治手足多汗。

**二、针灸疗法**

主穴:合谷、复溜、脾俞。

配穴:发热配曲池、大椎,体弱(无发热)则温灸脾俞、肺俞、气海。

治法:用平补平泻法,并可配合梅花针点刺夹脊。

### 三、耳针

取穴：肺、脾、肾上腺、内分泌、神门点。每次选 1～2 个穴位，埋针 3～5 天。

## 第四节　水肿

水肿，又称"浮肿"，可发生于头面、四肢、腹部以至全身。

### 病因病理

水肿是体液形成、运化、调节和排泄障碍，所产生的水邪为患的病证，与脾、肺、肾三脏的功能失调有关，其中以脾、肾最为主要。

外感湿邪，或内湿久郁，伤及脾阳；饮食不调或忧思过度损伤脾气，均可导致脾运化水液的功能发生障碍，而形成水肿。所谓"诸湿肿满，皆属于脾"。

外感风邪犯肺，肺气清肃下降功能失常，不能"通调水道"，使水液下输膀胱，导致水液滞留，浸溢于肌肤而成水肿，前人称之为"风水"。

体虚过劳，或久病耗损，损伤肾气，影响了肾的"气化"功能，不能使水液正常地输布和排泄，导致小便减少，水液停聚成肿。

此外，久病耗损，气血两虚，或气血生化不足，脏腑失养，气滞血瘀或寒湿凝滞经脉，使气血运行不畅，也可使体液形成、运化、输布和排泄发生障碍，而成水肿。

# 诊治要点

1.水肿,按临床可分风水、水湿困脾、阳虚、气滞血瘀、气血两虚、水邪上逆和经前水肿等证型。但前人又有把水肿分阳水和阴水两类的:如起病急骤,上半身先肿,表现为热证、实证的称为"阳水";起病缓慢,下半身先肿或肿较明显,表现为寒证、虚证的称为"阴水"。

2.水肿以风水 、水湿困脾和阳虚三型最为常见。气滞血瘀、水邪上逆为正虚邪盛的证候,多见于久病。

3.水肿发病的缓急,病程的长短和伴随症状均有助于各证型的鉴别诊断。如风水型常突然起病,兼有外感表证,浮肿以眼睑、面部明显,或可迅速遍及全身,发病以青少年为多;水湿困脾常见于风水以后,浮肿来势较缓,程度较轻,但反复易发;阳虚型一般病程较长,水肿不易消退,并有一派阳虚见证,经前水肿多见于中年妇女,浮肿在行经前发生,随月经周期出现。一般水肿病人小便均短少,但气血两虚型则小便多,或小便清长。

4.水肿的几种不同证型,有时可以错杂互见或互相转化。如风水型,若肿势较急,水湿邪盛,或反复发作损伤阳气,便可出现阳虚;相反,阳虚日久不愈,突然感受外邪,又可急性发作,促使水邪泛滥,出现风水型证候。

5.治疗方面,一般上部(面部和眼睑)浮肿多与肺有关,以疏风宣肺发汗为主;腰腹以下浮肿多与脾、肾有关,以益气、健脾、燥湿或补肾、壮阳、利水为主。通利小便则是治疗水肿的基本方法,各证型除注意针对病因治疗外,可适当配用。但气血两虚型就不宜用。若水肿十分严重,腹部膨大可用泻水法,但体弱正气虚者宜慎用。水肿消退后应注意健脾、补肾,以巩固疗效,预防复发。

## 辨证施治

### 一、风水型

多见于急性肾炎、血管神经性水肿等。

主证:突然眼睑和面部浮肿,小便短少黄赤,或有发热,恶风,咳嗽,咽喉肿痛,舌边稍红,舌苔薄黄,脉浮略数。

治法:疏风宣肺,清热利水。

方例:麻黄连翘赤小豆汤加减:麻黄 5g、连翘 10g、赤小豆 15g、桑白皮 10g、北杏仁 6g、茯苓皮 12g。

麻黄石膏汤加减:麻黄 6g、石膏 20g、牛蒡子 10g、黄芩 10g、茅根 30g、甘草 3g,有发热、咽喉肿痛的适用。

消风散加减:荆芥 6g、防风 10g、苦参子 10g、连翘 10g、生地 12g、木通 10g、甘草 5g,血管神经性水肿适用。

### 二、水湿困脾型

这是外湿内侵或内湿未除,脾受湿困,影响脾阳运化病证。可见于迁延型肾炎、慢性肾炎潜伏型等。

主证:肢体浮肿,身重困倦,脘腹胀满,饮食减少,小便短少,舌苔白,脉沉缓。

治法:健脾燥湿,利水消肿。

方例:五苓散:白术 12g、茯苓 15g、猪苓 10g、泽泻 15g、桂枝 6g。

防己黄芪汤加减:防己 10g、黄芪 12g、白术 10g、茯苓皮 15g、大腹皮 10g、车前子 12g。

### 三、阳虚型

多见于慢性肾炎、肾病综合征、充血性心力衰竭和内分泌性水肿（如黏液性水肿和长期使用肾上腺皮质激素的病人）。

主证：全身浮肿，面色苍白，精神疲倦，四肢无力，恶寒怕冷，手足不温，饮食减少，或有头晕，心悸，气促，腹胀，腰痛，小便短少，舌质淡或紫暗，舌苔白，脉沉细。

治法：温补阳气，利水退肿。

方例：温阳利水汤加减：熟附子 10g、党参 12g、白术 15g、茯苓皮 15g、干姜 6g、椒目 6g、泽泻 12g。

### 四、气滞血瘀型

多见于肝硬化腹水、肝肾综合征等。

主证：腹大如鼓，外见脉络怒张，胁部疼痛，可摸到硬块，面色晦暗，颈胸有血痣如蜘蛛状，形体消瘦，饮食减少，齿鼻时有出血，下肢或有微肿，小便短少，舌暗红，少津，脉细弦。

治法：行气，散瘀，健脾利水（若腹水严重，必要时可采用泻下逐水药治标，再结合本法治疗）。

方例：调荣饮加减：莪术 10g、当归 10g、郁金 10g、陈皮 6g、大腹皮 15g、桂枝 10g、茯苓 20g、泽泻 15g、大黄（制）10g。

### 五、气血两虚型

多见于贫血性水肿、营养不良性水肿和某些功能性水肿等。

主证：渐见四肢及面部浮肿，面色苍白或萎黄，精神疲倦,饮食减少,或有头晕、心悸、气短,舌质淡,脉细弱。

治法:益气补血。

方例:归脾汤加减:黄芪 15g、白术 10g、茯苓 15g、黄精 15g、当归 10g、龙眼肉 12g、大枣 5 枚、炙甘草 6g。

参苓白术散加减:党参 10g、茯苓 15g、白术 10g、山药 15g、薏苡仁 12g、陈皮 5g。

营养不良性和功能性水肿适用。

### 六、水邪上逆型

这是脾肾受损日久,运化和排泄水液功能严重障碍,导致水邪泛滥上逆心肺的病证。

主证:全身浮肿,腹水膨隆,脘腹胀满不安,胸闷气促,平卧加剧,不思饮食,小便短少,舌苔白,脉沉滑。

治法:泻下逐水。

方例:十枣汤:甘遂、芫花、大戟各等份研细末,清晨空腹时,以大枣十枚煎汤调服 1g 至 3g。

黑白丑丸:黑、白牵牛子各 65g,老姜 50g、大枣 60g、红糖 12g,配制成 26 丸(每丸含黑、白牵牛子各 2g 多),每次服 3 丸,日服 1～2 次。

注意:(1)病人体质极虚而水邪又盛,不得不用泻下逐水法时,应考虑先补后攻或攻补兼施的方法。

(2)一般服泻下逐水药后,病人水肿减轻,精神好转,食欲增加,则可以继续使用,否则应暂停使用或改以补益法为主。

### 七、经前水肿

这是体质阳虚,寒湿凝滞经脉,气血运行不畅,体液代谢障碍所致的病证。

主证:每在月经前出现眼睑或下肢轻微浮肿,月经后渐消退,月经量少,血色瘀黑,或月经周期不准,常伴小腹疼痛,乳房胀,小便如常或稍少,舌苔白腻,脉沉紧。

治法:温寒祛湿,行气活血。

方例:温经汤加减:桂枝 16g、当归 10g、川芎 6g、白芍 10g、党参 10g、苍术 10g、茯苓 15g、香附 10g。

## 简易方及其他疗法

### 一、简易方

1.浮萍 15g、木贼 10g、赤小豆 30g,水煎服。

2.蒲公英 15g、冬瓜皮 30g、生姜皮 10g,水煎服。

上两方治风水型水肿。

3.玉米须 60g,大枣 6 枚,水煎服。治一般轻度浮肿,小便减少。

4.白扁豆 30g、大枣 6g、玉米须 30g,水煎服。

5.苍术 12g、艾叶 15g、甘草(炙)6g,水煎服。

上两方治营养不良性水肿。

6.半边莲 30g、旱莲草 15g、鹰不泊 30g、五爪龙 30g,水煎服。治气滞血瘀型水肿。

7.五爪龙 30g、黑老虎 15g、大枣 4 枚、生姜 10g,水煎服。治阳虚水肿,经前水肿。

8.花生米 60g、大蒜(去皮)30g、红枣 30g,水煎服。治脚气病水肿。

### 二、针灸疗法

主穴:水分、三焦俞、三阴交。

配穴：腰痛配肾俞，喘咳配肺俞，腹胀配足三里、中脘，胁痛配肝俞、章门，小便少，刺三阴交。

治法：水肿初起用泻法，不灸。反复和持续出现水肿的，用平补平泻法，可针灸并施。

### 三、耳针

取穴：肾、膀胱、肾上腺、肝、脾、肺点。每次选 1~2 个穴，埋针 3~5 天。

# 第五节　出血

出血是血液不循经脉运行，而溢出于外的病证。临床各科都有出血的疾病，本篇仅介绍内科常见的咯血、呕血、便血和尿血四种以及那些以出血为辨治中心的证型。

### 病因病理

火热之邪损伤血液循行的经脉血络，使血越出脉络而妄行，这是最常见的出血原因。不论虚火或实火均能损伤脉络而出血。

"气为血帅"，血的运行动力在于气。如气虚不能统摄血液，使血不循经脉运行，便可发生出血。这种出血，是气虚证中的一种特有见症。

内有瘀血停积，阻滞血脉流动不畅，以致血不循经脉运行，而导致出血。如有过出血的病史易致血瘀，相反，血瘀的患者又容易引起出血的症状。

### 诊治要点

1.火热伤血络的临床特点是：①出血鲜红。②常突然发生。③常伴有其他火盛症状。④止血较易。⑤由于火性炎上，出血多见于人体的上部，如鼻血、齿血、咯血、呕血等。故上部出血，绝大多数是由于火热损伤血络所致。⑥常仅见于一个部位的出血。

2.气虚不摄血的临床特点是：①多为持久性或反复性的出血。②病程长。③常有其他气虚的见证。④出血量一般较多。⑤出血多见于人体的下部，如便血、月经过多，其次是尿血、皮下出血（肌衄）等。⑥可有广泛部位的出血。气不摄血有由于脾气虚和肾气不固两种，以前者为多，后者偶然见于尿血或便血。

3.血瘀留积所致出血的特点是：①见于慢性病病人。②仅见于内伤杂病中。③出血色紫暗或暗黑。④常见于便血、呕血、月经过多。⑤可有广泛部位的出血。⑥常伴有疼痛症状。⑦可有低热。

## 辨证施治

### 一、咯血

血从肺脏随咳嗽经口而出的，称为咯血。它以痰血相混，或痰带血丝，或大量出血鲜红而带泡沫、痰液为特征。

### （一）肝肺热型

这是肺感受外邪，为热所灼烁；或肝气郁结化火，损伤肺脏脉络而致咯血的病证。多见于支气管扩张咯血、肺与支气管炎症咯血，某些钩端螺旋体病、肺脓疡及肺结核的咯血。

主证：咳嗽，痰中带血鲜红，面红，胸胁牵引作痛，烦躁易怒，口苦，可伴见发热，大便干结，小便短赤，舌质红，舌苔薄黄,脉弦数。

治法:清肝火,清肺热,凉血止血。

方例:泻白散加减:桑白皮 12g、地骨皮 12g、黄芩 12g、茜草根 15g、青黛 1g、海蛤壳 12g、侧柏叶 15g。

龙胆泻肝汤加减:龙胆草 10g、栀子炭 10g、黄芩 10g、车前子 15g、茅根 15g、牛膝 6g、大黄 6g,对有面红、烦躁、易怒、口苦、便结等肝火病证较宜。

(二)肺阴虚型

这是肺阴不足,"阴虚生内热"而致虚火上炎,损伤肺络,耗伤肺津的阴虚火旺病证。多见于肺结核咯血和某些肺脓疡后期及支气管扩张等咯血。

主证:咳嗽痰黏难排出,咯血鲜红,血多痰少,午后颧红,手足心热或有盗汗,咽干,舌质红,少苔,脉细数。

治法:滋阴润肺,凉血止血。

方例:百合固金汤加减:百合 18g、生地 15g、麦冬 10g、玄参 12g、海蛤壳 15g、仙鹤草 15g。

月华丸加减:沙参 12g、天冬 10g、生地 12g、阿胶(烊化)16g、白及 12g、知母 10g、炙百部 10g。

(三)气不摄血型

这是久病脾肺两虚的慢性出血病证,多见于血液病、心脏病和某些肺结核病反复咯血的患者。

主证:咯血频频,量多色鲜,面色苍白,少气懒言,精神疲倦,汗出,舌质淡,舌苔薄,脉细弱。

治法:补气摄血,兼收涩止血。

方例:补肺汤加减:黄芪 15g、党参 12g、紫菀 10g、白及 12g、熟地 20g、龙骨 15g、五味子 6g。

炙甘草汤加减:炙甘草 10g、大枣 6 枚 麦冬 10g、党参 15g、阿胶(熔化)10g、牡蛎 15g、干地黄 10g。

## 二、呕血

血液由胃经口而出的,称为呕血,又叫吐血。往往是血随呕而出,血中夹有食物残渣,血色紫暗,多伴有黑便。

### (一)热伤胃络型

由于胃中热盛,胃的血络受伤,血随胃火上升冲口而出。可见于急性胃炎、食道炎和食道静脉曲张破裂等出血。

主证:突然呕血,量多,血色紫暗或鲜红,胸腹部胀闷,烦热,口干,大便秘结或色黑,舌质红,舌苔黄,脉弦滑。

治法:清胃泻火,凉血止血。

方例:十灰散(成药)每次服 10g,一日二至三次,用鲜藕汁或开水调服。

泻心汤加减:大黄 10g、黄连 6g、栀子炭 10g、茜草根 15g、地榆 15g、仙鹤草 15g。

黄连解毒汤加减:黄连 6g、黄芩 10g、栀子炭 10g、蒲黄炭 6g、藕节 15g、三七(冲)2g。

### (二)气不摄血型

这是脾气虚弱不能统摄血液所致的吐血。可见于慢性胃炎、胃黏膜脱垂、血液病和某些溃疡病等出血。

主证:反复出现呕血,时轻时重,面色苍白,少气懒言,体倦神疲,舌质淡,脉细弱。

治法:健脾补气,收涩止血。

方例:复方绿云散:侧柏叶 12g、百合 12g、党参 12g、阿胶(烊化)12g、黄芪 15g、当归 10g、乌贼骨 12g、

必胜散加减:党参 12g、当归 10g、蒲黄(炒)15g、小蓟 15g、炙甘草 15g、仙鹤草 15g。

（三）血瘀型

这是瘀血停留,阻滞于胃,使经脉不通,血不能循经脉运行而外溢,导致胃部脉络破裂出血的病证。可见于溃疡病出血、胃癌、食道癌等。

主证:呕血,色红而黑,脘部闷痛,面色暗晦,饮食不下,口干而不想饮水,大便色黑,脉沉涩。

治法:祛瘀、止痛、止血。

方例:复方失笑散:蒲黄 10g、五灵脂 10g、延胡索 10g、郁金 10g、炙甘草 10g、乌贼骨 12g。

活络效灵丹加减:当归 10g、乳香 6g、没药 6g、刺猬皮 12g、白及 12g、三七末(冲)2g。

三、便血

血随大便下,或在粪便的辨治可参阅"痢疾"。

（一）大肠湿热型

由于大肠积热,损伤血络,致血液外溢随大便出而成便血。可见于溃疡性结肠炎、早期血吸虫病、伤寒后期等。

主证:粪带鲜血或大便未下血已喷射而出,或所下纯属鲜血,腹痛或不痛,可伴有发热,大便或结或便溏,舌苔黄,脉弦滑。

治法:清热,凉血止血。

方例：复方葛根芩连汤：葛根 15g、黄芩 12g、黄连 10g、银花炭 12g、厚朴 6g。

加减法：大便秘结者去黄连，加槐花 10g、生地 15g，腹痛加木香 6g、厚朴 6g。

（二）脾不摄血型

可见于某些慢性肠道疾患、血液病、维生素缺乏等引起的便血。

主证：大便稀溏，混有紫暗色或鲜红血液，腹痛或不痛，面色苍白，精神疲倦，少气懒言，有时肛门有下坠感，有些并见皮下出血，舌质淡，舌苔薄白，脉细无力。

治法：益气健脾，止血。

方例：归脾汤加减：党参 12g、黄芪 10g、当归炭 10g、酸枣仁 10g、龙眼肉 6g、白术 10、艾叶 6g。

加减：腹痛者加木香 6g，便血多者加阿胶（烊化）10g。

黄土汤加减：灶心黄土 30g（先煎，去土取水同煎其他药）、白术 10g、阿胶（烊化）10g、地榆炭 10g、炙甘草 6g、黄芪 10g、升麻 5g。

（三）血瘀型

可见于溃疡、消化道癌肿等。

主证：大便带血紫暗或如黑漆样，脘腹部持续疼痛如针刺，痛处固定，拒按，或可触及肿块，唇舌有紫蓝色斑点（瘀点），脉细涩。

治法：散瘀止血。

方例：复方失笑散：蒲黄（炒）10g、五灵脂 12g、瓦楞子（煅）15g、延胡索 10g、郁金 10g、炙甘草 10g、三七末（冲）

3g。

活络效灵丹加减：当归炭 10g、乳香 6g、没药 6g、刺猬皮 12g、地榆 15g、茜草根 12g。

**四、尿血**

尿血，又称血尿，指小便中混有血液或血块夹杂而下的症候。

**（一）风水型**

风邪外袭，影响肺气宣通下降，不能通调水道所致的病证。一般见于急性肾炎。

主证：发热恶风后，突然出现颜面浮肿，血尿，或有尿频，但无尿道刺痛，舌苔薄，脉数。

治法：疏风宣肺，利水止血。

方例：麻黄连翘赤小豆汤加减：麻黄 5g、连翘 10g、赤小豆 30g、桑白皮 12g、茅根 30g、益母草 30g。

**（二）热入膀胱型**

这是由于膀胱受热邪侵袭，导致血络受伤出血或膀胱气化障碍的病证。多见于急性泌尿系感染。

主证：微寒发热，突然感觉小腹刺痛，尿色红，尿频急，排尿疼痛或腰部酸痛，舌苔黄腻，脉滑略数。

治法：清热利尿，止血。

方例：八正散加减：车前子 10g、瞿麦 10g、滑石 20g、甘草梢 6g、栀子 10g、大黄 10g、茅根 30g。

小蓟饮子加减：小蓟 12g、藕节 15g、生地 12g、淡竹叶 10g、木通 10g、蒲公英 15g、黄柏 10g。

**（三）砂淋**

多因膀胱湿热,沉结砂石,损伤血络所致。多见于泌尿系结石。

主证:突然发作腰痛或下腹痛,排尿不畅,尿色红,伴有排尿疼痛或尿有砂石排出,舌苔黄,脉弦滑。

治法:清热利水,消石通淋。

方例:石韦散加减:石韦10g、冬葵子10g、瞿麦6g、车前子10g、滑石20g、牛膝10g。

三金散加味:海金沙15g、鸡内金12g、金钱草30g、乌药10g、牛膝10g、琥珀末(冲)10g。

(四)阴虚火动型

由于肾阴虚损,阴虚火旺,损伤血络所致。可见于肾结核等。

主证:小便量少而频,尿血时见时止,身体消瘦,精神疲倦,心烦,汗出,腰部隐痛,舌质红,脉细数。

治法:滋阴降火。

方例:大补阴丸加减:熟地20g、龟板20g、知母10g、黄柏10g、泽泻10g、小蓟10g。

(五)气不摄血型

多因脾气虚弱,不能固摄血液所致。一般除出现血尿外,身体其他部位也常有出血。此型多见于血液病、某些血吸虫病。

主证:久病尿血,面色苍白,精神疲困,体倦食少,气短,说话声低,头晕,或兼见牙龈出血、皮下出血等,舌质淡白,脉细弱。

治法:补气摄血。

方例：大补元煎加减：熟地 12g、山萸肉 10g、山药 15g、党参 12g、茯苓 10g、小蓟 10g、当归炭 10g。

（六）肾气不固型

多由于老年肾虚,肾气不固摄所致。可见于前列腺肥大引起排尿困难的血尿或某些肾结核的患者。

主证：小便点滴不畅,继见尿血,小腹胀满,头晕,耳鸣,腰酸腿软,或有阳痿,睾丸引痛,舌苔薄,脉沉细。

治法：温肾固摄。

方例：右归丸加减：熟地 20g、菟丝子 10g、肉桂 2g、补骨脂 10g、鹿角胶 10g、当归炭 10g。

加减：肾结核血尿可减去菟丝子,加白芥子 6g、麻黄 2g。

# 简易方及其他疗法

## 一、简易方

1.鲜侧柏叶 60g,或生藕 250g,捣烂取汁（亦可用白及 30g 煎水）,冲服血余炭末 6g 或三七末 3g。适用于咯血、呕血的应急止血。

2.人参 6～10g,水煎冷服。用于突然上消化道上大吐血。

3.鲜大蓟 500g 洗净捣烂,用布包榨取药汁,加白糖适量,分 2 次用冷开水冲服。

4.大黄炭 10g、生地 20g、侧柏叶 10g,水煎服。

上两方治热邪伤血络的咯血、呕血、尿血。

5.党参 15g、当归炭 10g、艾叶炭 10g,水煎服,或用药汁熔化阿胶 10g 服。治出血属虚证。

6.代赭石 30g、藕节 30g、仙鹤草 15g，水煎服。治热伤胃络的呕血。

7.茅根 30g、益母草 30g、车前子 30g。水煎服,治风水型或热入膀胱型尿血。

8.海金沙 30g、金钱草 30g，水煎服。

9.海金沙 10g、牛膝 10g、紫珠草 15g，水煎服。

上二方治砂淋尿血。

10.白及粉，每日 3 次，每次 10g，用于呕血。

11.二妙散（明矾 24g、儿茶 30g，研细末用有色瓶保存），每次 0.2g，日服 3 ～ 4 次，大出血则每 3 小时 1 次。用于咯血。

12.补骨脂、赤石脂等量制片剂，每服 3g，日 3 次，对溃疡出血及血友病有效。

13.鸡内金研末，每次服 3 ～ 6g，每日 2 次，治尿血。

## 二、针灸疗法

（一）咯血

主穴:尺泽、肺俞、足三里。

配穴:发热配曲池,咳嗽配合谷,痰多配丰隆,胸满配膻中。

治法:实证用泻法,多捻针;虚证用平补平泻。

（二）吐血

主穴:内关、梁丘、合谷。

配穴:腹胀配中脘、公孙;胸闷烦热配膈俞、足三里;心悸配郄门。

治法:用泻法,多捻针。

（三）便血

主穴：三阴交、大肠俞、血海、隐白（灸）。

配穴：腹痛配天枢、足三里，大便溏泄配阴陵泉、脾俞。

治法：用平补平泻法，多捻针，并可配合梅花针点刺八髎。

（四）尿血

主穴：三阴交、气海、肾俞、血海。

配穴：腹痛、尿频配归来，腰痛配志室、委中，心悸气短配内关、心俞，体倦、少食，温灸脾俞、大椎。

治法：用平补平泻法。可配用梅花针点刺下腹或腰骶区。

**三、穴位注射疗法**

取穴：尺泽、肺俞、足三里。每穴注入穿心莲液或胶性钙 0.5~1ml，每日 1 次。

**四、耳针**

（一）吐血

取穴：神门、胃点。也可配合电针。症状缓解后，可埋针三至五天。

（二）尿血

取穴：肾、膀胱、内分泌、脾点。每次选一至二穴，埋针三至五天。

# 第六节　昏厥

昏厥，是指突然昏倒，不省人事，四肢厥冷，但经移动身体或静卧，短时内能逐渐苏醒，武当道教医药称为

"厥证"。

古籍记载"厥证"的类型比较复杂,本篇只介绍临床较为常见的气虚厥、血虚厥、痰厥、食厥、气逆厥和痛厥等六种证型。

## 病因病理

1.厥证的发生,主要由于气血虚弱,或气机运行突然逆乱,导致气血运行失常,影响了心主精神意识和血脉的功能所致。

2.体质虚弱,病后气血受损,或失血过多,使心失滋养。

3.脾的运化功能失常,聚湿生痰,痰浊阻滞气道,或恼怒时气逆,痰随气机逆上。

4.饮食不节,暴饮暴食,消化不良,而导致食积停滞,阻塞气机。

5.平时肝气郁结,暴怒或惊恐时气机逆乱,使血随气逆上冲。

6.创伤剧痛或内脏绞痛,使气机逆乱,也会致厥证发生。

## 诊治要点

1.昏厥和昏迷不同,一般前者病情较轻,后者较重。

2.感温热病高热时,也可见昏厥,称为热厥,可按温热辨证施治。如在高温环境或炎夏烈日时间太长,而出现的昏厥,则称为暑厥,可参阅中暑的辨治。

3.昏厥的产生,常有明显的病因可寻,所以对病史的了解往往有助于辨证分型。如气虚厥多为平素体质虚弱,厥前有过度疲劳、睡眠不足、饥饿受寒等诱因;血虚厥与失血有关,常发生在大出血、月经过多或产后;食厥多在暴饮暴食之后发生;气逆厥与精神刺激密切相关;痛厥则在创伤疼痛时出现。

4.昏厥发生时,首先应判别虚实进行急救处理,如属实证一般先用通关散(成药)少许吹鼻取嚏,随后灌服苏合香丸(成药)或玉枢丹(成药)以开窍;属虚证则急灌参附汤或附桂理中丸(成药)以固脱。此外,应配合针灸疗法。病情危重的,需请西医结合抢救,待病人苏醒后再按病因治疗,以防复发。

### 辨 证 施 治

**一、虚厥**

**(一)气虚型**

多见于血管抑制性晕厥(普通晕厥)、低血糖性晕厥等。

主证:头晕昏倒,面色苍白,出汗,手足冷,呼吸浅弱,脉细弱。

治法:补气回阳。

方例:保元汤加减:党参 12g、黄芪 10g、熟附子 10g、肉桂 2g、炙甘草 5g。

**(二)血虚型**

多见于严重贫血和出血性休克等。

主证:突然晕倒,面色苍白,汗出肢冷,唇舌淡白,脉细弱或细数。

治法:益气补血。

方例:八珍汤加减:党参 12g、白术 10g、当归 10g、熟地 15g、炙甘草 5g、黄芪 20g。

## 二、实厥

### (一)痰厥

可见于癫痫的小发作等。

主证:突然昏倒,喉有痰声,呕吐涎沫,过去常有发作史,舌苔厚腻,脉沉滑。

治法:豁痰,开窍。

方例:导痰汤加减:法半夏 10g、陈皮 3g、茯苓 12g、枳实 6g、胆南星 10g、远志 5g、菖蒲 3g。

### (二)食厥

主证:暴食生冷油腻后,脘腹胀满不安,恶心呕吐,汗出晕厥,嗳腐口臭,舌苔腻浊,脉滑。

治法:消导积滞,理气和中。

方例:神术散加减:陈皮 5g、厚朴 6g、藿香 6g、神曲 10g、苍术 6g、菖蒲 6g、生姜 3g。

### (三)气逆厥(多见于癔病性晕厥等)

主证:大怒或惊恐后突然晕厥,双目紧闭,眼皮瞬动,或有四肢抽动,脉弦。

治法:理气降逆,开郁。

方例:四磨饮子加减:乌药 10g、槟榔 10g、枳壳 10g、郁金 10g、党参 10g。

### (四)痛厥

主证:身受创伤或内脏剧痛难忍,忽然晕厥,面白,汗出,表情痛苦,脉弦数。

治法：按病因治疗。

## 简易方及其他疗法

### 一、针灸疗法

主穴：人中、内关、足三里、涌泉。

配穴：虚厥温灸百会、气海、神厥，实厥刺十宜出血，痰多加刺丰隆，气逆厥配膻中。

治法：虚厥用补法，配合艾灸，实证用泻法，不灸。

针灸复苏只是一种急救措施，苏醒后仍须进一步辨证治疗。

### 二、耳针

取穴：皮质下、肾上腺、交感点。每次选二至三穴，进针后快速捻转（或配合电针），待症状缓解后出针。

## 第七节　昏迷

昏迷，指病人不省人事或神志迷糊的严重证候，武当道教医药称为"神昏"或"失神"。

## 病因病理

1. 昏迷总属心和头脑的病证。因"心藏神"，精神、意识和思维活动都与心有关，即所谓"心主神明"；头为"诸阳之会"，脏腑清阳之气均上会于此而出于目、耳、口、鼻、舌五官（"清明出上窍"），所以头是"清窍"所在的地方。故凡病邪蒙闭心窍，风邪上扰清阳，阴阳两脱，而致心神耗散，均可导致昏迷。

2. 火热病邪郁结成毒，热毒犯心或阴虚，阳热或亢盛,导致热闭心窍。

3.久病脾肾阳气虚衰,体内营养和水液的运化、调节发生严重障碍,引起湿浊内盛,蒙蔽清窍。

4.脾肾虚弱,聚湿生痰,痰邪郁积,闭塞心窍,阻滞气道。

5.肝肾阴虚,肝阳亢盛,肝风内动,上扰清阳。

6.疾病后期正气已伤,气血运行不畅,瘀阻脉络,神明失主。

7.正气亏损已极,出现阴阳两脱,心神耗散。

## 诊治要点

1.昏迷可分热闭(包括热毒入心、阴虚内热)、浊闭、痰闭(包括病病、痰阻心肺)、风闭(中风)、瘀闭和正脱等证型。其中除正脱型属脱证、虚证外,其他均属闭证、实证或虚中夹实证。

2.热闭每伴有身热、面红、烦躁、口干、舌红、脉数等一系列热证表现;浊闭可出现面色灰暗,静卧少动,手足不温,舌淡,脉沉迟或细缓等虚寒的见证;痰闭以痰多,痰声鸣响或口吐痰涎等为特点;风闭则突然发病,并有面红、气粗、口眼歪斜和半身不遂等证候;正脱在疾病严重发展至后期发生,可见面白,肢体厥冷,大汗不止,脉微细将绝等生命垂危的现象。

3.内科昏迷须注意与外科颅脑外伤、破伤风以及妇产科妊娠毒血症等所致的昏迷鉴别。

4.昏迷病人须考虑是否为药物中毒或食物中毒所致,临床应注意查问。

5.昏迷是病情严重的征象,必须请西药配合或及时迅速救治。闭证以开闭通窍为主,热证用凉开(如安宫牛黄丸、至宝丹、紫雪丹),寒证用温开(如玉枢丹、苏合香丸等)脱证则宜固脱。待病人清醒后再随证处理。

## 辨证施治

### 一、热闭型

#### (一)热毒犯心

多见于各种脑炎、化脓性脑膜炎、中毒型肺炎、败血症、暴发型肝炎昏迷、中暑及某些伤寒病昏迷等。

主证:神志不清,谵语,手足躁动,面红或有黄疸,或见四肢抽搐,多有发热,甚至高热,口干舌燥,大便秘结,小便短黄,舌质红绛,舌苔黄,脉洪数。

治法:清热解毒,清心开窍。

方例:安宫牛黄丸(成药)或牛黄清心丸(但效力较差):每次 1 丸,每日 2~4 次。神犀丹(成药),每次半丸,每日 3~4 次。以上两丸合并服用。

至宝丹(成药):每次 1 丸,每日 3 次。

泻心汤加味:大黄 12g、黄芩 10g、黄连 10g、石膏 30g、大青叶 30g、石菖蒲 10g、人工牛黄末(冲)1g。

加减:黄疸加茵陈 30g,抽搐加钩藤 20g、地龙 12g,中暑去大黄、大青叶,加知母 12g、竹叶 12g。

#### (二)阴虚内热

多见于尿毒症昏迷,可见于糖尿病昏迷及某些肝硬化昏迷。

主证:神识模糊甚至不清,皮肤干燥,面红或暗红,口渴,尿少,舌质深红而干,无苔或薄黄苔,脉弦细或细数。

治法:清热、养阴、开窍。

方例:千金黄连丸加味:生地 30g、黄连 6g、天花粉 15g、百合 20g、山萸肉 12g、麦冬 10g、石菖蒲 6g、牛黄清心丸(成药)每次 1 丸,日 2～3 次。

人工牛黄末:每次冲服 1g,每日 3～4 次。

## 二、浊闭性

主证:头晕头痛,精神疲倦,怕冷,面色灰暗或萎黄,不思饮食,恶心呕吐,腹胀,尿少嗜睡而逐渐转入昏迷,舌质淡,舌体胖,舌苔白腻,脉细缓或沉迟。

治法:温补脾肾,祛湿降浊。

方例:苏合香丸(成药):每次 1 丸,每日 2～3 次。

玉枢丹(成药):每次 1 丸,每日 2～3 次。温开水调送。

温阳降浊汤:熟附子 15g、党参 15g、茯苓 15g、厚朴 10g、法半夏 10g、补骨脂 15g、肉桂 2g、建泽泻 10g、玉米须 30g、竹茹 12g。

## 三、痰闭型

(一)痫证

见于原发性癫痫和症状性癫痫等。

主证:先觉头晕眼花,胸闷,随即昏倒,神志不清,牙关紧闭,口吐痰涎,手足抽搐,两目上视,或发出类似猪羊叫声,多数移动时渐复清醒,醒后有如常人,舌苔白腻,脉滑。

治法:豁痰开窍,息风定痫。痫止后,宜调补脾肾。

方例:小儿回春丹(成药)每次服小丸 5～10 丸(成人

量）。

定痫丸加减：胆南星 10g、僵蚕 6g、全蝎 3g、菖蒲 6g、远志 6g、珍珠母 30g。

平时宜常服河车丸加减：紫河车 6g、茯苓 10g、党参 10g、远志 6g、酸枣仁 10g。

（二）痰阻心肺

多见于肺性脑病及某些乙型脑炎昏迷等。

主证：神志糊模，昏睡或躁动不安，目斜视，呼吸浅促不规则，痰声鸣响，或有两手震颤甚则抽搐，舌质红或带紫，舌苔浊腻，脉弦滑或带数。

治法：化痰开窍。

方例：猴枣散（成药）每次 0.1～1g（或人工牛黄末 2g），每日 2～3 次，口服或鼻饲。

涤痰汤加减：胆南星 10g、法半夏 10g、厚朴 6g、茯苓 12g、党参 12g、菖蒲 6g、远志 6g、郁金 10g。

## 四、风闭型（中风）

多见于脑出血、脑血管痉挛及某些脑血栓形成等。

主证：突然昏倒，不省人事，牙关紧闭，两手握固，面红气粗，痰声如拉锯，舌苔黄腻，脉弦滑有力。

治法：潜阳息风，豁痰开窍。

方例：牛黄清心丸（北京同仁堂生产）：每次 1 丸，水溶化（或人工牛黄末 2g，冰片 0.3g 水冲）即灌服。

羚羊骨汤加减：羚羊骨（先煎）30g（或象牙丝 30g 或山羊角 30g）、钩藤 15g、白芍 15g、地龙 10g、珍珠母 30g、菖蒲 6g、天竺黄 10g（或竹沥 30g 冲服）。

### 五、瘀闭型

多见于乙型脑炎后遗症、脑血管意外后遗症等。

主证：神志昏迷，日久不醒，肢体强直，或有低热不退，头部出汗，舌边紫暗，舌苔薄白，脉弱。

治法：益气养阴，化瘀通络。

方例：三甲复脉汤加减：鳖甲 15g、穿山甲 10g、土鳖 6g、麦冬 12g、五味子 6g、党参 12g、丹参 15g、郁金 10g。

### 六、正脱型

多见于各种疾病严重发展至后期的衰竭性昏迷。

主证：神志昏迷，呼吸微弱，手足冷，面色苍白，汗多，大小便失禁，舌质淡，少津液，脉微细欲绝。

治法：益气养阴，回阳救脱。

方例：四逆汤加人参汤：熟附子 12g、干姜 6g、炙甘草 10g、党参 30g。

地黄饮子加减：熟附子 10g、肉桂 1g、山萸肉 12g、干地黄 15g、党参 20g、五味子 6g、石菖蒲 6g、远志 6g。

## 简易方及其他疗法

### 一、针灸疗法

主穴：人中、涌泉、十宣。

配穴：发热加合谷，痰多加丰隆，抽搐加太冲。

治法：闭证用泻法不灸，刺十宣出血；脱证宜补法，宜用艾灸百会、神厥、关元。

### 二、耳针

取穴：皮质下、肾上腺、交感点。每次选二至三穴，进针后快速捻转（或配用电针），待症状缓解后出针。

# 第八节 抽搐

抽搐，以突然发生四肢拘挛，难以屈伸，或头颈强直，腰背反折向后弯曲成角弓状（即"角弓反张"）为特征。这是风邪侵犯肌肉、筋脉所致的病证。

## 病因病理

1.《内经》指出："诸暴强直，皆属于风"，"诸风掉眩，皆属于肝"。认为本证的发生是风邪为患的结果，多与肝有关。

2.感受温热病邪入里，邪热内盛犯肝，引动肝风，所谓"热盛风动"，风火相煽，侵扰筋脉。

3.肝阳偏旺上亢，阳亢则热，热极则化火生风，肝风内动。

4.温热病后，肝肾阴液亏损，不能滋养肝脏，导致"虚风内动"。

5."肝藏血，血足则柔，血虚则强"。若久病虚损或失血过多，血虚不足，肝失血养，则不能营养筋脉。

6.脾肾素虚，痰邪积聚，每遇肝气不和则风动痰涌，风痰相结，闭阻筋脉而发病证抽搐。

7.肝主筋，心主精神意识和血脉。抽搐虽多属肝，但与心也有关，所以在心虚神怯的人，遇惊吓刺激也会抽搐。

## 诊治要点

1.抽搐可分热邪犯肝、风阳上亢、痫证、虚风内动、血虚、心虚惊搐等六个证型。前三型属实证,后三型属虚证。

2.热邪犯肝的抽搐是热所致的,因此发生时一般都有高热,重的还伴有神志不清、颈项强直等症状。但虚风内动一般只有低热,神志不会完全丧失,病人显著虚弱,抽搐多很轻或仅见手足蠕动。

3.痫证抽搐和心虚惊搐,均为突然发病,并见昏倒,且过去多有同样的发病史。但痫证喉有痰声和口吐白沫,而心虚惊搐则每见气促和眼皮瞬动。

4.风阳上亢的抽搐,也是突然昏倒,但昏倒前没有剧烈头痛、恶心呕吐等症状,并有面色潮红、呼吸急促、脉弦劲有力等特点。

5.血虚有时也出现抽搐,但一般不严重。多发生在单个肢体,不会四肢同时出现,病人的神志亦保持清醒。

6.因皮肤损伤,创口不洁,感受风毒之邪,侵入肌肉、筋脉而直接引起的抽搐,称为"破伤风"。此外,妇女在产前或临产时因肝肾阴亏,肝阳上亢,血随阳气上冲出现的抽搐则称为"子痫"。

7. 对抽搐的治疗,属实证一般采用清热息风止痉为主,属虚证则应用滋阴息风或补血安神以止痉。

8. 全身性抽搐发作时,要帮病人解松领扣,头转侧位,避免口腔分泌物吸入呼吸道。如喉头有痰则立即吸出,以免影响呼吸。针灸疗法对制止抽搐往往有效,应先予使用。

# 辨证施治

## 一、热邪犯肝型

本型仅见于外感温热病，其主治可参阅温病和有关的急性传染性疾病。

## 二、风阳上亢型

多见于高血压脑病、脑血管意外及某些急性肾炎等。

主证：突然发生剧烈头痛，呕吐，继而出现昏倒，四肢抽搐，面红，呼吸气粗，脉弦劲有力。

治法：凉肝息风，育阴潜阳。

方例：镇肝息风汤加减：牛膝 20g、代赭石（先煎）30g、牡蛎（先煎）30g、白芍 15g、生地 30g、钩藤 12g、黄芩 10g。

天麻钩藤饮加减：天麻 10g、钩藤 15g、石决明（先煎）15g、珍珠母（先煎）30g、栀子 6g、地龙 12g。

## 三、痫证

此证的抽搐，发作时属实证。治疗可参阅昏迷的有关证型。但本证一般是脾肾素虚，所以在抽搐停止后，应注意调补脾肾，以防反复发作。

## 四、虚风内动型

主证：温热病后精神疲倦，面颊潮红，手足心热，汗出，口干，偶然有手足微抽搐，舌质红，舌苔少而干，脉细数。

治法：滋补肝肾，潜阳息风。

方例：大定风珠加减：白芍 20g、生地 20g、龟板 12g、麦冬 10g、五味子 6g、鳖甲 12g、炙甘草 6g、夜交藤 15g。

阿胶鸡子黄汤加减：阿胶（烊化）6g、白芍 15g、石决明

（先煎）15g、生地 20g、玄参 12g、牡蛎（先煎）15g、鸡子黄 1个。

### 五、血虚型

多见于严重贫血和一些慢性疾病身体衰弱的病人，妇女分娩前后亦可发生。

主证：面色苍白，头晕，心悸，疲倦，阵发四肢抽搐或小腿抽筋，舌质淡白，脉细弱。

治法：益气补血。

方例：八珍汤加减：黄芪 15g、党参 15g、当归 10g、白芍 10g、川芎 6g、熟地 15g、龙眼肉 12g、炙甘草 6g。

### 六、心虚惊搐型

多见于癔病性痉挛及愤怒性惊厥等。

主证：在愤怒、惊吓等精神刺激后，突然昏厥，手足抽搐，闭目不语，眼皮频瞬动，脉细弦。

治法：养心，镇惊。

方例：甘麦大枣汤加味：甘草（炙）10g、浮小麦 30g、大枣 5 枚、白芍 12g、紫石英 15g。

安神定志丸加减：龙齿 30g、远志 6g、酸枣仁 12g、茯苓 15g、朱砂（冲）1 g。

## 简易方及其他疗法

### 一、简易方

1. 全蝎 8 只，蜈蚣 3 条，共研细末，分成 6 包，抽搐发作时服 1 包。

2. 甘草（炙）45g、全蝎 60g、天麻 80g、党参 80g、当归 150g、胆南星 25g，分别研末拌匀贮用，每天服 3 次，每次

3g,两个月一疗程。治痫病。

## 二、针灸疗法

主穴:合谷、太冲、人中、内关、涌泉。

配穴:牙关紧闭配颊车、下关,痰多加丰隆,项强配风池。

治法:用泻法,留针时宜多提插,待症状逐渐缓解后,改用平补平泻。

## 三、耳针

取穴:神门、脑点、胸、上肢、下肢、过敏点。每次 1~2 个穴位,埋针 3~5 天。

# 第九节　头晕

头晕,是患者自觉眼前发黑或视物旋转,以致站立不定的一种症状,临床又称"眩晕"。

## 病因病理

1.头居人体最高部位,肝的经脉上巅络脑,只有风邪最易侵犯,所以历代医学家认为头晕的发生与肝密切相关。其中肝阳偏亢,化火生风,肝阴虚或血虚,不足以养肝,虚风内动等,均为常见病因,故有"诸风掉眩,皆属于肝"的说法。

2.劳倦伤脾,脾运化功能减弱,气血生化不足,不能上达以营养头目。

3."肾生骨髓","脑为髓海"。脑是精髓所聚的地方,肾虚则精髓不足,脑海空虚而作晕,所谓"髓海不足,则脑转耳鸣"。

4. 饮食不节或思虑过度伤脾，使脾运水湿的功能失常，聚湿生痰，痰浊中阻，影响了脾胃的"升清降浊"功能，故有"无痰不作眩"的说法。

## 诊治要点

1. 头晕在临床上可分为肝阳上亢、血虚、劳倦伤脾、肝阴虚、肾虚和痰浊中阻等六个证型，其中以肝阳上亢、血虚和肝阴虚三型最为常见。

2. 头晕多属虚证（这是与头痛相反），或者属以虚为主的虚中有实证，属实者颇为少见。血虚、劳倦伤脾，肝阴虚以及肾虚均属虚证，肝阳上亢属阴虚阳亢的虚中挟实证，痰浊阻滞属实证。

3. 各型头晕中，以痰浊中阻型的眩晕程度最严重，患者常不能起床，并有明显的恶心呕吐症状，以区别于其他证型。

4. 感受外邪后引起头晕，除了暑病为临床较多见外，一般都比较少见。在外感热病中出现头晕，常表示病人体质较虚，治疗时除祛邪外还要兼顾补虚扶正。此类证治可参考温病、普通感冒等。

5. 一般来说，由于头晕虚多实少，故治疗上偏重补益方面，如补血、补阴、补气、补阳等；即使对虚中挟实证和实证，应用祛邪药也不宜过量，并且邪去除后即应改用调补法。

## 辨证施治

头晕是多种疾病的一个症状，多见于高血压、低血压、贫血、动脉硬化症、神经衰弱以及某些慢性胃肠道疾病通过迷走神经引起的眩晕发作等。

## 一、肝阳上亢型

主证：头晕或兼胀痛，性情急躁，恼怒时加剧，烦热，面红，多梦，四肢麻木，舌质红，舌苔薄黄，脉弦有力。

治法：平肝潜阳，滋养肝肾。

方例：镇肝息风汤加减：代赭石 30g、龙骨 15g、牡蛎 15g、白芍 12g、桑寄生 20g、钩藤 12g、黄芩 10g、怀牛膝 20g。

潜阳方：夏枯草 12g、菊花 12g、生地 15g、白芍 15g、牛膝 10g、珍珠母 30g。

## 二、血虚型

主证：面色苍白或萎黄，头晕眼花，心悸，精神疲倦，唇舌淡，脉细弱。

治法：补益气血，养心安神。

方例：归脾汤加减：黄芪 12g、党参 12g、茯苓 10g、当归 10g、龙眼肉 12g、枸杞子 10g、远志 6g、红枣 4 枚。

## 三、劳倦伤脾型

主证：头晕眼花，倦怠乏力，少气懒言，不思饮食，胸闷脘满，或腹胀，大便稀烂，舌质淡，脉虚弱。

治法：益气健脾。

方例：香砂补气汤加减：党参 12g、白术 10g、茯苓 12g、陈皮 3g、木香 3g、当归 10g、炙甘草 3g。

## 四、肝阴虚型

主证：头晕，眼蒙视弱，四肢麻木，失眠，梦多，舌质红，脉细弦。

治法:滋养肝阴。

方例:四物汤加减:熟地 15g、白芍 10g、当归 10g、女贞子 12g、桑葚子 12g、天麻 6g。

### 五、肾虚型

主证:头晕,精神萎靡不振,记忆力差,耳鸣眼花,腰酸腿软,遗精,夜尿多,手足冷,舌质淡白,脉沉细。

治法:壮肾阳,益肾精。

方例:右归丸加减:熟地 15g、山萸肉 12g、菟丝子 10g、当归 10g、肉苁蓉 10g、熟附子 6g、肉桂 3g。

### 六、痰浊中阻型

这是痰浊中阻导致脾气不升,胃气不降而出现的病证。

主证:头晕发作则视物旋转而不能站立,胸膈满闷,恶心呕吐,不想饮食,舌苔白腻,脉濡滑。

治法:化痰和中。

方例:半夏白术天麻汤加减:法半夏 10g、白术 10g、天麻 6g、茯苓 12g、钩藤 10g、甘草 3g。

温胆汤加减:法半夏 10g、陈皮 6g、茯苓 12g、枳壳 6g、竹茹 6g、藿香 5g。

## 简易方及其他疗法

### 一、简易方

1.磁朱丸(成药),每次 6g,每日 2 次。

2.龙胆草 6g、豨莶草 15g、夏枯草 15g、草决明 15g。

上两方治肝阳上亢型。

3.当归 12g、川芎 6g,鸡蛋 1 只,煮水服食。

4.艾叶 10g、黑豆 30g,煮鸡蛋服食。

上两方治血虚头晕。

5.二至丸(成药),每次 10～15g,每日 2 次。治肝阴虚头晕。

6.仙茅 10g、仙灵脾 10g、巴戟天 10g、当归 10g、知母 5g、黄柏 5g,水煎服。治肾虚头晕。

7.棉花根 30～60g,水煎服。治气虚头晕。

8.向日葵盘空壳 1 个,冰糖适量,水煎服。治虚性头晕。

9.天麻(制)6g,用鱼头或鸡一起炖吃。治内伤头晕。

### 二、针灸疗法

主穴:太冲、内关、印堂。

配穴:气血不足配脾俞、气海、足三里,肝阳上亢配风池、肝俞,肾虚配肾俞。

治法:虚证用补法,宜多灸,肝阳上亢用泻法,不灸。

### 三、耳针

取穴:神门、肝、肾、内分泌(肝阳上亢配降压沟)。每次一至二穴,埋针三至五天。

### 四、头皮针疗法

取晕听区,双侧同时捻针(或加电针 15～20 分钟)。

## 第十节　头痛

头痛,是自觉头部发生疼痛的症状。

### 病因病理

前人有"伤于风者,上先受之,高巅之上,惟风可到"等说法,认为头部容易受风邪侵袭。一般外感病邪犯病,多挟风邪才能导致头痛;而单独由风邪所致的头痛,亦很常见。内在病因也主要为内风。可见头痛的发生,与风邪的关系甚为密切。

## 一、外感头痛

多因气温变化时,不注意穿衣、盖被或坐卧当风,感受外邪侵袭头部经脉,导致气血运行逆乱,其中由风寒、风热、风湿引起的最为常见。此外,还有因头部经气虚弱,痰浊阻滞或平素体质虚寒,突受风邪侵袭诱发的,如偏头痛、寒厥头痛。

## 二、内伤头痛

多与肝、脾、肾三脏病变有关,其中肝脏是主要的。

1.肝阳偏旺上亢,肝气郁结,化火上炎,使头部脉络胀满,或血虚不足养肝,肝失血养,虚风上扰,这些是内伤头痛最常见的病因。

2."脾为脏气之源",饮食不节或忧思过度伤脾,可导致气虚精血不能上达头顶而脉络空虚作痛。此外,疾病耗损或先天不足致肝肾阴亏,脑髓失养也会疼痛,但这些在临床上较为少见。

## 诊治要点

1.头痛的情况:

(1)程度:一般外感头痛较重而内伤头痛较轻。其中寒厥头痛和偏头痛最重,但气虚、血虚和肝肾阴虚的头痛往往很轻。

(2)性质:风湿头痛为重坠或昏胀感;偏头痛则是发作性剧痛或左或右,痛解则如常人;寒厥头痛觉冷、刺痛;

肝阳上亢是胀痛性质;肝火头痛为跳痛受热时疼痛加重;气虚、血虚、肝肾阴虚的头痛为隐痛绵绵,疲劳则痛甚。

（3）部位:气虚、血虚、肝肾阴虚的头痛,多是整个头作痛;肝阳上亢者以枕部痛多,且往往痛连颈肌;肝火头痛,常偏重两侧颞部;寒厥头痛,则痛在巅顶;偏头痛是半侧头痛,甚至痛连同侧齿、目。

（4）时间:气虚者早晨头痛反重,血虚者午后头痛加重。

（5）某些因素的影响:气虚头痛与体弱疲劳有关;肝肾阴虚的头痛,每因失眠出现;肝阳上亢头痛,常因饮酒和饱食加重;肝火头痛,每因情绪激动引起;偏头痛,遇风则痛发;风湿头痛,常见于天气转变时,疼痛减轻或加重。

2.兼见症状:肝阳上亢者,常兼见头晕及四肢麻木;血虚及肝肾不足者,往往头晕重于头痛;寒厥头痛,常伴见干呕、口淡、吐涎。瘟疫病每有剧烈头痛,常伴见颈强直、呕吐和高热等症状,而不以头痛为主证辨治。

3.内科头痛必须和其他各科的疾病,如鼻窦炎、鼻咽癌、中耳炎、乳突炎、龋齿、青光眼、脑肿瘤以及脑外伤后所致的头痛相鉴别。

4.治疗头痛,常要配入一些治风药,如白芷、川芎、荆芥、藁本、羌活、蔓荆子、白蒺藜、天麻等,因为这些药善于上行,可带引其他药物直达头部以止痛,所以不单外感头痛多配用,即使内伤头痛也常适当选入作引经药。但是这类药中,有些气味辛温香燥,用量不宜过大,以免产生不良反应。

# 辨证施治

## 一、外感头痛

### (一)风寒头痛

主证:感冒风寒后,恶寒发热均止,头痛独重,遇风则痛剧,鼻塞流清涕,舌苔薄白,脉浮缓或浮紧。

治法:疏风散寒。

方例:川芎茶调散加减:川芎 6g、白芷 10g、羌活 6g、防风 10g、葱头 5 枚、甘草 5g。

苍耳子散加减:苍耳子 10g、薄荷 5g、白芷 10g、甘草 3g,用一碗半水煎至大半碗,温服。

### (二)风热头痛

主证:感冒风热,头痛独重,怕风,面红目赤,鼻塞涕黄,口干或渴,脉浮滑。

治法:疏解风热。

方例:桑菊饮加减:桑叶 10g、菊花 10g、蔓荆子 10g、薄荷(后下)5g、连翘 10g、芦根 15g、甘草 3g。

菊花茶调散加减:菊花 12g、薄荷(后下)5g、防风 10g、白僵蚕 6g、甘草 3g。

### (三)风湿头痛

主证:头痛头重而与天气变化有关,全身酸倦微痛,胸闷不适,舌苔白腻,脉濡缓。

治法:祛风燥湿。

方例:羌活胜湿汤加减:羌活 10g、防风 10g、白芷 10g、蔓荆 10g、川芎 6g、甘草 3g。

荆防败毒散加减:荆芥 6g、防风 10g、川芎 6g、苍术

10g、枳壳 6g、茯苓 10g、甘草 3g。

（四）偏头痛

可见于偏头痛、三叉神经痛、神经性头痛等。

主证：半侧头面痛，受风则痛增，突然发病，反复发作，有些则痛连齿、目，苔白，脉弦。

治法：祛风痰，养肝血。

方例：仙姑遇真汤：胆南星 10g、白附子 6g、天麻 6g、防风 6g、全蝎 3g、蜈蚣 1 条、当归 10g、丹参 15g。

（五）寒厥头痛

多见于神经性头痛等。

主证：头痛冰冷感，怕风，头痛较剧，喜用巾裹或蒙被而睡，表情痛苦忧郁，口淡，吐涎，四肢冷，舌苔白，脉沉紧。

治法：散寒止痛。

方例：吴茱萸汤加减：吴茱萸 6g、党参 12g、生姜 6g、当归 10g、肉桂 1g、大枣 3 枚。

当归四逆汤加减：当归 12g、桂枝 6g、白芍 10g、细辛 3g、生姜 10g、炙甘草 3g。

## 二、内伤头痛

（一）气虚头痛

多见于病后体弱、某些慢性疾患、神经衰弱等。

主证：头隐隐痛，伴有空虚感，早晨痛比较厉害，体倦少气，精神疲倦，四肢软弱无力，食欲不振，舌苔薄白，脉虚。

治法：补中益气，祛风，散寒。

方例:补中益气汤加减:黄芪 12g、党参 12g、升麻 3g、当归 10g、柴胡 6g、川芎 5g、细辛 3g、炙甘草 3g。

（二）血虚型

多见于贫血、神经官能症、慢性失血等。

主证:头痛绵绵,头晕,面色苍白,体倦,唇舌色淡,脉细弱。

治法:补血、疏风、止痛。

方例:四物汤加味:熟地 10g、当归 12g、白芍 10g、川芎 5g、菊花 10g、蔓荆子 10g。

（三）肝阳上亢型

多见于高血压、神经衰弱等。

主证:头痛而晕,面色潮红,心烦易怒,睡眠不安,四肢麻木,口苦,脉弦。

治法:平肝、潜阳、息风。

方例:天麻钩藤饮加减:天麻 6g、钩藤 12g、桑寄生 15g、茯苓 12g、牛膝 10g、黄芩 6g、牡蛎 15g、龙骨 15g。

潜阳方:菊花 12g、白芍 12、生地 15g、牛膝 10g、夏枯草 12g、珍珠母 30g。

（四）肝肾阴虚型

多见于神经衰弱、脑血管硬化、高血压等。

主证:头痛、头晕,耳鸣,腰酸,下肢无力,遗精或带下,舌质红,苔少,脉细弦。

治法:养肝补肾,平肝息风。

方例:大补元煎加减:熟地 20g、山萸肉 10g、白芍 12g、女贞子 12g、杜仲 12g、龟板 20g、炙甘草 3g。

（五）肝火型

主证：头痛，面红目赤，头筋突起，心烦易怒，口干口苦，小便黄短，舌苔薄黄，脉弦滑或弦数。

治法：清肝泻火。

方例：龙胆泻肝汤加减：龙胆草 10g、黄芩 10g、栀子 6g、赤芍 12g、柴胡 6g、菖蒲 3g、甘草 3g。

## 简易方及其他疗法

### 一、简易方

1. 薄荷 6g、紫苏叶 6g、苍耳子 10g，水煎服。治风寒头痛。

2. 蔓荆子 10g、白蒺藜 10g、栀子 6g，水煎服。治风热头痛。

3. 苍术 10g、羌活 10g、薏苡仁 20g，水煎服。治风湿头痛。

4. 荆芥 10g、黑豆 15g、生姜 3 片，水煎服。治寒厥头痛和偏头痛。

5. 黄芪 15g、升麻 3g、蔓荆子 10g，水煎服。治气虚头痛。

6. 肉苁蓉 30g、红枣 6g，水煎服。治肝肾虚和血虚的头痛。

7. 夏枯草 15g、豨莶草 15g、草决明 15g，水煎服。治肝阳头痛。

8. 救必应 15g、金锁匙 30g，水煎服。治风热头痛和肝火头痛。

9. 散偏汤：川芎 12g、白芷 10g、柴胡 6g、白芍 15g、香附 6g、白芥子 10g、郁李仁 3g、甘草 3g。治偏头痛。

10.全蝎(炙)2g、别直参 2g、钩藤 5g,共为细末,每天分 2 次服。治偏头痛。

11.全蝎 8 只,蜈蚣 3 条,共研细末,分成 6 包,每次 1 包,早晚各服 1 次。治偏头痛。

12.伤湿止痛膏贴患侧太阳穴。适用于偏侧或颞侧头痛。

**二、针灸疗法**

主穴:合谷、太冲、阿是穴(压痛点)。

配穴:前头痛配印堂、上星;偏头痛配太阳、率谷;后头痛配风池、风府;头顶痛配百会、涌泉。

治法:用泻法,宜多捻,久留针(可配合电针或梅花针局部点刺)。

**三、耳针**

取穴:神门、肝、脾、肾、胆点。每次选 1~2 个穴位,埋针 3~5 天。

# 第十一节　瘫痪

瘫痪,根据部位大致可分面瘫和肢瘫。武当道教医药称面瘫为"口眼㖞斜""歪嘴风";肢瘫若见筋肉松弛无力的(类似弛缓性瘫痪——"软瘫"),称为"痿"或"痿躄",而对筋肉挛缩不能伸展自如的(类似痉挛性瘫痪—"硬瘫"),称为"拘"或"拘痿"。

## 病因病理

1. 武当道教医药认为,"肝主筋""肾主骨""脾主肌肉"，瘫痪的产生与肝、肾、脾三脏的病变有关。此外，气血虚弱，阴津亏耗，筋肉失养，风邪侵袭，瘀血阻滞，络脉不通，亦可发生。

2.正气不足，络脉空虚，风邪乘虚而入，或肝阳偏旺上亢，肝风内动，窜犯经络。

3.生活失常，年老体弱或疾病亏损，肾脏精气不足，筋骨失养。

4.感受外来湿邪，湿气滞留，郁而生热，湿热薰蒸，或脾的运化功能失常，水液输布障碍，湿邪内生，湿郁化热，侵害筋脉。

5.久病耗损，妇女产后气血两虚，或脾虚气血生化不足，无以濡养肌肉筋脉。

6.温热病后，阴津耗损，筋脉失于滋润。

7.抽搐时间过长或中风以后，经络血液凝聚不行；跌打损伤瘀血不消，以致气血运行不利，筋脉失养。

## 诊治要点

1.按临床所见，面瘫往往是外风中络的表现，肢瘫一般由风阳上亢、气血两虚、肾虚或湿热所致，硬瘫每见于热伤阴津和正虚血瘀之证。

2.外风中络、风阳上亢和湿热三型一般起病较急，多属实证；气血两虚和肾虚两型起病较缓，属虚证；热伤阴津和正虚血瘀两型多发生于温病或中风之后，属虚中带实证。

3. 外风中络型多于受凉或受风后出现面瘫，并有病侧面麻木，发胀感，风阳上亢型肢瘫多因情绪剧烈变动诱发,发病前没有肢体麻木感;气血两虚型肢瘫多为疲劳引起或使症状加重,有些可反复发作,一般肌肉瘦削较明显;湿热型肢瘫多有肢麻身重,肌肉酸痛或手足痒如蚁行感;正虚血瘀型则有肢体牵引作痛或痛点。

4.治疗本证,应根据寒热虚实的辨证,以祛风通络,调补阴阳气血为主,不宜过多使用温燥祛风药物,以免耗血伤津。

5.采用综合疗法,并充分调动病人的积极因素,加强功能锻炼,可以提高疗效。

## 辨证施治

### 一、面瘫(外风中络型)

多见于面神经麻痹。

主证:突然口眼歪斜,说话不清,口角流涎,舌苔白,脉浮滑。

治法:轻者养血祛风,重者搜风通络。

方例:大秦艽汤加减:秦艽 10g、防风 10g、白芷 6g、川芎 5g、当归 10g、白芍 10g、天麻 10g。轻症适用。

复方牵正散:白附子 6g、僵蚕 10g、全蝎 3g、白蒺藜 10g、鸡血藤 15g。重症适用。

### 二、肢瘫

#### (一)风阳上亢型

多见于中风早期。

主证:突然一侧肢体瘫痪(半身不遂),舌头发硬,说话不清,口眼歪斜,面色潮红,头晕胀痛,舌质红,脉弦滑或弦数。

治法:滋阴潜阳,息风通络。

方例:天麻钩藤饮加减:天麻 10g、钩藤 12g、桑寄生 15g、豨莶草 15g、僵蚕 10g、牛膝 10g、黄芩 10g、

羚羊钩藤汤加减:羚羊骨(先煎)15g、钩藤(后下)15g、生地 20g、白芍 12g、菊花 12g、地龙 10g。

(二)气血两虚型

可见于重症肌无力、多发性神经炎和某些周期性瘫痪等。

主证:肢体麻木无力,以致痿软不能随意活动,肌肉软弱,渐见瘦削枯萎,精神疲倦,面色萎黄,或有头晕,心跳,舌质淡,脉细弱。

治法:补益气血。

方例:健步丸加减:黄芪 15g、当归 12g、熟地 12g、桑寄生 25g、阿胶(烊化)10g、白术 12g、牛膝 12g、菟丝子 10g。

(三)湿热型

可见于某些多发性神经炎。

主证:下肢痿软或微肿,手足痒如蚁行感,肌肉酸痛,身重胸闷,面黄,口苦而黏,小便黄短,舌边红,苔黄腻,脉滑数。

治法:清热化湿。

方例:加味二妙散:黄柏 10g、苍术 10g、当归 10g、牛膝 10g、防己 10g、萆薢 12g、龟板 15g。

祛痿方:防己 10g、黄柏 10g、威灵仙 10g、泽泻 10g、薏苡仁 12g、海风藤 10g、木瓜 10g、葛根 10g。

(四)肾虚型

多见于小儿麻痹后遗症、脊髓炎、急性多发性神经根炎等。

主证：下肢或手臂痿弱不用，肌肤麻木，腰背酸软，神疲乏力，渐见肌肉瘦削，或有头晕、耳鸣，小便失禁，舌质淡嫩，脉沉细。

治法：补肾强筋骨。

方例：鹿角胶丸加减：鹿角胶（烊化）10g、菟丝子10g、巴戟天10g、牛膝10g、木瓜10g、狗脊10g、白术10g。

赞育丹加减：熟附子10g、肉桂2g、肉苁蓉15g、杜仲12g、熟地15g、淫羊藿12g、锁阳12g、当归10g。阳虚明显者适用。

### 四、硬瘫（拘痿）

#### （一）热伤阴津型

多见于流行性乙型脑炎后遗症等。

主证：温热病后肢体筋肉收缩，手足拘挛，不能随意伸展，皮肤干燥，心烦口渴，咽干，手足心热，小便短少，舌质红少津，脉细数。

治法：养阴生津。

方例：复痿方：生地20g、白芍12g、石斛12g、花粉15g、地龙12g、龟板15g、阿胶（烊化）10g、鸡血藤15g。

#### （二）正虚血瘀型

多见于中风后遗证、某些乙型脑炎后遗症和脊髓压迫症截瘫等。

主证：一侧肢体或两下肢筋肉挛缩不能随意运动，患肢麻木或抽掣刺痛，面色萎黄，神疲倦怠，气短懒言，舌质暗红或有紫蓝斑点,脉细涩。

治法:活血通络,补益气血。

方例:补阳还五汤加减:黄芪 35g、当归尾 12g、赤芍 10g、地龙 12g、桃仁 10g、红花 6g、牛膝 10g。

桃红四物汤加减 桃仁 10g、红花 6g、当归 12g、川芎 6g、党参 15g、鸡血藤 15g、穿山甲 6g、全蝎 3g。

## 简易方及其他疗法

### 一、简易方

(一)面瘫

1.蜈蚣(瓦上焙干研末)、甘草粉各等份,每次 1~2g,每日 2 次,防风 15g,煎汤送服。

2.荆芥 35g,水煎服或黄酒送服。

3.鲜蓖麻子 7 个,去皮捣烂成膏,加入冰片少许,贴在患侧面部(左歪贴右,右歪贴左)。

4.白芷细面调活鳝鱼血(黄鳝血)涂于患侧,或取鳝鱼血约 30 滴(有条件可加入麝香 0.1g),调匀,涂在患侧口角稍下方,每隔 15 分钟涂一层,共涂 4 次,3~4 小时后用温水洗去,每日 1 次。

5.将生马钱子湿润后,切成薄片(18~24 片重 4g),排列于橡皮膏上,敷贴患侧面部,7~10 天调换一张,至恢复正常为止。

6.蔓荆子膏(蔓荆子 6g、黄芪 6g、炙甘草 10g、鲜蓖麻子肉 30g)捣如泥,涂在患侧。

(二)肢瘫

1.豨莶草 35g、牛大力 35g、路路通 10g,水煎服。

2.伸筋草 10~15g，透骨草 15g，生姜 5g，水煎服。

3.灯盏花(全草)10~15g，研末，鸡蛋一个调匀，蒸熟热服。

4.千斤拔 35g、鸡血藤 35g、狗脊 15g、杜仲藤 15g，水煎服，瘫痪虚证适用。

5.婆婆针 15g、忍冬藤 35g、延胡索 10g、丹参 15g、虎杖 15g、土大黄 15g，水煎服。对多发性神经炎有效。

**二、针灸疗法**

**(一)面瘫**

主穴:颊车、地仓、合谷、下关、四白、足三里、太阳、牵正(颊车与地仓的联线中点处)、攒竹、翳风、丝竹空。

配穴:眼闭合不全选配阳白、鱼腰、瞳子髎;露齿耸鼻困难配迎香、人中;面肌痉挛选配光明、颧髎。

以上穴位患侧与健侧轮换针刺。

治法:急性期和体质壮实者，以针刺为主，面部穴位可采用透针法，如颊车透地仓，上眉尾穴透上眉头穴(两穴相透中间恰好通过鱼腰穴)，四白透地仓等，留针 15~30分钟，患病在 10 天以上，可加用"6·26 治疗机"。对病久体弱患者，取穴以健侧为主，用补法，留针 30 分钟，或隔姜灸颊车、足三里，或结合面部按摩，点按或揉按上述穴位，也可采用梅花针在患侧面部轻微弹刺。

**(二)肢瘫**

主穴:上肢瘫痪选取:肩髃、臂臑、手三里、合谷、养老，或曲池透少海，外关透内关。

下肢瘫痪选取:环跳、风市、殷门、伏兔、委中、承山、足三里,或阳陵泉、三阴交透悬钟,解溪透申脉。

配穴:失语配哑门、廉泉,小便失禁(或潴留)灸关元、肾俞。

治法:取穴以瘫痪肢体的穴位为主,适当换用健侧肢体的穴位,穴位要经常轮换,每次取 3~5 穴为宜。手法一般用中度刺激,开始时亦可用强刺激,留针 5~15 分钟。体弱者用补法,可配合艾灸,或交替用梅花针点刺夹脊及患肢。

### 三、穴位注射疗法

面瘫取翳风、颊车、合谷、牵正两偶侧(耳垂前 5 分 ~1寸)、太阳,每次选用 2~3 穴,每穴注入 5%当归液或维生素 $B_1$ 注射液 0.3~0.5ml,每天 1 次。

### 四、头皮针疗法

取运动区(双侧肢体瘫痪取两侧,一侧肢体瘫痪取对侧),每次捻针 10~15 分钟或加电针。如属脑血管意外病例,待病情稳定数日后进行针刺,防止针刺后血管扩张引起再度出血。

### 五、耳针

取穴:肝、脾、肾、内分泌及患肢相应过敏点。每次选 2~3 穴,埋针 3 ~ 5 天。

## 第十二节　呼吸困难

呼吸困难,武当道教医药认为是呼吸气机失常的表现,包括气短(少气)、喘促、哮喘等三种证候。

### 病因病理

1.引起呼吸困难的病因有虚有实。虚的与心、肺、脾、肾等脏气的虚弱有关,实的为风、寒、热、痰、水、饮等病邪,使上述脏腑的功能发生障碍所致。

2．"心主血脉""肺朝百脉",心脉连肺,肺脉贯心。心与肺在生理和病理上有密切的关系。如心气虚弱,心阳不足,血脉运行不畅,导致血瘀形成,影响了肺气的宣通,便会出现喘促病证。

3．"肺主气""司呼吸",肺是主管呼吸的主要器官,以肺气下降为正常。如久咳不止损伤肺气,肺气不足则呼吸无力,声低气短;肺阴虚损,"阴虚生内热",热邪犯肺,肺受热灼,影响肺气宣通与肃降,则产生临床常见的肺热喘促病证。

4．"脾为脏气之源","脾主运化"。肺气的强弱有赖于脾吸收,输送食物营养和水液运化功能的正常。所以脾虚会影响到肺,引起肺气虚弱,出现气短(少气)等症状;运化功能失常,又会影响水液输布、排泄,聚湿成痰。水、饮邪阻逆肺气下降而出现喘促、哮喘等病证。

5．"肺主气","肾主纳气"。肺虽然主管呼吸,但肺气的下降有赖于肾气的摄纳,如果肾气虚弱,不能协助肺气的下降就会产生气喘。

以上病变常常可以互相影响,同时存在。

## 诊治要点

1．气短(少气),是患者主观上有气不够用的感觉,而外观呼吸情况常无改变,多见于虚证。

2．喘促指呼吸急促,甚至张口抬肩不能平卧,常为某些疾病的重要主病。

哮喘以呼吸急促,呼气时伴有哮鸣声为特征,是一种经常发作的疾病。

本证的治疗,原则上气短以补虚为主。喘促则分虚实,虚喘治以培补摄纳,实喘以祛邪降气为法;至于哮喘,在发作时一般采用祛邪为主,缓解后注意扶正。

## 辨证施治

### 一、气短(少气)

#### (一)心肺两虚型

可见于贫血、心脏病、神经官能症以及某些慢性疾患。

主证:气短,心悸,精神疲倦,面色萎黄或苍白,饮食减少,失眠,多梦,舌淡,脉细弱。

治法:益气健脾,养心安神。

方例:归脾汤加减:党参 15g、白术 10g、大枣 4 枚、炙甘草 10g、龙眼肉 12g、酸枣仁 10g、五味子 6g。

#### (二)肺虚型

这是肺痨日久,气阴虚损所致的病证,临床可见于肺结核病者。

主证:气短,讲话无力,咳声低弱,身体消瘦,精神倦怠,颧红,口干,舌质淡红,脉细弱。

治法:益气养阴。

方例:生脉散:党参 15g、麦冬 10g、五味子 6g。

补肺汤加减:党参 12g、黄芪 10g、熟地黄 12g、天冬 10g、百合 10g、桑白皮 10g。

#### (三)气虚型

这是饮食失调或过劳伤脾,脾气虚弱所致的病证。可见于神经衰弱、慢性胃肠道疾患、内脏下垂及某些消耗性疾病。

主证：气短、声低，面色淡白，精神疲倦，四肢无力，饮食减少，食后脘腹胀闷，或有胃下垂，脱肛，子宫下垂等，舌质淡，脉细缓。

治法：益气健脾。

方例：六神散加减：黄芪 15g、党参 10g、茯苓 12g、白术 10g、炙甘草 6g、砂仁 5g。

## 二、喘促

这里指的是以喘促为主的病证。另外，水肿严重，水邪上逆也可见喘促，请参阅"水肿"的有关证型。

### (一)心阳虚型

这是心阳虚弱，鼓动血脉运行力量不够，影响了肺气宣通下降而出现心病累及肺脏的病症。临床多见于心力衰竭等。

主证：稍劳则喘促，心悸，甚则半夜喘醒，不能平睡，汗出，或有咳嗽，咳血，面色苍白，唇舌紫暗，脉细弱或虚数。

治法：温补心阳。

方例：参附龙牡汤加味：党参 15g、熟附子 10g、龙骨 15g、牡蛎 15g、山萸肉 12g。

桂枝附子汤加减：桂枝 10g、熟附子 10g、党参 15g、炙甘草 6g。每日一两次。一般可连服三五天，但不宜持续久服。

### (二)痰浊阻肺型

多见于肺气肿、肺源性心脏病等。

主证：久病咳喘，痰多，呼吸喘促，不能平睡，面带浮肿，口干而不欲饮，舌苔浊腻，脉滑。

治法：温化痰浊，降气平喘。

方例：三子定喘汤：苏子 10g、白芥子 6g、莱菔子 16g。

苏子降气汤加减：苏子 10g、前胡 6g、法半夏 10g、厚朴 6g、陈皮 3g、款冬花 10g。

喘咳方：炙麻黄 10g、北杏仁 12g、旋覆花 10g、法半夏 12g、苏子 12g。

（三）肺热型

多见于支气管炎、肺炎等。

主证：呼吸喘促，咳嗽，痰黄黏稠，口干，身热面红，汗出，或胸痛，痰中带血，舌苔黄，脉滑数。

治法：清肺平喘。

方例：麻杏石甘汤加味：麻黄 5g、北杏仁 10g、石膏 30g、黄芩 12g、苇茎 30g、甘草 3g。

泻白散加减：桑白皮 12g、地骨皮 10g、黄芩 12g、牛蒡子 10g、葶苈子 10g、连翘 10g。

（四）悬饮

悬饮是水液代谢失调的病症。饮是外表看不见的水邪，水邪积聚于胸胁，阻逆肺气下降则出现喘促。临床可见于胸腔积液等。

主证：呼吸喘促，偏卧于单侧较舒服，胸胁胀满，可有咳嗽及胸胁痛，舌苔薄白，脉沉弦。

治法：攻逐水饮。

方例:葶苈大枣泻肺汤加味:葶苈子 15g、大枣 7 枚、白芥子 10g、桂枝 6g、桃仁 12g、车前子 30g。

（五）脏躁证

这是七情所伤之病，与精神刺激有关，病的部位在心。临床多见于癔病等。

主证:突发呼吸喘促,主诉咽部不适,或感腹部有气往上冲,情绪不安,频频瞬目,易见激动。坤民多见,既往有同样病发作史。舌苔薄,脉缓。

治法:养心安神,和中缓急。

方例:甘麦大枣汤加味:炙甘草 10g、浮小麦 30g、大枣 5 枚、百合 15g、龙骨 30g。

### 三、哮喘

参阅支气管哮喘。

## 简易方及其他疗法

### 一、简易方

1.五爪龙 30g、金樱子 15g,水煎服。治心脾两虚和气虚型的气短。

2.铁包金 15g、牛大力 40g,水煎服。

3.十大功劳叶 15~30g、瘦肉适量,煮服。

上两方治肺虚型气短。

4.麻黄 6g、枇杷叶 12g、地龙 10g、马兜铃 10g。治肺热喘促。

### 二、针灸疗法

主穴:肺俞、内关、定喘、合谷。

配穴:胸闷心悸配心俞、膻中;痰多配丰隆、孔最。

治法：针用平补平泻法，除发热外皆可用艾条悬灸。

## 三、穴位注射疗法

取穴同针灸疗法。每次选 2~3 个穴位，每穴用 5% 当归注射液 0.5~1ml 注入。

## 四、耳针

取穴：肺、心、神门、肾、交感点。每次选一至二穴，埋针 3~5 天。

# 第十三节　咳嗽

咳嗽是临床常见的症状，多因肺脏受病而发生，故前人有"咳者，肺之本病也"等说法。然而，也有因其他脏腑病变影响到肺而出现咳嗽的，即所谓"五脏六腑皆令人咳，非独肺也"。

## 病因病理

肺主呼吸，是人体内外气体交换的主要器官，呼出浊气，吸入清气，以肺气宣通和下降为正常。

"肺开窍于鼻"，鼻是肺的门户，为气体出入的通道；"肺主皮毛"，又与肌表抵抗力有关。肺又是容易受邪的脏器（"肺为娇脏"）。凡外邪侵犯人体，特别是风邪、燥邪，不管从鼻吸入还是从皮毛而侵，都常上犯于肺，使肺气不得宣通，而出现咳嗽。所以外感病常有咳嗽，且往往在发病初期即发生。

肺脏本身有病，或其他脏腑有病累及肺脏，影响了肺气清肃下降的功能。如肺阴虚损或热邪损伤肺津，致肺阴不足，脾虚生湿，聚湿成痰，痰浊阻滞于肺，肾气虚弱，不能"纳气",影响肺气下降等,均可产生咳嗽,这些都属于内伤咳嗽。

## 诊治要点

### 一、外感咳嗽和内伤咳嗽的鉴别

表3

| 鉴别要点 \ 类别 | 外感咳嗽 | 内伤咳嗽 |
|---|---|---|
| 起病 | 急骤 | 缓慢 |
| 病程 | 较短 | 较长 |
| 性质 | 多属实证 | 多属虚证 |
| 邪在肌表症状 | 可有鼻塞、流涕、头痛 | 无 |

### 二、咳嗽情况

（一）时间

1.一般外感咳嗽起病较急,病程较短,但风痰咳嗽可持续数月不愈,肺痈咳嗽也历时较长,内伤咳嗽起病缓慢,病程多长,特别肺阴虚和肾虚的咳嗽常日久不愈,而热咳和燥咳则病程一般较短。

2.热咳、燥咳均是日间咳嗽较多,风痰咳嗽、痰湿咳嗽、脾虚咳嗽、肾虚咳嗽则夜咳较剧。咳嗽持续不停者,多见于风痰咳嗽和肾虚咳嗽。

（二）诱因

风痰咳嗽者,迎风或受气体刺激时,常易引起咳嗽加剧;痰湿咳嗽,在食入生冷和饮水过多时,会使咳嗽加剧,肾虚咳嗽,常遇劳累则发生。

（三）痰

1.痰的性质：痰清稀属寒、属湿；泡沫样属脾肾虚；黏稠属热；而肺痈则痰带腥臭。

2.痰的颜色：白色属风、属寒、属湿；黄色属热。

3.痰的多少：脾虚、肾虚、痰湿及肺痈均为多痰，甚至可听到痰鸣声，风寒咳、热咳及肺阴虚咳则痰较少，燥咳则无痰。

## 三、兼见症状

（一）咽部症状

挟风咳嗽咽痒，风痰咳嗽咽痒最甚；风热咳、燥咳偶见咳血，但多见于早晨起床时；风温病邪困肺，痰可为暗红色（铁锈色）。

（二）气喘

哮喘病，以气喘为主证。风温病热邪困肺时喘甚于咳；肾虚不纳气时则常因喘甚而引起咳嗽，脾虚咳嗽则仅有少气感。

（三）胸胁痛

风温病热邪困肺、肺痈及肺阴虚在不咳嗽时，也可觉胸胁隐痛。而燥咳、热咳则在咳嗽时而引起胸胁痛。

本篇着重论治以咳嗽为主的病证；外感病中的感冒和温病也常见咳嗽，但这些病的表证明显，并且常有发热，应参考普通感冒、温病的辨治（如秋燥咳嗽、暑病犯肺、热邪困肺）；以气喘为主证的咳嗽可参考呼吸困难的辨治。

对咳嗽的治疗，属外感当以解表宣肺为主；属内伤应首先辨明证候的虚实和病情缓急,按"急则治标、缓则治本"的原则,在发作重时,以治肺化痰为主,在发作轻时或以健脾化温或补肾纳气调治。

## 辨证施治

### 一、外感咳嗽

#### (一)风寒型

这是风邪与寒邪相合犯肺的病证,可见于急性上呼吸道感染等。

主证:咳嗽频频,痰稀少,咽喉痒,鼻塞流涕,恶寒或怕风,苔薄白,脉浮紧。

治法:祛风散寒,宣肺利气。

方例:金沸草散减味:旋覆花 10g、前胡 10g、荆芥 6g、细辛 3g、法半夏 6g、陈皮 3g、紫菀 10g、甘草 3g。

#### (二)风热型

这是风邪与热邪相合犯肺的病证,多见于急性上呼吸道感染、急性支气管炎等。

主证:咳嗽痰黄或黄白,不容易排出,鼻塞,可有咽痛或胸痛,舌边红,舌苔薄黄,脉浮数。

治法:疏风热,宣肺气。

方例:桑菊饮:桑叶 10g、菊花 10g、薄荷(后下)5g、北杏仁 10g、桔梗 10g、连翘 10g、甘草 3g、芦根 15g。

疏咳方:前胡 10g、牛蒡子 10g、瓜蒌皮 10g、枇杷叶 12g、桔梗 10g、甘草 3g。

#### (三)风痰型

这是病人平素脾虚,运化功能不好,痰湿内停,为外感风邪所引动,以致风痰内盛的病证。可见于慢性咽喉炎、慢性支气管炎、过敏性咳嗽等。

主证:咳嗽频频,痰多,日久不愈,遇风则增剧,咽喉痒,头重头晕,舌苔白,脉弦滑。

治法:祛风,化痰止咳。

方例:止咳散:荆芥6g、桔梗10g、陈皮6g、紫菀10g、百部10g、白前6g、甘草3g。

鼻塞恶风者加防风10g或苍耳子10g,口干苦、微热者的加连翘10g、黄芩10g。

半苏丸加味:法半夏6g、紫苏梗6g、防风6g、款冬花6g、乌梅1枚。

**(四)肺痈**

参阅肺脓肿(证治)。

## 二、内伤咳嗽

**(一)痰湿型**

这是脾阳不振,痰湿内盛,影响肺气宣通和肃降的病证。多见于慢性支气管炎等。

主证:咳嗽,痰多色白,胸脘胀闷,饮食减少,或有恶心呕吐,舌苔白滑腻,脉濡滑。

治法:健脾燥湿,化痰止咳。

方例:二陈汤加减:法半夏12g、茯苓15g、陈皮5g、旋覆花10g、前胡10g、北杏仁6g。

白术丸加减:白术10g、法半夏6g、南星(姜制)6g。

**(二)脾虚型**

这是脾气虚弱,聚湿生痰,痰浊阻肺的病证。可见于慢性支气管炎、肺气肿、支气管哮喘缓解期等。

主证:咳嗽,痰多色白易排出,面白微肿,少气,体倦怕冷,脘部闷胀,食欲不振,口淡,舌苔薄白,脉细缓。

治法:健脾益气,燥湿除痰。

方例:陈夏补气汤:党参 10g、白术 10g、茯苓 15g、炙甘草 3g、陈皮 5g、法半夏 10g。

理中汤:党参 12g、白术 10g、干姜 6g、炙甘草 3g。

(三)肺热型

是热邪伤肺,肺气不得宣通的病证。可见于支气管炎、非典型肺炎、支气管扩张等。

主证:咳嗽,痰黄稠而难排出,甚或痰中带血,口鼻气热,口干渴,口苦或觉咽痛,舌苔黄,脉弦数。

治法:清肺化痰。

方例:泻白散加减:桑白皮 12g、地骨皮 12g、黄芩 10g、芦根 15g、甘草 3g,咳痰带血加侧柏叶 10g、茅根 15g。

清金化痰汤加减:黄芩 10g、栀子 10g、知母 10g、瓜蒌仁 10g、贝母 15g、海蛤壳 15g、桔梗 6g。

宁咳方:马兜铃 6g、牛蒡子 10g、黄芩 6g、桑白皮 12g、瓜蒌皮 12g、北杏仁 6g、枇杷叶 12g、甘草 3g、桔梗 10g。

(四)肺燥型

为热伤肺津,肺失滋养,致气道干燥的病证。可见于慢性咽炎、慢性咽喉炎等。

主证:干咳无痰,声音嘶哑,咳引胸痛,鼻燥咽干。舌质红,舌苔薄而干,脉弦细略数。

治法:清肺润燥。

方例:清燥救肺汤加减:桑叶 10g、麦冬 10g、枇杷叶 10g、南杏仁 10g、川贝母 10g。

润咳方:沙参 10g、南杏仁 12g、甜桔梗 10g、瓜蒌皮 10g、炙百部 6g、川贝末(冲)3g、柿蒂 5g。

**(五)肺阴虚型**

为久病肺阴虚损,阴虚生内热,损及肺络的病证,可见于肺结核及某些支气管扩张和慢性支气管炎。

主证:久咳不止,痰少而黏,甚则痰带血丝,身体消瘦,潮热盗汗,少气,胸隐痛,舌质红,少苔,脉细数。

治法:养阴清热,润肺止咳。

方例:百合固金汤加减:百合 15g、生地 12g、麦冬 10g、玄参 10g、贝母 6g、炙百部 10g、桔梗 6g、甘草 3g。

咳痰带血加白及 12g、阿胶(烊化)10g,盗汗加浮小麦 15g、龙骨 15g。

月华丸减味:沙参 12g、天冬 10g、贝母 10g、炙百部 10g、阿胶(烊化)10g、地骨皮 10g。

**(六)肾虚型**

因肾虚,"肾不纳气",影响肺气下降功能而产生的病证。多见于喘息性支气管炎、慢性支气管炎、肺气肿、肺源性心脏病、肺充血等。

主证:咳嗽、短气(呼吸短促而不相接续),体力活动时加重,痰清稀呈泡沫状,面白微肿,甚或肢体浮肿,舌质淡,舌苔白,脉沉细。

治法:温肾纳气。

方例：附桂八味丸加减：熟附子 10g、肉桂 2g、熟地 12g、山萸肉 10g、茯苓 10g、泽泻 10g、五味子 6g。

金水六君煎加减：当归 10g、熟地 15g、茯苓 12g、陈皮 6g、甘草 5g、细辛 3g、熟附子 10g。

## 简易方及其他疗法

### 一、简易方

1.紫苏叶 6g、生姜 3 片、金橘 18g，水煎服。

2.兔耳风 15g、五匹风 30g、肺筋草 15g，水煎服。

3.红糖 15g，炒焦后放生姜 15g，加水煮沸 10 分钟，去姜温服。

4.酸浆果皮 5 个，陈皮 10g，水煎服。

上方均治风寒咳嗽。

5.大青叶 15g、仙鹤草 15g、茅根 30g，水煎服。治肺热咳。

6.荆芥穗 6g、诃子肉 6g、百部 6g，水煎服。治风痰咳。

7.白果肉(煨)10 个、花生米 30g、大枣 5 枚，水煎服。

8.胎盘粉每次服 6g，每日服 2～3 次。

以上两方适用于肾虚咳嗽。

9.生姜、鸡蛋适量，放在铁锅里内同煎后服汤。治晚间寒咳。

10.大蒜 60g，水煎分 2 次服。

11.侧柏叶 30g，水煎分 2 次服。治久咳。

12.胖大海 4 个，开水泡服。

13.栗子壳 30g、糖冬瓜 30g，水煎服。

14.海蜇 10g、海浮石 10g，用水加冰糖炖服。

15.黑木耳、冰糖各 10g,水炖服。

以上四方均治燥咳。

16.石仙桃 15g、龙舌叶 15g、牛大力 30g,水煎服。治肺阴虚咳嗽。

17.鱼腥草 30g、穿心莲 10g、桔梗 10g、甘草 5g,水煎服。治热咳。

18.三荚草 15g、岗梅根 30g、枇杷叶 12g,水煎服。治风热咳。

19.五爪龙 50g、牛大力 30g,水煎服。治脾虚及痰湿咳嗽。

20.木蝴蝶(千层纸)10g、山楂叶 12g、生山楂 15g,水煎服。治外感食滞咳。

21.伤湿止痛膏两块,分贴在两侧肺俞穴,止夜咳嗽。

**二、针灸疗法**

主穴:肺俞、合谷。

配穴:痰多配丰隆,咽痒而咳配天突,胸中憋闷配内关、膻中,久咳体虚温灸肺俞、肾俞、脾俞。

治法:外感咳宜浅刺用泻法,内伤咳宜平补平泻,并配合艾灸。

**三、穴位注射疗法**

取穴同针灸疗法,每次选 2~3 个穴位。外感咳宜选 5%穿心莲注射液,内伤咳嗽用 5%当归注射液,每穴注入 0.5~1ml,每日 1 次。

**四、拔罐疗法**

先用梅花针轻点刺 1~8 胸椎旁,后在定喘、肺俞、脾俞拔罐。

## 第十四节　胸痛

引起胸痛的病证较多，武当道教医药的病名也不统一。大致包括了胸痛、胸痹、痰饮、真心痛、厥心痛等证候的有关内容。

### 病因病理

1.胸为人体阳气聚会的地方,当胸阳不足,痰浊、饮邪乘虚上犯,留滞胸中,使胸部阳气运行不通畅则发生疼痛,如胸痹、悬饮等证。

2.胸内藏心、肺二脏,心阳气虚,运行血脉之力不够,心血瘀阻,"不通则痛";或外邪侵袭肺部,伤络伤脉,甚或使血脉阻滞成瘀,瘀与热互结致肺腐血败成痈,亦可发生胸痛。

3.情志抑郁、恼怒,使肝气郁结化火,肝火上炎胸络,也会发生疼痛。

### 诊治要点

1.热邪犯肺、肺痈、悬饮三证均伴有咳嗽。热邪犯肺的发热、气促症状较重;肺痈的特点是痰带脓血而有臭味;悬饮一般无发热而有胁间胀满,呼吸喘促。前二者属热证,后者属寒证或寒热相杂证。

2.肝火痛与真心痛均为发作性疼痛,但前者见于胸胁部,痛如刀割样或灼痛性;后者见于胸前部而有憋闷感。前者属火证,后者属阳虚证。

3.各种胸痛的部位均较固定,只有胸痹的疼痛部位不定,常痛连背部,与其他胸痛不同。

4. 胸痛的治疗,一般多先从祛邪入手。因为必待热邪、痰浊、饮邪、肝火、血瘀等病邪去除,才好培补阳气和恢复心肺功能,使胸痛痊愈。

## 辨证施治

### 一、热邪犯肺

多见于大叶性肺炎、急性支气管炎。

主证:高热,气促,咳嗽,胸痛甚或痰中带血,口干渴,舌质红,舌苔黄,脉浮数。

治法:清热、宣肺、化痰。

方例:麻杏甘石汤加味:麻黄 5g、北杏仁 10g、生石膏 30g、黄芩 12g、苇茎 30g、甘草 3g。

柴胡陷胸汤加减:柴胡 10g、黄芩 10g、法半夏 10g、瓜蒌仁 12g、黄连 6g、桔梗 10g、甘草 3g。

### 二、肺痈

可见于肺脓肿、支气管扩张合并化脓性感染等。

参阅"肺脓肿"证治。

### 三、悬饮

可见于渗出性胸膜炎、胸腔积液等。

主证:胸胁部疼痛,呼吸或转身均引痛,咳嗽,肋间胀满,气促,有时只能偏卧于一侧,舌质淡红,舌苔白,脉沉弦。

治法:攻逐水饮。

方例:葶苈大枣泻肺汤加味:葶苈子 10g、大枣 6 枚、法半夏 10g、瓜蒌 10g。

己椒苈黄丸：防己 10g、椒目 10g、葶苈子 10g、大黄（后下）10g。

## 四、胸痹

多见于胸肌痛、神经官能症、冠心病等。

主证：胸痛部位不定，为酸痛或胸痛彻背，局部按压觉痛，或感胸中气塞，与天气变化有关，痰多，舌苔滑腻，脉濡缓。

治法：温寒、化痰、降逆。

方例：枳实薤白桂枝汤：枳实 10g、薤白 10g、桂枝 6g、厚朴 6g、瓜蒌 12g。

瓜蒌薤白半夏汤加减：瓜蒌 12g、薤白 10g、法半夏 10g、茯苓 12g、郁金 10g、枳壳 6g。

## 五、肝火

多见于肋间神经炎、胸肌炎、某些支气管扩张等。

主证：胸胁部阵发性闪刺痛，如刀割样或灼热感，呼吸和活动均引痛，局部可有压痛，舌苔黄，脉弦滑。

治法：清肝泻火，疏肝解郁。

方例：四逆散加减：柴胡 12g、苦楝子 10g、延胡索 10g、甘草 5g、白芍 12g。

龙胆泻肝汤加减：龙胆草 6g、黄芩 10g、生地 15g、栀子 10g、郁金 10g、甘草 3g。

## 六、真心痛（厥心痛）

多见于心绞痛、心肌梗死和某些心肌炎等。

主证：心悸，胸前阵发性绞痛伴有憋闷感，短气，汗出，或唇紫，舌质暗红，脉细涩或结代。

治法:温补心阳,活血散瘀。

方例:桂枝附子汤加减:桂枝 10g、熟附子 10g、大枣 6枚、炙甘草 6g、丹参 20g、红花 6g。

## 简易方及其他疗法

### 一、简易方

1.丝瓜络 15g、茅根 20g,水煎服。治外感胸痛和肝火胸痛。

2.法半夏 6g、茯苓 12g、陈皮 5g、枳壳 6g、郁金 6g。水煎服。治痰浊凝聚的胸痹痛。

3.蒲黄 10g、五灵脂 10g、白芍 15g、木通 10g,水煎服。治真心痛和肝火胸痛。

### 二、针灸疗法

主穴:内关、膻中、太谿、太冲。

配穴:心悸气喘配郄门、心俞;咳嗽痰多配肺俞、丰隆;发热配曲池、大椎;胸痛引胁配期门、阳陵泉。

治法:用平补平泻法,宜多捻针,或配合梅花针点刺胸胁痛区。

### 三、穴位注射疗法

取穴同针灸疗法。病属热邪犯肺宜选 5%穿心莲液,病属肝火或真心痛可选维生素 B₁ 注射液,每次选 2 ~ 3个穴位,每穴注入 0.5~1ml。

### 四、耳针

取穴:心、肺、胸、神门、交感点。每次选 1 ~ 2 个穴位,埋针三五天。

# 第十五节　心悸

心悸,是病人自觉心脏跳动异常的一个症状,往往伴有胸前不舒服或惊慌不安的感觉。

前人有把心悸分为"惊悸"与"怔忡",因惊恐后引起的称为"惊悸",不因惊恐而发生的称为"怔忡"。并认为惊悸既由外因引起,只在惊恐后的一段时间内发生,全身情况较好,病情较轻;怔忡每由内因渐成,稍劳即发,全身情况较差,病情较重。其实,外惊而成心悸的,虽有外因,亦必有内虚的因素存在。两者实际上只是程度上轻重的差别,在治疗方法上则大同小异,一般没有必要作这样的区分。

## 病因病理

1."心藏神","心主血脉"。心有主管人体精神、意识和血液运行的功能,如心有了病变,使心的功能发生障碍就会出现心悸的病证。

2.突受惊恐后,心惊不能自主,心气耗散("心气不敛"),影响血脉的正常运行而成心悸。如《内经》说:"惊则心无所倚,神无所归,虑无所定,故气乱矣。"

3.失血过多或久病血虚,思虑过度耗伤心血,脾胃虚弱,气血生化不足,均可致心血虚弱,心失血养不能"藏神"而发生心悸。所以前人有"怔忡者血虚,怔忡无时,血少者多"的说法。

4.心阳和肾阴在生理上有互相协调和制约的关系,如肾阴虚可导致心火亢盛,扰乱心神而出现阴虚火旺的心悸病证。所谓"水衰火旺,心胸躁动"。

5.心气虚弱,心阳不足,鼓动血脉运行力量不够,可因虚而悸。此外,又有因饮食不节,生活失调或其他疾病损伤脾肾阳气,使水液运化和排泄发生障碍,产生水邪、痰饮,乘心阳不足而上逆,或因心阳气虚,而致血液运行不畅成瘀,阻滞心络而致心悸的。

## 诊治要点

1.心悸可分心气不敛、心血虚、阴虚火旺、心阳虚(包括水邪上逆、瘀血阻络、痰饮阻遏)、阴阳两虚等证型。其中心血虚、阴阳两虚属虚证,其余属虚中挟实证。

2.临床上以心气不敛、心血虚、阴虚火旺三型最为常见,心阳虚、阴阳两虚则多见于久病之后。

3.心气不敛型的心悸,多因突受惊恐而发生,平时亦多惊易恐,但一般在精神安定时便停止,故发病短暂,病情较轻。其他证型的心悸,一般发病较缓,不因为惊恐而发生,持续时间较长,其中以心阳虚、阴阳两虚的病情较重。

4.从观察病人面色、舌象的变化有助于辨证分型。如心气不敛的面色和舌象多无明显变化;心血虚则见面色和舌色淡白;阴虚火旺见面颊和舌质均红;心阳虚现面色淡暗或面白微浮肿和舌质淡,舌体胖或青紫之象。

5.一般来说,心悸虚多于实,治疗上偏重于补心血、养心阴、益心阳等补虚方面,并在补虚的基础上适当配用一些安神药物。但若兼心火偏旺、水邪上逆、瘀血阻络、痰饮阻遏等证候时,则需分别配合清心火、利水邪、化瘀血、除痰饮等方法,才能提高疗效。

## 辨证施治

### 一、心气不敛型

多见于心脑神经官能症、阵发性心动过速等。

主证:多惊易恐,坐卧不安,稍惊即心悸,睡眠多梦易醒,饮食少思,舌苔如常,脉细或数。

治法:镇惊安神。

方例:珍珠母丸加减:珍珠母 30g、茯苓 12g、党参 10g、柏子仁 10g、龙骨 15g、合欢花 10g。

### 二、心血虚型

多见于贫血、神经官能症、急性出血、心肌炎等。

主证:心悸不安,面色苍白,头晕眼花,倦怠无力,舌质淡,脉细弱。

治法:补血益气,养心宁神。

方例:归脾汤加减:党参 12g、黄芪 15g、当归 10g、熟地 15g、龙眼肉 12g、酸枣仁 10g、远志 6g、炙甘草 5g。

### 三、阴虚火旺型

多见于甲状腺机能亢进、高血压性心脏病、心肌炎、心脏神经官能症。

主证:心悸不宁,烦躁失眠,面颊潮红,咽干,手足心热,舌质红,舌苔少,脉细数。

治法:滋阴降火,养心安神。

方例:朱砂安神丸加减:黄连 6g、朱砂(冲)1g、生地 15g、麦冬 10g、当归 6g、珍珠母 15g。

### 四、心阳虚型

（一）水邪上逆

可见于心力衰竭等。

主证：心悸，稍动则气喘，颈露青筋，面色苍白微浮肿，胸腹胀满，饮食减少，下肢浮肿，甚则腹部及阴囊均肿，小便短少，舌质淡，舌体胖，舌苔白，脉虚数。

治法：温阳利水。

方例：温阳利水汤加减：熟附子 10g、白术 12g、茯苓 12g、白芍 10g、桂枝 6g、泽泻 12g。

（二）瘀血阻络

多见于冠状动脉硬化性心脏病、风湿性心脏病等。

主证：心悸、气短、面唇青紫，胸闷不适或心胸疼痛，稍劳则加重，舌质暗红，脉细涩。

治法：活血化瘀，益气通阳。

方例：血府逐瘀汤加减：当归 10g、生地 12g、桃仁 10g、红花 6g、赤芍 10g、川芎 5g、党参 15g、桂枝 100g。

失笑散加味：蒲黄 10g、五灵脂 10g、丹参 15g、桂枝 10g。

（三）痰饮阻遏

多见于冠状动脉硬化性心脏病、肺源性心脏病等。

主证：心悸，痰多，脘闷恶心或呕吐痰涎，甚或浮肿，咳喘，舌苔滑腻，脉滑。

治法：除痰通阳。

方例：白术附子汤加味：白术 12g、熟附子 6g、炙甘草 6g、白芥子 6g、肉桂 2g。

瓜蒌薤白半夏汤加减：瓜蒌 15g、薤白 12g、桂枝 6g、姜半夏 6g、炙甘草 6g。

**五、阴阳两虚型**

这是心气虚和心血虚所致的病证。多见于风湿性心脏病所致的心房纤颤、冠心病的频发期前收缩等心律不整。

主证：心悸，气短，面色苍白，精神疲倦或形瘦无力，汗多，虚烦失眠，舌质淡，脉结代。

治法：益气通阳，补血养阴。

方例：甘草汤加减：炙甘草 15g、党参 12g、生地 12g、麦冬 10g、桂枝 6g、丹参 15g、酸枣仁 10g。

## 简易方及其他疗法

**一、简易方**

1.生铁落 30g、灯心草 10g，水两碗煎至大半碗服。

2.龙眼肉，每次 15g 至 30g，嚼服，每日一至二次。

3.青松针（松树的针状叶）30g、红枣 5 枚，水煎服。

4.茴心草 10g、大枣 30g、冰糖适量，水煎服。

以上四方治心血虚心悸。

5.玉竹 15g，浓煎服。

6.豨莶草 15g、含羞草 30g，水煎服。

以上两方治阴虚火旺型心悸。

7.冰凉花 2g，加水 100g 煎至 50g，一次服完，治水邪上逆型心悸。

**二、针灸疗法**

主穴：内关、心俞。

配穴：胸部闷痛配膻中；心动过速配间使；心动过缓配通里；失眠配神门、三阴交；痰多配丰隆。

治法：用平补平泻，也可针灸并施。

**三、穴位注射疗法**

主穴：内关、心俞、督俞、厥阴俞、足三里。

配穴：同针灸疗法。

治法：每次选 2~3 个穴位，每穴用 5% 当归注射液 0.5~1ml 注入，每日 1 次。

**四、耳针**

取穴：神门、心、肾、肝、脾、皮质下点。每次选 1～2 个穴位，埋针 3～5 天。

# 第十六节　失眠

失眠，是以经常不容易入睡为特征的证候。临床所见包括了初睡时即难入睡，或睡而易醒，醒后不能再睡，或时睡时醒，睡而不熟，甚至整夜不能入睡等。

## 病因病理

1.精神过度紧张，思虑疲劳过度，耗损心脾，影响血气生化功能，或久病，年老血气虚弱，或失血过多，阴血亏损等，均可使心神失养，而致失眠。

2.生活失常，因其他疾病影响，引起肾阴亏耗，不能上养于心，导致心火亢盛，扰乱心神，出现"心肾不交""虚烦不得眠"的阴虚火旺病证。

3.体质素弱，心胆气虚，或突受惊恐，过度情绪紧张，渐至心虚胆怯，善惊易怒，而睡眠不安。

4.饮食不节，脾胃受伤，影响运化食物和水湿功能，致饮食停积，痰浊内生，阻碍脾胃，气机失降，胃中不和，影响心神安宁,即所谓"胃不和则卧不安"。

5.情志恼怒或抑郁伤肝,肝气郁结化火,火灼津液成痰,痰火扰心,神志逆乱则狂躁失眠。

## 诊治要点

1.失眠,以阴虚火旺、心胆气虚最为常见,属虚中挟实证候;心脾两虚多见于病后或年老体弱患者,属纯虚病证;痰浊中阻,饮食积滞,痰火扰心,则属实证。

2.心脾两虚失眠,虽然难入睡而早醒,甚或整夜不能入睡,但一般无烦躁症状,而有面色淡白、心悸、体倦神疲等虚象。

3.阴虚火旺失眠每见心烦、多汗、手足心热、口干等,及睡中恍惚,多梦,易惊醒为心胆气虚失眠的特点。

4.痰浊中阻失眠,每有痰多,胸闷而眩晕心悸,饮食积滞者,每因脘腹胀闷,嗳气,大便不通畅而睡眠不宁。

5.痰火扰心失眠,多表现为狂乱不知,兴奋叫喊,动而多怒,毁物打人等神志失常的证候。

6.失眠有虚实之分,施治必先辨明。对虚证一般采用益气、补血、滋阴为主,适当配用安神药物;对实证则宜清热降火,除痰化浊,消滞和胃。

7.失眠有时不能单靠药物治疗,而要配合做好心性修炼,做到清心寡欲。同时,在睡前宜忌烟、酒、浓茶等刺激品。

## 辨证施治

### 一、心脾两虚型

可见于贫血、抑郁型神经官能症、老年衰弱、动脉硬化、传染病恢复期等。

主证：失眠，早醒，饮食减少，疲倦乏力，面色萎黄，或有心悸，唇舌淡白，脉细弱。

治法：益气补血，养心安神。

方例：养心汤加减：党参 10g、茯苓 10g、当归 10g、熟地 10g、柏子仁 10g、五味子 6g、远志 5g、肉桂 2g。

**二、阴虚火旺型**

可见于兴奋型神经官能症、甲状腺机能亢进、高血压及某些传染病恢复期等。

主证：心烦不眠，眠则多梦，烦躁汗多，手足心热，腰酸腿软，咽干，舌质红，脉细数或弦细。

治法：养阴降火，宁神。

方例：酸枣仁汤：酸枣仁 12g、知母 10g、川芎 5g、甘草 6g、茯苓 10g。

黄连阿胶汤加减：黄连 3g、阿胶（烊化）10g、白芍 10g、麦冬 10g、夜交藤 20g。

**三、心胆气虚型**

多见于某些神经官能症和精神病等。

主证：善惊易怒，睡眠多梦易惊醒，遇事怯弱多虑，坐卧不安，舌质淡红，脉弦细。

治法：益气，镇惊安神。

方例：珍珠母丸加减：珍珠母 20g、琥珀末（冲）2g、党参 10g、龙骨 15g、酸枣仁 10g。

**四、痰浊中阻型**

可见于某些神经官能症、精神病、慢性胃肠疾患等。

主证:失眠多梦,头目眩晕,胸膈气闷,痰多,舌苔白滑,脉滑。

治法:除痰化浊。

主例:温胆汤加味:法半夏10g、陈皮5g、茯苓10g、炙甘草3g、枳实10g、竹茹10g、远志5g、酸枣仁10g。

茯苓汤加减:茯苓15g、党参10g、法半夏10g、竹沥(冲)30g、合欢花10g、菖蒲3g、炙甘草3g。

**五、饮食积滞型**

见于胃肠疾患、消化不良等。

主证:夜睡不宁,多恶梦,脘闷,食不消化,嗳气腐臭,腹中不舒,大便不畅,舌苔腻,脉滑。

治法:消食和胃。

方例:保和汤加减:山楂10g、麦芽15g、神曲10g、茯苓12g、枳壳10g、厚朴6g、甘草3g。

**六、痰火扰心型**

多见于某些精神分裂症和精神病。

主证:不眠,性情暴躁,面红目赤,有时神情呆滞,有时狂言乱语甚则伤人,有时饮食不进,舌质红,舌苔黄腻,脉弦滑。

治法:清热泻火,镇心涤痰。

方例:芩连清心汤加减:黄芩10g、黄连6g、茯苓12g、丹参15g、远志6g、麦冬10g、礞石(煅)6g。

当归龙荟丸加减:当归6g、龙胆草10g、栀子10g、芦荟6g、大黄6g、远志6g、胆南星6g。大便干结适用。

# 简易方及其他疗法

## 一、简易方

1.夜交藤 20g、合欢花 10g，水煎服。

2.桑葚子 35g，水煎，常服。

以上二方治一般虚弱性失眠。

3.酸枣树根（不去皮）35g、丹参 12g，水煎 1~2 小时，多用于午休和晚上睡前服。治顽固性失眠。

4.百合 30g、生地 15g，水煎服。

5.豨莶草 15g、钩藤 12g、女贞子 10g，水煎服。

以上二方治阴虚火旺失眠。

## 二、针灸疗法

主穴：神穴、三阴交。

配穴：心烦配太冲；心悸配内关、心俞；眩晕配印堂。

治法：用平补平泻法，可配合梅花针点刺夹脊。

## 三、耳针

取穴：神门、心、肾、脾、皮质下点。每次选 1 ~ 2 个穴位，埋针 3 ~ 5 天。

# 第十七节　食欲不振

食欲不振又称"纳呆""厌食"，包括不思饮食、饥不欲食和不知饥饿、饮食无味等症状。

## 病因病理

1.胃主受纳，脾主运化。脾胃有主管食物的受纳、消化、吸收和输送功能。脾胃功能健全则食欲正常，如果胃的受纳功能呆滞或脾的运化功能障碍，便可出现食欲不振。

2.精神刺激，情志失调，肝气郁结，横逆犯胃，影响受纳。

3.体弱或病后脾胃气虚，受纳和运化功能减弱。

4.饮食不节，损伤脾胃，食积停阻，或脾胃虚弱，过食生冷寒凉之品，阴寒凝滞，导致受纳和运化障碍。

5.胃阴不足，津液亏损，胃失濡润，受纳和消化力弱。

6.平素阳虚或久病耗损，肾阳不足以温养脾阳，以致运化功能低下。

## 诊治要点

1.食欲不振临床可分为肝气犯胃(气郁)、脾胃气虚、胃阴不足、脾胃虚寒、伤食和阴虚等证型。其中以肝气犯胃、脾胃气虚和胃阴不足三型较为常见。

2.肝气犯胃型常与精神紧张、情绪波动有关；胃阴不足型多在温热病后出现；伤食型应有过度饱食病史；脾胃气虚、脾胃虚寒和阳虚型则平时过度喜爱吃寒凉生冷的食品引起。

3.肝气犯胃型为不思饮食以至食欲丧失；脾胃气虚型不思饮食而不知饥饿；胃阴不足型则知饥饿而不想食；脾胃虚寒和阳虚型感纳食无味，食易饱滞；伤食型则厌食和恶闻饮食气味。

4.食欲不振是脾胃受病的表现，故临床上多从脾胃论治，而选用一些帮助消化、增进食欲的药物，如谷芽、麦芽、鸡内金、山楂等。即使在一般疾病中兼见食欲不振，也经常在处方中照顾到这一兼证。

# 辨证施治

## 一、肝气犯胃(气郁)型

多见于神经官能症以及情绪剧烈变化和某些慢性肝炎患者。

主证:不思饮食,精神抑郁,胸闷不舒,或两胁胀痛,嗳气,舌质淡红,舌苔薄白,脉弦。

治法:舒肝和胃。

方例:越鞠丸加减:香附 10g、苍术 10g、神曲 10g、麦芽 15g、白芍 10g。

逍遥散加减:柴胡 10g、白芍 10g、枳壳 10g、白术 10g、茯苓 12g、麦芽 15g、炙甘草 5g。肝郁脾虚适用。

## 二、脾胃气虚型

可见于胃神经官能症、慢性胃炎、胃下垂、慢性肝炎等。

主证:不思饮食,食后腹胀或进食少许便泛泛欲吐,面白神疲,倦怠无力,气短懒言,舌质淡,舌苔白,脉缓弱。

治法:健脾益气。

方例:参苓白术散加减:党参 10g、茯苓 12g、白术 10g、山药 15g、鸡内金 10g、砂仁(后下)5g。

## 三、胃阴不足型

多见于急性感染性疾病恢复期、慢性胃炎、消化不良、胃神经官能症等。

主证:不思饮食或饥不欲食,口渴喜饮,唇红干燥,大便干结,小便短少,舌质红,舌苔少,脉细略数。

治法:滋养胃阴。

方例:叶氏养胃汤:沙参 12g、麦冬 10g、玉竹 10g、扁豆 12g、甘草 3g、桑叶 6g。

麦门冬汤加减:麦冬 15g、孩儿参 12g、甘草 3g、粳米 15g、石斛 10g。

### 四、脾胃虚寒型

可见于溃疡病、慢性胃炎等。

主证:饮食无味,不知饥饿,平时饮食稍多便脘闷欲呕,口淡不渴,四肢不温,大便溏而伴有未消化食物,舌质淡,舌苔白,脉沉细。

治法:温中祛寒,补气健脾。

方例:理中汤加味:党参 15g、干姜 10g、白术 12g、甘草(炙)6g、砂仁(后下)5g。

### 五、伤食型

多见于饮食过量、消化不良。

主证:厌食,嗳气,脘腹饱胀,大便臭秽或秘结不通,舌苔浊腻,脉滑。

治法:消食导滞。

方例:枳实导滞丸加减:枳实 10g、大黄(后下)10g、神曲 10g、麦芽 15g、白术 10g、黄连 6g。大便秘结适用。

### 六、阳虚型

可见于某些心、肾功能不全引起的厌食和某些内分泌系统疾病,如甲状腺机能减退、垂体前叶机能减退、慢性肾上腺皮质机能减退等造成的厌食。

主证:厌食、口淡,面色苍白或暗黑,精神疲乏,四肢不温,腰酸腿软,怕冷,或有肢体浮肿,舌质淡,舌体胖,脉沉细弱。

治法:补阳益气。

方例:脾肾双补丸加减:党参 12g、黄芪 12g、山药 15g、山萸肉 10g、巴戟 10g、补骨脂 10g、陈皮 3g。水煎服。

## 简易方及其他疗法

### 一、简易方

1.白蔻丸:白豆蔻 5 份、草豆蔻 5 份、冰片 1 份、焦山楂 5 份、焦麦芽 5 份、焦神曲 5 份、木香 3 份。共研为细末,用水调为小丸晒干,每次服 3g,每日 3 次。

2.鸡内金(炒黄)研成细末,每次服 2g,每日 3 次。

3.奶参 30g、鸡矢藤 30g,水煎服。

上三方用于脾胃虚弱的厌食。

4.糯稻根 15g、石仙桃 10g、麦冬 10g、牡荆 10g,水煎服。治胃阴不足或胃酸缺乏的厌食。

5.怀胎草 15g、鸡爪参 10g、糯米稻根 30g,水煎服。

6.芥末适量,用冷水调成糊状敷中脘穴,1～2 小时取掉。

上两方治伤食纳呆。

### 二、针灸疗法

主穴:足三里、三阴交、脾俞。

配穴:有腹胀、恶心配内关、中脘。

治法:用补针法,可配合艾条悬灸。

### 三、穴位注射疗法

主穴：足三里、脾俞、三阴交。

治法：每选 1～2 个穴位，注入 5%当归注射液 0.5～1ml 或注入维生素 B₁ 注射液 0.5～1ml，隔日 1 次。

# 第十八节　呃逆

呃逆，也称"哕证"，是气逆上冲，出口呃呃作声，声短而频的一个证候。

## 病因病理

1.《内经》说："胃气逆为哕"，指出呃逆的产生主要是由于胃气上逆所致。此外，在年老体弱，久病重病，肾阳虚衰，也可发生。

2.饮食不节，过食寒凉生冷损伤胃气，胃失和降，或过食温燥辛热，胃热化火，胃气随火上逆。

3.精神刺激，情志失调，肝气郁结，横逆犯胃，引起胃气上逆。

4.平素脾胃虚弱，误食寒凉生冷，或脾阳不足，导致阴寒凝滞，使气机不畅，胃气和降。

5.温热病后，胃阴耗伤，胃失濡润，和降失调。

6.年老体虚或久病耗损，肾阳虚衰，肾气不能潜藏，逆冲而上。

## 诊治要点

1.呃逆有不因疾病而偶然发生的，则大多轻微，可不治而愈。只有因疾病引起持续发作，或在病情严重时出现的，须辨证施治。

2.呃逆临床可分胃寒、胃热、肝气犯胃、脾胃虚寒、胃阴不足和肾气上逆等证型,其中前三型属实证,后三型属虚证。

3.一般地说,呃逆初起,呃声响亮有力的多属实证;虚人、久病断断续续发生,而呃声低弱无力的多属虚证。

4.由于呃逆每由胃气上逆所致,在辨证施治的同时,多配用一些和胃降逆的药物,如丁香、柿蒂等。

## 辨证施治

### 一、胃寒型

主证:呃声沉缓有力,得热则减轻,遇寒更甚,手足不温,饮食减少,口淡不渴,舌苔白润,脉迟缓。

治法:温胃降逆。

方例:丁香散:丁香 3g、柿蒂 6g、高良姜 6g、炙甘草 3g。

橘皮汤加味:橘皮 6g、生姜 12g、吴茱萸 6g、肉桂 2g。

### 二、胃热型

主证:呃声洪亮,连续有力,口臭烦渴,面红舌燥,舌苔黄,脉滑数。

治法:清热降逆。

方例:新制橘皮竹茹汤:橘皮 6g、竹茹 10g、柿蒂 12g、生姜 6g。

泻心汤加减:黄连 6g、黄芩 6g、知母 10g、石膏 15g、麦冬 10g、法半夏 6g、甘草 3g。胃热炽盛适用。

### 三、肝气犯胃型

主证:呃声沉长,抑郁恼怒而发作,不思饮食,脘胁胀满,嗳气,肠鸣矢气,舌苔白,脉弦。

治法：疏肝理气，健脾和胃。

方例：逍遥散加减：柴胡 10g、白芍 12g、枳壳 10g、茯苓 12g、炙甘草 3g、代赭石 15g、生姜 3g。

### 四、脾胃虚寒型

主证：呃声弱而缓，饮食减少，四肢困倦无力，腹胀，手足不温，舌质淡，脉细弱。

治法：温补脾胃。

方例：丁香柿蒂汤：丁香 3g、柿蒂 6g、党参 15g、生姜 10g。

理中汤加味：党参 12g、白术 10g、干姜 6g、炙甘草 6g、丁香 3g、肉桂 2g。

吴茱萸汤：吴茱萸 5g、党参 12g、生姜 6g、大枣 5 枚。

### 五、胃阴不足型

主证：呃声急促而不连续，口干舌燥，烦闷口渴，舌质红，无苔，脉细数。

治法：滋阴养胃，降逆止呃。

方例：益胃汤加减：沙参 10g、生地 12g、玉竹 12g、石斛 10g、柿蒂 10g。

济生橘皮竹茹汤加减：橘皮 6g、竹茹 10g、麦冬 10g、枇杷叶 10g、党参 10g、甘草 3g、山药 20g。胃阴不足，胃气已虚，不思饮食者适用。

### 六、肾气上逆型

主证：久病、重病中出现呃逆，呃声低微，气不接续，面色苍白或灰暗，四肢厥冷，舌质淡、脉沉细。

治法：温肾纳气。

方例:右归饮加减:熟附子 10g、肉桂 2g、熟地 15g、枸杞子 10g、当归 10g、干姜 6g、炙甘草 3g。

## 简易方及其他疗法

### 一、简易方

1.刀豆子 10g,水煎服。或烧灰存性、研末,每次开水冲服 6g。

2.生姜汁 30g,蜂蜜 30g,二味调匀,加温服下。

上二方治虚寒呃逆。

3.呃逆时鼓一口气两三次即可止。

4.用软纸条刺激鼻孔,打喷嚏,呃逆即止。

上两法适用于偶然发作的呃逆。

### 二、针灸疗法

主穴:内关、中脘、合谷。

配穴:不思饮食配足三里,或温灸脾俞、胃俞,脘胁胀满配支沟。

治法:用平补平泻法,多捻针,症状缓解后,可留针 10～15 分钟,以巩固疗效。

### 三、耳针

取穴:神门、胸、肺、三焦点。每次选 2~3 个穴位,埋针 2~3 天。

### 四、指压法

1.用指甲尖直掐双侧少商穴以酸痛为度,持续 1 分钟。

2. 用大拇指和食指捏住病者左右两手中指的第二指节骨由轻到重 5～15 分钟。

3.在眉棱骨下目窝之上(即攒竹穴稍下处),以拇指同时压按两侧,逐渐加重压力,以呃逆停止为止。

# 第十九节 呕吐

呕吐又称"呕恶"。前人以有声无物为呕,有物无声为吐,但实际上往往同时出现,难以截然区分。临床上一般以兼证和呕出物作为辨证治疗的依据。

## 病因病理

1.呕吐多属于胃,任何病因损及到胃,影响胃气和降功能,而使胃气上逆,均可引起呕吐。

2.感受外邪或秽浊之气,侵犯了胃腑,使胃气失去和降的功能。

3. 暴饮暴食或过食生冷肥腻食物,脾胃运化功能失调而积滞停留胃中,损伤胃气。

4.脾胃虚弱,运化食物和水液功能减退,致饮食稍多即吐出或产生痰浊湿邪停留胃中,影响胃气下降。

5.情志抑郁或恼怒伤肝,肝气郁结化火,肝火犯胃使胃气不能通降。

6.热病损伤胃阴,胃失滋养不能润降以致不思饮食,食则呕吐。

## 诊治要点

1.呕吐突然发生的多属实证,经常发生的多属虚证。

2.外邪犯胃而呕吐,每在外感证中出现;饮食积滞呕吐,则有过度饱食或吃不清洁食物史;脾胃虚弱的,每于饮食稍多则吐,甚或闻到饮食气味便作呕;脾胃虚寒的,平时接受寒凉生冷食品,口内多清涎,经常泛泛欲吐;肝火犯胃呕吐,多与情绪变化有关;胃阴虚呕吐,多在温热病后出现。

3. 针对呕吐的主要病理是胃失和降,治疗上除按病因辨治外,还需选配一些和胃降逆的药物。

## 辨证施治

### 一、外邪犯胃型

可见于胃肠型感冒、急性胃炎等。

主证:突然胃脘部胀闷、呕吐兼有轻微怕冷发热,舌苔薄白,脉浮。

治法:解表和胃。

方例:香苏散加减:紫苏叶 10g、陈皮 5g、生姜 6g、神曲 6g、甘草 3g。

藿香正气丸(成药)每次服 10g,每日 2 次。

### 二、食滞型

多见于急性胃炎、饮食过饱等。

主证:脘腹胀满,嗳气,呕吐酸腐食物,吐后稍舒服,不想吃东西,口苦,舌苔腻浊,脉滑。

治法:消滞和胃。

方例:枳实导滞丸加减:枳实 10g、神曲 10g、茯苓 10g、黄连 3g、麦芽 3g、法半夏 10g。

保和丸(成药)每次 10g,每日 2 次。

### 三、痰浊内阻型

这是脾阳虚,运化水湿功能减弱,湿聚成痰,胃气随痰浊上逆的病证。可见于内耳眩晕和某些神经官症患者。

主证:经常呕吐痰涎水液,伴头晕,心悸,脘闷不欲饮食,可有视物旋转,舌苔白腻,脉滑。

治法:健脾和胃,温化痰湿。

方例:苓桂术甘汤:茯苓 15g、桂枝 6g、白术 10g、甘草 3g。

二陈汤加减:法半夏 10g、陈皮 6g、茯苓 12g、干姜 5g、厚朴 6g。

### 四、肝火犯胃型

可见于神经性呕吐和某些慢性肝胆道疾患引起的反射性呕吐。

主证:呕吐酸苦水,脘胁部胀痛,嗳气,烦闷不舒,饮食减少,大便秘结,舌质红,舌苔腻,脉弦。

治法:解郁清肝,和胃止呕。

方例:四逆散加减:柴胡 6g、白芍 12g、枳壳 10g、郁金 10g、白芍 10g。

多见于胃神经官能症、慢性胃炎等。

### 五、脾胃虚弱型

主证:经常想作呕,或食后即呕,脘闷嗳气,不思饮食,精神疲倦,四肢无力,舌质淡,舌苔白,脉细缓。

治法:健脾益气,和胃止呕。

方例:香砂补气汤加减:党参 10g、白术 10g、茯苓 10g、炙甘草 3g、法半夏 6g、砂仁 3g、旋覆花 10g。

橘皮竹茹汤加减:陈皮 6g、法半夏 10g、竹茹(姜制) 6g、党参 10g、炙甘草 3g。

### 六、胃寒型

可见于某些溃疡病、幽门梗阻。

主证:平素饮食喜温热食品,而不受寒凉生冷,多食即吐,口淡,泛吐清涎,四肢不温,大便稀溏,舌质淡,舌体胖,脉沉细。

治法:温中散寒,和胃止吐。

方例:丁香附子散加味:丁香(后下)2g、熟附子6g、生姜6g、法半夏10g、

匀气散加减:沉香3g、丁香2g、藿香10g、木香6g、砂仁3g、法半夏10g,水煎沸15分钟,即取温服。

**七、胃阴虚型**

多见于热性病恢复期和某些消化不良、胃神经官能症、慢性胃炎等。

主证:口干唇燥,喜饮水,饥饿不想吃东西,时作干呕(有呕声而无物吐出),舌质红而干,脉细数。

治法:滋养胃阴。

方例:麦门冬汤加味:麦冬10g、党参10g、法半夏5g、大枣 3 枚、石斛12g、竹茹10g、甘草3g。

沙参麦冬汤加减:沙参10g、麦冬10g、扁豆12g、糯稻根12g、谷芽15g、天花粉10g、甘草3g。

**简易方及其他疗法**

**一、简易方**

1.生姜少许,捣汁涂舌尖或内服,和胃止呕。

2.灶心黄土(用烧柴、草的)65g,水一碗半煎成一碗,澄清去渣,加入生姜10g再煎成大半碗,温服。

3.吴茱萸6g、生姜10g、红糖30g,水煎服。

上二方治胃寒呕吐。

4. 代赭石 30g、半夏 10g、竹茹 10g，水煎服。

5. 芦根 30g、竹茹 10g，水煎服。

上二方治热性呕吐。

**二、针灸疗法**

主穴：内关、足三里、中脘。

配穴：腹痛配天枢；嗳气脘满温灸脾俞。

治法：用平补平泻法，多捻转。症状缓解后，可留针 10~15 分钟。

**三、耳针**

取穴：神门、胃、脾点。每次选 1～2 个穴位，埋针 2～3 天。

# 第二十节　腹泻

腹泻是指排便次数增加，粪便稀薄或带有黏液的症状。武当道教医药有"下利""溏泄""飧泄"等名称。

## 病因病理

1. 引起腹泻的原因比较复杂，但总离不了脾胃的功能障碍。因脾主管食物和水液的运化，并把饮食中的精微（营养成分）、津上输于肺而生化气血，又由胃把经过消化的饮食残渣下传入肠，共同协调地完成"升清降浊"的功能。任何外邪或内伤因素导致了脾胃这一功能障碍，引起运化失常，清浊不分，并走大肠，便会形成腹泻。所以有"泄泻之本，无不由于脾胃"的说法。

2. 感受外邪：病邪侵犯人体，能使人发生腹泻的，以湿邪最为主要。因"脾恶湿"，湿邪容易影响脾胃功能。同时湿邪往往结合寒邪、热邪而致泻。临床所见,热者多是湿热,寒者多是寒湿。

3.饮食所伤:如饮食过量,消化不了,而成积滞阻碍脾胃,或误食生冷和不清洁食品损伤脾胃,均能引起腹泻。

4.精神抑郁或恼怒伤肝,肝气郁结,疏泄功能障碍,影响脾胃运化功能而致腹泻。

5.生活失调或疾病影响,致脾气虚弱,运化无力或脾阳气虚,寒湿内盛,也常发生腹泻。如果脾气虚弱进一步导致脾气下陷,脾胃升降功能严重失调,升举固摄无力,还会出现久泻不止。

6.脾、肾关系密切,特别是脾阳有赖于肾阳的温养,如肾阳虚不能温运脾阳,也可导致腹泻,如五更泄泻。

### 诊治要点

1.腹泻初起,病势急骤,腹痛拒按,泻后痛减的多属实证;腹泻日久,反复发作,腹痛隐隐喜按的多属虚证。

2.大便清稀水样的多属寒;大便黄褐臭秽,肛门有烧灼感的多属热。

3.在慢性腹泻中,黎明前腹泻,是肾阳虚的表现;长期血便或见脱肛,是脾气虚弱的见证;气郁腹泻则常与精神紧张和情绪波动有关。

4.必须与痢疾鉴别。痢疾大便次数明显增多,并有里急后重,便带脓血。

5.腹泻的治疗,除针对病因用药外,可根据不同的病情适当选加一些利小便的药物,使水湿从小便而出,则腹泻容易治愈。这是前人的"利小便即所以实大便""治湿不利小便,非其治也"的经验总结。但利湿的方法对久泻阴液已伤或虚寒腹泻,则不宜使用。

6. 腹泻初起一般不要用收涩止泻的药物,只在暴泻不止或久泻不愈的情况下,才适当应用。

忌食生冷水果,煎炸油腻,黏滑甜味食品,在治疗时不应忽视。平时宜用清淡和易消化的食物调养。

## 辨证施治

### 一、急性腹泻

见于急性肠炎、食物过敏性腹泻等。

#### (一)中寒性

主证:饮食生冷或腹部受寒后,突然腹痛泄泻,大便水样,口淡,舌苔薄白,脉弦滑。

治法:温寒燥湿,利水。

方例:胃苓汤加减:苍术 10g、厚朴 6g、陈皮 5g、茯苓 15g、泽泻 10g、神曲 10g。

#### (二)湿热型

主证:腹部阵发性绞痛,痛时即泻,粪便黄褐臭秽或带黏液,肛门灼热,心烦口渴,小便短少,舌苔黄腻,脉滑数。

治法:清利湿热。

方例:葛根芩连汤加味:葛根(煨)10g、黄芩 10g、黄连 6g、神曲 10g、车前子(包煎)10g、木香(后下)6g、甘草 3g。

清肠方:白头翁 12g、黄芩 12g、茵陈 12g、蚕砂 10g、薏苡仁 15g、茯苓 15g、藿香 6g 。

（三）食滞型

主证：腹痛即泻，泻后痛减，大便臭秽，脘腹饱胀，嗳气有腐臭味，不思饮食，舌苔浊腻，脉滑。

治法：消食导滞。

方例：枳实导滞丸加减：枳实 6g、大黄 10g、黄连 3g、白术 6g、神曲 10g、槟榔 10g。

保和丸（成药）：每次服 10g ，每日 2 次。

## 二、慢性腹泻

多见于慢性肠炎、肠结核、慢性结肠炎等的腹泻和功能性腹泻。

（一）寒湿型

这是脾阳虚弱，阴寒偏盛，运化水湿功能减弱的病证。

主证：久病腹泻，每日二到三次，大便稀薄，有食物残渣，腹部隐痛而喜暖，面色苍白，四肢不温，口淡，舌质淡，苔白腻，脉沉缓。

治法：温中散寒，燥湿。

方例：连理汤加减：党参 10g、白术 12g、干姜 6g、茯苓 15g、黄连 6g。

（二）脾虚型

主证：长期大便稀烂，或带有不消化的食物残渣，或长期便血，体虚乏力，饮食减少，食后觉脘腹部不舒，面色萎黄，舌质淡，苔白，脉缓弱。

治法：益气健脾。

方例：参苓白术散加减：党参 12g、白术 12g、茯苓 12g、扁豆 15g、薏苡仁(炒)15g、砂仁 6g。

理泻方：党参 15g、茯苓 15g、乌豆衣 10g、蚕砂 15g、白芍 12g、砂仁(后下)6g、乌药 10g、火炭母 15g。此方对慢性结肠炎有较好的疗效。临床运用：属久泻脾胃虚寒可加蔻仁，甚则适当加熟附子、肉桂；气陷脱肛加入黄芪、升麻；脾肾阳虚加入补骨脂、蔻仁、姜炭；腹胀在上腹部的选加枳壳、川朴花、佛手；在下腹部加乌药；便血加地榆、白及。

（三）气陷型

主证：长期大便稀薄，便意频频，腹部胀坠，或滑泄不禁，或兼见脱肛，短气，倦怠，食少，面色淡白，舌质淡，舌苔薄白，脉虚弱。

治法：补脾提气，无效时改用涩肠止泻。

方例：补气举陷汤：人参 10g、黄芪 15g、山药 10g、升麻 6g、柴胡 6g、白术 10g、当归 10g、陈皮 6g、葛根 15g、炙甘草 5g。

赤石脂禹余粮汤加味：赤石脂 30g、禹余粮 30g、党参 15g、白术 10g、肉豆蔻 6g、诃子(煨)6g、木香 5g。

（四）气郁型

主证：情绪激动易怒，怒则腹泻，肠鸣腹痛，矢气频频，不思饮食，胁胀，嗳气，舌苔薄，脉弦。

治法：理气解郁，健脾。

方例：四逆散加减：柴胡 10g、白芍 12g、枳壳 6g、白术 10g、茯苓 12g、木香 5g、炙甘草 5g。

痛泻要方加味：白术 12g、白芍 10g、陈皮 5g、防风 6g、升麻(炒)2g、麦芽15g。

（五）肾虚型（五更泻）

主证：经常在天亮前脐周作痛，肠鸣，继而腹泻，大便稀薄，泻后则舒服，腹部怕冷，四肢不温，腰酸，神疲，舌淡白，脉沉细。

治法：温补肾阳，收涩止泻。

方例：四神丸加味：补骨脂12g、五味子6g、肉豆蔻（煨）6g、吴茱萸5g、木香6g。

复阳丹加减：熟附子10g、干姜6g、五味子10g、胡椒3g、炙甘草5g、赤石脂30g、石榴皮12g。

# 简易方及其他疗法

## 一、简易方

1.藿香6g、陈皮6g、神曲10g，水煎服。治中寒泻或寒滞泻。

2.布渣叶10g、麦芽15g、枳壳10g、茵陈12g、银花炭10g、大腹皮10g，水煎服。治湿热和伤食泄泻。

3.胡椒3g、生姜6g、淡豆豉6g，水煎服。

4.肉豆蔻10g、升麻3g，水煎服。

5.荜拨3g、高良姜6g、肉桂1g，水煎服。

上三方治寒泻。

6.白术10g、炮姜3g、山楂炭10g，水煎服。

7.党参10g、熟附子10g、诃子（煨）6g、生姜5片，水煎服。

8.岗稔根30g、高良姜6g、番石榴叶30g，水煎服。

上三方治虚寒泻和五更泻。

9. 炒糯米一撮、生姜 3 片、神曲 6g、石榴皮 10g，水煎服。

10. 淮山药 30g、扁豆(炒)15g、乌梅 6g，水煎服。

11. 棉花根 60g，水煎服。

上三方治脾虚泄泻。

12. 黄芪 15g、乌梅 12g、益母草 30g，水煎服。治气陷腹泻。

13. 仙鹤草 30g，水煎服。治慢性腹泻。

14. 风水藤 30g、两面针根 15g，水煎分 2 次服。治寒泻。

15. 火炭母 15g、天香炉 15g、布渣叶 15g、扭肚藤 30g，水煎服。

16. 大腹皮(干)15g、玉米心 30g、扭肚藤 30g，水煎服。

上两方治湿热积滞腹泻。

17. 辣蓼根 60~90g，用水 1000ml，煎为 300ml，为一日量，分 3 次服。治中寒和寒滞泻。

18. 大蒜适量，捣烂，贴敷足心或脐中。治寒泻、久泻不止。

**二、针灸疗法**

穴位：第一组——长强、阴陵泉。

第二组——天枢、足三里、止泻(脐下 2.5 寸)。

两组交替使用。

治法：偏热者用泻法，偏于虚寒者宜用平补平泻法或针灸并施。每针 1 次，留针 20 分钟。

止泻穴：在外踝尖直下，赤白肉交界处，用艾条灸 3~5

分钟。

### 三、耳针

取穴：大肠、小肠、胃、脾点。每次选 1~2 个穴位，埋针 3~5 天。

# 第二十一节　腹痛

腹痛是临床常见的症状。腹部脏腑经脉最多，易受外邪侵袭或脏腑气血失调的影响而发生疼痛。

## 病因病理

### 一、外邪侵袭

外邪侵入腹中常可引起疼痛。如感受寒邪，可使气的流通受阻，血脉凝滞而产生疼痛（所谓"寒凝气滞"）；若感受热邪，则邪热熏蒸，脉络胀满也会产生腹痛。同时热邪还常与湿邪结合或化火郁结成毒而致病。

### 二、饮食不节

暴饮暴食，过食肥腻难消化的食物，或过食辛辣刺激的食品，阻碍或损伤了脾胃运化功能，而成积滞或热结胃肠而发生疼痛。

### 三、脏腑功能失调

过食生冷寒凉，损伤脾胃阳气，体质虚弱，脾阳不足，久病耗损，肾阳虚弱不能温运脾阳，均可导致脾的运化功能减弱，寒湿停滞面发生腹痛。其次，忧思恼怒伤肝，肝气郁结，气郁化火，而致肝经循行的部位疼痛。

### 四、气滞

气滞不通,不通则痛,这是腹痛最基本的原因之一。

## 五、血瘀

这是血的病理变化,能阻滞血脉的通畅而发生疼痛。

6.虫积:因寄生于腹部的虫体阻塞了脏腑经脉而致腹痛。

## 诊治要点

1.为便于临床辨证,武当道教医药学上习惯将全腹分为脘、胁、脐、少腹和小腹等部分。大抵脘痛多属胃,脐周痛属脾与肠,胁肋和少腹痛属肝,小腹痛属子宫与膀胱。

2.腹痛突然发生多属实,久痛时发时止多属虚;疼痛剧烈而拒按属实,疼痛轻微而喜按属虚。

3.寒痛为绞痛,得热痛减,痛为刺痛,虚痛为隐痛,气滞痛为胀痛。

4.气滞痛范围较广,或游走不定,时痛时止;血瘀痛部位较为固定,疼痛可持续不停,或晚间增重。

5.气滞痛,若腹有结块,则形状时大时小,时现时消;血瘀痛结块固定不移,形状不变。气滞痛在嗳气或放屁后觉舒服;血瘀痛则气出而痛不见减轻。

6.治疗腹痛,除针对病因和受病脏腑施治外,应随证加入一些理气止痛药,如木香、延胡索、川楝子、乌药、香附、沉香等,以减轻症状。此外,针灸疗法有较好的止痛效果,可单独应用或配合使用。

# 分症施治

## 一、脘痛

脘痛可见于许多疾病中,如急慢性胃炎、溃疡病、胃神经官能症、胆囊炎、胆石症、急性胰腺炎、胆道蛔虫症等。武当道教医药辨证一般分为胃脘痛、食滞脘痛、胆热郁结、热结胃肠、蛔厥腹痛等五型。

### (一)辨证要点

1.既往病史:胃脘痛和胆热郁结,过去可有同样疼痛发作史;食滞痛,有过度饱食或吃不清洁食物史;蛔厥,可有呕虫或便虫史。

2.性别、年龄:蛔厥绝大部分可见于青少年和儿童;胆热郁结在中年妇女较为多见。

3.痛的性质:胃脘痛、食滞痛多是隐痛或胀痛;蛔厥为钻痛;胆热郁结为绞痛。胆热郁结和蛔厥腹痛多为阵发性,并痛引右侧肩背部;热结胃肠、胆热郁结均可见肚皮绷紧或硬,拒按明显;其他的则有按痛,常能忍受;某些胃脘痛反而喜欢按压。

4.伴见症状:

(1)呕吐:胃脘痛除气郁型有轻度呕吐恶心及血瘀型可有呕血外,一般多无呕吐;但其他脘痛则常伴见程度不同的恶心呕吐,其中蛔厥者可见呕虫,胆热郁结多呕吐苦水。

(2)发热:热结胃肠和胆热郁结有发热,后者还常伴觉明显怕冷;其他一般无发热。

（3）黄疸：胆热郁结可伴见黄疸；蛔厥见黄疸的较少。

5.肠痛（急性阑尾炎）初起也可见脘部疼痛，以后转移右下腹，应注意鉴别。

（二）辨证治疗

1.胃脘痛（胃气痛）：参考溃疡病主治。

2.食滞脘痛：见于消化不良、胀满拒按，不想吃，嗳腐气，呕吐，痛时想大便，便后痛稍减轻，舌苔浊腻，脉滑。

治法：消滞和中。

方例：木香导滞丸加减：木香6g、枳实10g、神曲10g、麦芽15g、泽泻10g、连翘10g。

保和丸（成药）：每次6～10g，每日2~3次。

3.胆热郁结：可见于急性胆囊炎、胆石症等。

主证：突然脘部偏右侧剧烈绞痛，呈阵发性，痛连及右肩背部，痛剧时恶心呕吐，局部拒按，或有怕冷发热，黄疸，口干苦，大便秘结或灰白色，舌苔黄腻，脉弦滑数。

治法：清热疏肝，利胆通结。

方例：大柴胡汤加减：柴胡10g、黄芩10g、枳实10g、白芍12g、法半夏10g、大黄（后下）10g、蒲公英15g。

利胆排石方：金钱草30g、威灵仙30g、茵陈15g、郁金10g、枳壳10g、木香10g、大黄（后下）10g、黄芩10g，适用于胆石症。

4.热结胃肠：可见于某些急性胰腺炎等。

主证：脘腹急剧疼痛，胀满拒按，痛剧汗出，口干渴或伴呕吐，或有黄疸，发热，大便燥结，尿短少，舌苔黄燥或黄腻，脉弦数。

治法：清热解毒，通里攻下。

方例：大柴胡汤加减：柴胡 15g、黄芩 10g、枳壳 1g、白芍 15g、郁金 10g、延胡索 10g、木香 10g、大黄（后下）15g。

脏毒清解方：银花 10g、连翘 10g、板蓝根 15g、川楝子 10g、赤芍 12g、枳壳 10g、桃仁 10g、木香 10g、大黄（后下）10g。

对病情严重，继发休克，或合并腹膜炎伴有肠麻痹，或经过治疗观察不见好转者，应及时请西医抢救，必要时作外科手术处理。

5.蛔厥腹痛：参考蛔虫病证治。

## 二、胁痛

两侧胁部属肝，凡肝病、肝痈、肝火均可有胁痛。

### （一）辨证要点

1.肝病胁痛，疼痛较轻，多有间断，为胀痛、隐痛；肝痈胁痛较重，持续不停；肝火胁痛为阵发的刺痛。

2.肝痈胁痛，多有发热，寒战；肝病多不发热或仅有低热；肝火胁痛多不发热。

3. 肝病一般病程长而病势缓；肝痈多发病急，进展快，病情重；肝火胁痛则病程短暂而病情轻。

4.肝病一般属虚中挟实证或虚证；肝痈、肝火胁痛均属实证。

### （二）辨证治疗

1.肝病：参阅病毒性肝炎。

2.肝痈：这是热毒犯肝或湿热虫积郁结于肝，损伤肝脏脉络,导致血脉阻滞成瘀,肝络腐败成脓,瘀腐内结成痈的病证,可见于肝脓肿。

主证:发热怕冷,汗出,面色萎黄,消瘦,右胁疼痛,或局部隆起而拒按,口苦,不想吃东西,或兼见脓血样大便,病人则局部溃破流脓血如咖啡色,气味臭秽,舌苔黄腻,脉弦数。

治法:清肝泻火,解毒排脓。

方例:柴胡清肝汤加减:柴胡10g、赤芍12g、黄芩10g、栀子10g、天花粉15g、连翘10g、冬瓜仁30g。兼下痢脓血者,加白头翁10g。

化肝解毒汤加减:银花15g、蒲公英15g、牡丹皮10g、栀子10g、赤芍12g、败酱草10g、甘草5g。

3.肝火胁痛:可见于肋间神经痛、带状疱疹、胸膜炎、神经性疼痛等。

主证:胁肋部感觉一阵阵闪痛,痛如刀刺,局部有压痛,呼吸或活动时常牵引作痛,口干苦,大便结,舌苔黄,脉弦滑。

治法:清肝泻火,解郁止痛。

方例:龙胆泻肝汤加减:龙胆10g、黄芩10g、栀子6g、生地12g、白芍10g、泽泻10g、甘草6g。

四逆散加减:柴胡10g、白芍12g、牡丹皮10g、延胡索10g、川楝子10g、甘草3g。

**三、脐周痛**

脐周痛属脾与大肠的病证,一般分中寒、湿热积滞、气滞、虚寒、热毒结肠和蛔虫痛等六个证型。临床多见于急慢性肠炎、肠结核、胃肠神经官能症、腹膜炎和蛔虫病等。

（一）辨证要点

1.病史：中寒腹痛有饮食生冷或腹部受寒史；虚寒腹痛可有慢性腹泻史；虫痛有蛔虫病史；热毒结肠多为某些病证转变所致。

2.起病情况：热毒结肠腹痛，起病急迫；中寒腹痛、湿热积滞腹痛和虫痛，起病也较急；气滞腹痛和虚寒腹痛，均起病较缓。

3.疼痛性质：中寒腹痛、湿热积滞腹痛、气滞腹痛和虫痛，均为阵发性绞痛；虚寒腹痛，则多为持续隐痛而喜暖喜按；热毒结肠，则是持续性热灼痛，疼痛十分剧烈，患者难于忍受而拒按。

4.大便情况：中寒腹痛常伴腹泻，大便水样，泻后痛减；湿热积滞腹痛，痛一阵，泻一阵，但排便不畅；虚寒腹痛则大便稀溏，便后腹痛不减；热毒结肠则常见便秘。

5.伴见症状：中寒腹痛冰冷；气滞腹痛常肠鸣，矢气，排气后较舒服；热毒结肠腹痛常有有肚皮绷紧，甚或板硬，且常有恶心呕吐和发热怕冷。

6.脐周痛必须注意排除肠梗阻，以免误治。

（二）辨证治疗

1.中寒腹痛：多见于急性肠炎，腹部受冷。

主证：饮食生冷或腹受凉后，突然腹部冷痛，喜温喜按，大便稀溏，苔薄白，脉弦紧。

治法：温寒止痛。

方例:正气天香散加味:紫苏叶 10g、香附 10g、陈皮 15g、干姜 6g、乌药 10g、炙甘草 3g。

2.温热积滞腹痛:参阅腹泻的有关证型。

3.气滞腹痛:可见于胃肠功能紊乱、某些肠道炎症。

主证:腹部阵发性绞痛,胀痛,时轻时重,肠鸣,矢气,不想食,苔薄白,脉弦。

治法:行气止痛。

方例:乌药汤加减:乌药 10g、香附 10g、延胡索 10g、白芍 10g、木香 5g、炙甘草 3g。

柴胡疏肝汤加减:柴胡 10g、白芍 10g、枳壳 10g、陈皮 5g、香附 10g、炙甘草 3g。

4.虚寒腹痛:可见于胃肠神经官能症、慢性肠炎等。

主证:腹痛日久,时作时止,痛时喜按喜暖,饮食减少,腹胀,口淡,大便稀烂,舌质淡,舌苔白,脉沉细。

治法:温寒止痛,兼补脾肾。

方例:理中汤加味:党参 15g、白术 12g、干姜 6g、丁香 3g、肉豆蔻 6g、炙甘草 3g。

5.热毒结肠:可见于各种原因所致的急性腹膜炎。

主证:腹部剧痛拒按,腹壁板硬,发热,恶心呕吐,口干渴,大便秘结,小便短赤,脉滑数或弦数有力。

治法:清热解毒,行气活血。

方例:大黄牡丹皮汤加减:大黄(后下)10g、桃仁 10g、牡丹皮 10g、冬瓜仁 30g、银花 15g、黄连 6g、皂角刺 10g。

秘传肠痈方:银花 60g、蒲公英 30g、冬瓜仁 30g、大黄

15g、牡丹皮 15g、木香 10g、川楝子 10g、甘草 10g、红藤 30g、白花蛇舌草 50g。

如急性弥漫性腹膜炎,已引起严重肠麻痹、中毒性休克等,应请西医抢救,并考虑外科手术治疗。

6.蛔虫痛:参阅蛔虫病。

**五、下腹痛**

下腹分两个部分,下腹部正中称小腹,两侧称少腹。小腹痛与子宫、膀胱关系密切,少腹痛则属肝经疾患。下腹痛常因气郁和湿热,亦可由于寒邪直中。各种疾患如泌尿系结石、泌尿系统感染、神经官能症、疝气以及痛经、盆腔炎、宫外孕等都是下腹痛的常见病证。有关妇科疾病和急性阑尾炎引起的下腹痛,请参阅本丛书的"妇科"和"外科"部分。

**(一)砂淋(可见于泌尿系结石)**

主证:阵发剧烈绞痛,由少腹向会阴部放射或痛在小腹,可伴恶心呕吐、尿血、尿痛,舌苔薄,脉沉弦。

治法:利水通淋,行气止痛。

方例:石韦散加减:石韦 10g、冬葵子 10g、瞿麦 10g、滑石 20g、车前子 10g、地龙 10g、乌药 10g。

二金散加味:海金沙 20g、鸡内金 15g、金钱草 35g、狗脊 15g、郁金 10g、牛膝 10g。

**(二)膀胱湿热(可见于急性膀胱炎)**

主证:突然小腹刺痛,小便频急而量少,色黄浊或红赤,排尿时刺痛,或有时怕冷怕热,腰痛,舌苔黄浊,脉滑数。

治法:清热利湿。

方例:八正散加减:车前子 10g、瞿麦 10g、滑石 20g、栀子 10g、黄柏 10g、牛膝 10g、郁金 10g、甘草 5g。

导赤散加减:生地 12g、木通 10g、黄芩 10g、连翘 12g、蒲黄(炒)12g、甘草 3g。

**(三)肝气郁滞(可见于神经官能症、神经性腹痛、某些腹腔内慢性炎症)**

主证:性情急躁或忧郁,一侧小腹胀痛,时痛时止或痛无固定的部位,大便时稀时结,舌苔薄白,脉弦。

治法:疏肝解郁。

方例:四逆散加减:柴胡 10g、白芍 12g、枳壳 10g、当归 10g、香附 10g、炙甘草 3g。

金铃子散加味:苦楝子 10g、延胡索 10g、白芍 10g、乌药 10g、郁金 10g。

**(四)狐疝(可见于腹股沟斜疝)**

主证:小腹疼痛,咳嗽也牵引作痛,阴囊一侧偏大似有物状,可上可下,卧下时则收入腹中,站立时则入阴囊,胀痛发作,舌苔薄白,脉弦。

治法:理气止痛,提气升阳。

方例:导气汤加减:川楝子 12g、木香 10g、小茴香 6g、枳壳 10g、升麻 3g、黄芪 12g。

**(五)寒疝(可见于睾丸炎、副睾结核等)**

主证:小腹隐痛连及睾丸,按压觉疼痛,阴囊肿硬而冷,阴茎不举,舌质淡,脉沉弦。

治法:温寒暖肝。

方例:暖肝煎加减:当归 10g、肉桂 3g、小茴香 6g、乌药 10g、茯苓 10g、荔枝核 15g。

当归四逆汤加减:当归 12g、桂枝 6g、白芍 10g、细辛 3g、炙甘草 3g、吴茱萸 3g。

## 简易方及其他疗法

### 一、简易方

1.肉桂 3g、白芍 12g、炙甘草 6g,水煎服。治虚寒腹痛。

2.布渣叶 10g、麦芽 15g、枳壳 10g、茵陈 12g、银花 10g、大腹皮 10g,水煎服。治湿热积滞腹痛。

### 二、指压疗法

用双手拇指尖在背部灵台、至阳穴(第六、七胸椎棘突间和第七、八胸椎棘突间),逐渐施压至患者到压处酸痛和腹痛消失为止。对胃脘痛、肝病胁痛和虫痛有较好疗效。

### 三、针灸疗法

(一)脘痛

主穴:梁丘、中脘、足三里。

配穴:腹胀配内关、上巨虚;食欲不振温灸脾俞、胃俞。

治法:用平补平泻法,多捻转或配合电针,也可针灸并施。

(二)胁痛

主穴:太冲、肝俞、期门、胆俞。

配穴:胁胀满配支沟、阳陵泉、食欲不振配足三里。

治法：用泻法，宜多捻转。并可配用梅花针在痛区点刺。

（三）脐周痛

主穴：上巨虚、天枢、足三里。

配穴：呕吐配内关；腹泻配大肠俞；关元；发热配曲池、合谷；蛔虫痛刺四缝（挤出黏黄液）、百虫窝（血海穴上1寸处）。

（四）下腹痛

主穴：三阴交、关元、归来。

配穴：小便频急配膀胱俞；隐痛连睾配太冲；腹痛喜按喜温灸气海、八髎。

治法：用平补平泻法，可配用电针。

**四、穴位注射疗法**

主治：脘痛。

主穴：梁丘、中脘、足三里、胃俞。

治法：每次选二穴，每穴注入5%当归注射液1ml，每日1次。

**五、耳针**

（一）脘痛

取穴：胃、脾、神门点。选1~2个穴位，埋针3~5天。

（二）胁痛

取穴：肝、胆、神门、胸点。每次选一至二穴，埋针三至五天。

（三）脐周围痛

取穴：大肠、小肠、神门点。每次选1~2个穴位，埋针

3~5 天。

## （四）下腹痛

取穴：小肠、膀胱、肝、神门点。每次选 2~3 个穴位，埋针 3~5 天。

# 第二十二节　腹胀

腹胀是感觉腹部胀满的症状。一般属武当道教医药的"气胀""痞满""气鼓"等范围。常与食欲不振、嗳气、矢气、大便不正常等症同见。

## 病因病理

1.体质虚弱，疾病耗损，脾阳（气）虚，运化功能减退。或阳虚致阴寒凝滞，冷积寒结胃肠，均可使气的流通受阻。

2.外邪入里化热或内热炽盛，热结胃肠，阻塞气机。

3.精神刺激，情志失调，肝气郁结，横逆犯脾，影响脾运化功能。

4.饮食不节，食积停阻胃肠，气机阻滞。

## 诊治要点

1.腹胀按临床可分寒结、热结、肝气犯脾、脾虚和伤食等证型。其中寒结、热结、伤食三型起病较急，而肝气犯脾和脾虚两型起病较缓。

2.各型腹胀中，以寒结和热结两型的病情较重，往往不仅病人感觉腹部胀满，而且外观多有胀急现象。但其他各型的腹胀一般程度较轻，多系病人自觉感受的症状，外观则多无胀急之形。

3.寒结和热结型腹胀,常有大便秘结不通,且病情严重时还会出现频频呕吐、腹痛拒按和腹皮绷紧或腹肌板硬等证候,肝气犯脾和伤食型,多伴食欲不振、嗳气、矢气、大便不正常(便秘或腹泻)等;脾虚型则以饮食减少,食后腹胀增加,大便稀溏和腹部喜温喜按为特点。

4.本篇是讨论胃肠胀气引起的腹胀。至于严重水肿病的腹腔积液,肝硬化腹水,晚期血吸虫病和某些腹腔肿瘤引起的腹胀,请参阅水肿、肝硬化、血吸虫病、肿瘤以及其他各科有关内容。

5.腹胀的产生虽然有多种不同的病因,临床也必须辨清寒热虚实而随证施治。但由于其病理变化终属气滞,故治疗上每多配合使用行气消胀的药物,如枳实、厚朴、大腹皮、枳壳、陈皮、砂仁等。不过此类药物易于耗损正气,脾虚病人不宜多用。

## 辨证施治

### 一、寒结型

可见于麻痹性肠梗阻、幽门梗阻、胃扩张等。

主证:脘腹胀满,便秘不通,面色苍白,畏寒肢冷,脘腹隐痛或按痛,或有呕吐,舌苔白,脉沉弦。

治法:温阳健脾,攻下积结。

方例:温脾汤加减:附子(炮)10g、干姜 6g、大黄(后下)10g、芒硝(冲)15g、当归 10g、丁香 3g、小茴香 5g。

### 二、热结型

可见于急慢性腹膜炎、肠梗阻、毒血症、手术后腹胀等。

主证:腹胀满作痛而坚硬拒按,大便秘结不通,口唇干焦,口渴舌燥,手足微有汗出,或伴发热,烦躁,神志昏迷,舌苔焦黄或干黑燥裂,脉沉滑有力。

治法:攻下热结,消痞除满。

方例:大柴胡汤加减:柴胡15g、黄芩15g、大黄(后下)12g、枳实10g、厚朴10g、白芍24g、当归20g。

大承气汤加味:大黄(后下)15g、芒硝(冲)10g、厚朴30g、枳壳10g、桃仁10g、赤芍15g、莱菔子(炒)30g,适用于一般性肠梗阻,气胀较明显者。

### 三、肝气犯脾型

多见于胃肠神经官能症、肝脏疾患、慢性胆囊炎、胆石症等。

主证:脘腹胀满,时有胁痛,不思饮食,肠鸣,矢气,大便失常,舌苔薄,脉弦。

治法:疏肝理气。

方例:柴胡疏肝散加味:柴胡10g、白芍12g、枳壳10g、甘草3g、香附10g、川芎3g、木香10g。

### 四、脾虚型

可见于胃肠下垂、胃酸缺乏、慢性肠炎、结肠过敏症等。

主证:腹胀满或坠下不适,食后胀增,饮食减少,大便稀溏,舌质淡,脉虚弱。

治法:补气健脾。

方例:香砂补气汤加减:藿香6g、砂仁(后下)5g、党参12g、白术10g、茯苓12g、蚕砂10g、厚朴6g。

### 五、伤食型

多见于消化障碍、急慢性胃肠炎等。

主证:脘腹胀闷,按之疼痛,厌食嗳气,大便稀溏酸臭或便秘不通,舌苔厚腻,脉滑。

治法:消食导滞,行气消胀。

方例:枳实消痞丸加减:枳实 10g、半夏曲 10g、厚朴 10g、麦芽 15g、茯苓 12g、黄连 6g。

## 简易方及其他疗法

### 一、简易方

1.莱菔子(微炒)3g,水一碗煎至半碗服。

2.姜汁炒远志 15g,水煎服。

3.高粱茎(高粱离地面 3cm 处,周围有须根长出的部分)适量,煎水加红糖少许服。

4.翻白叶 10g、马蹄香 6g、三条筋 10g,水煎服。

5.姜、葱、盐各 100g,炒热熨腹部。

6.小茴香 15g、食盐 250g,炒热装布袋摩熨腹部。

### 二、针灸疗法

主穴:足三里、中脘、三焦俞、内关。

配穴:便秘配支沟、照海;频嗳气、排气配大肠俞或气海;体质虚弱温灸脾俞、下脘。

治法:用平补平泻法,可间歇用梅花针点刺腹部或脾俞、胃俞、气海等。

### 三、穴位注射疗法

维生素 $B_1$ 100mg,于足三里穴位注射(左右穴交替),每日 1 次。

在足三里、阳陵泉（左右交替）每穴注入维生素B₁200mg，每日1次，即每次维生素 B₁ 总量 600mg。应用于麻痹性肠梗阻。

**四、耳针**

取穴：脾、胃、大肠点。每次选 1～2 个穴位，埋针 3～5天。

# 第二十三节　便秘

便秘，是指大便秘结不通，或排便间隔时间延长，或想大便而排出困难的症状。

## 病因病理

1.饮食物经消化、吸收后，所剩余的渣滓（糟粕）部分是由大肠形成粪便而排出体外。任何病因导致了大肠这一功能的失常，即可引起便秘。

2.过食辛辣，肠道积热，热病后余热未清，津液耗伤，均可导致肠道燥热，大便干结而排出困难。

3.抑郁过度或久坐少动，以致气机郁滞，传导失常，影响糟粕通降，因而大便秘结，所谓"气内滞而物不行"。

4.过度疲劳或饮食失调伤脾，气血生化不足，病后、产后或年老体弱气血两虚，使气虚则大肠传送无力，血虚则不足以滋润大肠。

5.年老体弱或疾病耗损，导致肾阴阳两虚，两虚则津液不足，大便干燥，阳虚则不能蒸化津液，温润肠道。另外，年老体弱，阳气不足，阴寒内生，凝结于肠，影响传送和津液输布,也可致大便秘结不通。

## 诊治要点

1.便秘,临床可分为燥热、气滞、气虚、血虚、肾虚和寒结等证型。其中的燥热、气滞两型属实证,气虚、血虚、肾虚三型属虚证,寒结型属虚中挟实证。

2.各型便秘中,燥热、气滞、肾虚和寒结四型,经常是三五日或几日才大便一次;血虚型的大便次数减少不明显,只是便质干燥,排出困难;气虚型则往往有便急感,大便并不十分干结,但排便量少,排出不尽,并有排便时须竭力努挣,便后汗出,气短,疲倦无力等特点。

3.燥热和气滞两型的便秘,多伴有腹部胀满或疼痛,寒结也有腹痛或肠鸣,但喜热怕冷,得温减轻,按之舒服;气虚、血虚和肾虚三型便秘,多不感觉明显腹部不适。

4.便秘应与肠道的各种良性或恶性肿瘤、肠粘连、成人巨结肠、痔疮、肛裂等外科疾患和子宫肌瘤、子宫前突、子宫后倾、卵巢囊肿等妇科疾患引起的便秘相鉴别。

5.本篇所讨论的是一般的单纯性便秘(包括习惯性便秘),至于在温病或其他疾病过程中出现的一时性便秘,则当随证治疗。

6.对于习惯性便秘的治疗,不是单纯地使用泻下通便法就能完全解决问题的。一般地说,偏于里实的可先予泻下通便,适当兼顾其虚,偏于里虚的,则必须攻补兼施,配合补药同用或使用润肠通便法,使大便易于排出,而不致损伤正气。

7.患习惯性便秘,经常依赖药物通便并不是好办法,因为往往停药后又再复发。特别是那些除了大便秘结之外而没有其他兼证可见的患者，则需每天适当参加体力劳动或体育锻炼,同时养成定时排便的习惯,再配合药物治疗才能巩固疗效,达到根治的目的。

8.平时多吃蔬菜,多饮开水,或每天清早饮一杯凉的淡盐水,可预防便秘的发生。

## 辨证施治

### 一、燥热型

多见于消化不良、急性肠炎恢复期以及某些感染性疾病后期。

主证:大便干结不通,面红唇干,口渴,口臭,腹胀痛,或不想吃东西,脘部胀闷,嗳气,小便黄,舌苔黄干,脉滑有力。

治法:清热润肠,通便。

方例:麻仁丸加味:火麻仁 15g、杏仁 10g、枳实 6g、厚朴 6g、白芍 10g、大黄(后下)10g、防风 10g、蜂蜜 20ml。

增液承气汤加减:玄参 20g、麦冬 12g、生地 20g、知母 15g、大黄(后下)10g。热性病后,阴虚津伤者适用。

### 二、气滞型

可见于抑郁性精神病、神经衰弱以及某些肠道器质性病变(如肠炎、痢疾恢复期、增生性肠结核等)引起的便秘。

主证:大便不通,胁痛,腹胀,嗳气,肠鸣,不思饮食,舌苔薄腻,脉弦。

治法:解郁理气,行滞通便。

方例:四逆散加减:柴胡 10g、白芍 12g、枳实 10g、郁李仁 10g、桃仁 10g、木香(后下)6g、杏仁 10g。

六磨饮加减:木香 6g、乌药 10g、莱菔子 10g、大黄(后下)10g、枳壳 10g、槟榔 10g。

### 三、气虚型

多见于慢性肺气肿、内脏下垂、营养不良、溃疡病、饮食过少、年老体弱等引起的便秘。

主证:虽有便急,但排便时努挣乏力,汗出,气短,大便不干结但排出不净,可感肛门坠迫,面色淡白,精神疲倦,舌质淡嫩,舌苔薄白,脉虚弱。

治法:益气润肠。

方例:黄芪汤:黄芪 20g、陈皮 5g、火麻仁 10g、蜂蜜(冲)15g。

### 四、血虚型

多见于贫血产生的便秘。

主证:大便干结难下,面色萎黄或淡白,或有头晕,心悸,唇舌色淡,舌苔薄,脉细。

治法:补血润肠。

方例:四物汤加减:熟地 20g、当归 15g、白芍 10g、火麻仁 15g、柏子仁 10g。

五仁丸加减:桃仁 10g、郁李仁 6g、陈皮 5g、生首乌 15g、阿胶(烊化)10g。

### 五、肾虚型

多见于老年性肠平滑肌衰弱、甲状腺机能减退、神经衰弱等引起的便秘。

主证:大便数日不解,形体消瘦,精神不足,腰酸腿软,小便清长,舌质淡红,舌苔薄白,脉沉细。

治法:补肾润肠。

方例:济川煎加减:肉苁蓉 20g、当归 15g、牛膝 15g、枳壳 6g、熟地 20g。

苁蓉润肠丸:肉苁蓉 15g、沉香(后下)3g、麻仁 10g。

**六、寒结型**

可见于结肠运动性功能紊乱等引起的便秘。

主证:大便秘结不通,腹中微痛,得温则减轻,面色苍白,喜热怕冷,手足不温,小便清长,口淡,舌质淡,舌苔白,脉沉弦。

治法:温寒通结。

方例:温脾汤加减:熟附子 10g、干姜 6g、党参 10g、当归 10g、大黄(后下)10g。

## 简易方及其他疗法

### 一、简易方

1.番泻叶 10g,开水泡服。

2.草决明 15～30g,水煎服。或干炒后研末,每次用开水泡服 10g。

上二方均可治燥热便秘。

3.瓜蒌仁 12g、杏仁 10g、青皮 6g,水煎服。治气滞便结。

4.吴茱萸 3g、当归 12g,水煎,冲蜂蜜 15g 服。治虚寒便秘。

5. 核桃肉 5 枚,晚上睡前服,在便通畅后改每次 3

枚,连服1～2个月。

6.黑芝麻15～30g,大米适量,加入水共磨成稀糊状,煮熟吃。

上两方治虚性便秘。

7.胖大海3～4个,用开水泡后饮服。

8.黄芪15g、芦荟10g,水煎服。

## 二、针灸疗法

主穴:支沟、照海、大肠俞。

配穴:腹胀配中脘,腹痛配天枢、足三里。

治法:用平补平泻法,可配用梅花针点刺八髎。

## 三、耳针

取穴:大肠、小肠、皮质下点。每次选1～2个穴位,埋针3～5天。

# 第二十四节　黄疸

黄疸,以目黄、身黄、小便黄为主证。

## 病因病理

《内经》说:"温热相交,民当病瘅"。认为湿热互结,可以致黄。《症因脉治》一书则更明确地指出黄疸与胆有关,如"若疸证皆生于热,胆火居多"。同时,前人也有认为不仅胆的受病可致黄疸,血的受病也会致黄疸。故提出:"盖血为荣,面色红润者,血荣之也,血去则面见黄色"。"盖气不生血,所以血败,血不华色,所以色败"。指出正常肤色是由于血的充润,如果血有虚损,血色败坏,亦可面见黄色。因此黄疸的病因病理总的来说有两种：

一是外感热邪犯胆以及脾胃热或肝热传胆，而致胆热，胆汁满溢外泄，渗于经络而外达肌表，则见身目发黄。

二是血虚或气不生血，病邪入血伤血，或血有瘀阻，致血亏血色败坏，显现于外而身目色黄。

## 诊治要点

1.按武当道教医药辨证，黄疸可分胆黄、急黄、瘀黄、虚疸四种。前一种是胆的受病，后三种属血的受病。

亦有把黄疸分为阳黄和阴黄两大类的，阳黄指湿热黄疸，阴黄指寒湿黄疸(但也指虚证黄疸)。

2.胆黄，一般发病较急，病情较短，黄疸色鲜明，易显易退，常伴有上腹部或胁疼痛，过去可有同样发病史。

3.急黄与其他黄疸不同，起病最为急剧，突然发病，迅速加深，常伴有热毒入血等危重证候。

4.瘀黄一般发病较慢，病程较长，黄疸颜色不鲜明，常顽固不退，并有一系列血瘀见证。

5. 虚疸的黄疸色较浅淡，多日久不退。小便常不短少，尿色不深，并有头晕、气短、心悸等虚证表现。

6.黄疸一证，虽然发病原因较多，但临床上仍以湿热所致者最为常见，清热利湿是常用的有效方法，因而治疗黄疸强调通利小便。即使其他类型的黄疸如急黄、瘀黄，除针对病因分别以凉血解毒和活血散瘀施治外，往往亦需适当配用清利的药物。但虚疸因属虚证，则不能使用清利之剂。

## 辨证施治

### 一、胆黄

多见于急性黄疸型传染性肝炎、急性胆管炎、急性胆囊炎、胆石症、肝脓疡等病的黄疸。临床所见的黄疸,绝大多数属此类。

（一）热型

主证:身目发黄,鲜明如橘子色,发热,口苦,腹痛,大便干结,小便短黄,舌苔黄,脉弦数。

治法:清泄胆热。

方例:加味茵陈蒿汤:茵陈15g、栀子10g、大黄10g、龙胆草12g、车前草30g。

大柴胡汤加减:柴胡10g、黄芩10g、蒲公英15g、元明粉(冲)12g、大黄(后下)10g、木香10g、金钱草30g。本方对胆囊炎、胆石症等黄疸较为适合。如大便稀溏,减去元明粉,大黄不后下,并加黄连10g。

（二）湿热型

主证:身目发黄,身重困倦,脘腹胀满,厌食,口干不想饮水,大便稀溏,小便短色深黄,舌苔黄腻,脉缓滑。

治法:清热利湿。

方例:茵陈五苓散加减:茵陈15g、白术10g、茯苓15g、猪苓12g、泽泻12g、厚朴6g。

甘露消毒丹加减:茵陈12g、黄芩10g、藿香6g、滑石12g、木通10g、郁金6g。

### 二、急黄

多见于暴发型肝炎、钩端螺旋体病、败血症等症的黄疸。

主证：起病急，突然发黄，黄疸迅速加深，常伴高热，寒战，烦躁不安，甚则神志不清，谵妄，或有鼻血，便血，皮肤瘀斑，尿短色深黄，舌红，舌苔黄，脉滑数。

治法：凉血解毒，泻热清心。

方例：加味犀角散：水牛角 30～60g、黄连 10g、升麻 5g、栀子 10g、茵陈 15g、蒲公英 15g、赤芍 10g、土茯苓 20g。

犀角地黄汤加减：水牛角 30g、栀子 10g、黄连 10g、牡丹皮 10g、生地黄 12g、茜草根 15g、白茅根 30g。

### 三、瘀黄

多见于肝硬化、肝癌、胰头癌等病的黄疸。

主证：黄疸色暗而带黑，颈胸部可见血痣如蜘蛛状，身体消瘦，饮食减少，腹胀满，甚则膨隆，腹内有痞块或伴疼痛，或有低热、鼻血、尿血、便血，唇舌紫瘀，脉涩。

治法：活血散瘀，养肝健脾。

方例：膈下逐瘀汤加减：当归 10g、川芎 6g、丹参 15g、赤芍 10g、红花 6g、枳壳 10g、党参 12g、楮实子 15g。

理肝去黄汤：柴胡 15g、当归 10g、白术 15g、山萸肉 12g、麦冬 15g、仙鹤草 20g、茜草根 12g、地龙 10g。

### 四、虚疸

虚疸属黄疸虚证，有些人认为属于面色黄而两目不黄的"虚黄"病证。多见于某些肝细胞性黄疸、胆小管性肝炎黄疸和慢性溶血性贫血的黄疸。

（一）气血虚弱型

主证：身目淡黄，精神疲乏，头晕，气短，倦怠无力，饮食减少，大便稀，小便如常，尿色不深，舌质淡，舌苔薄白，脉细无力。

治法：益气补血。

方例：归芪建中汤：当归12g、黄芪15g、白芍12g、桂枝6g、大枣4枚、生姜6g、炙甘草3g、饴糖（麦芽糖）15g。

益气补血方：党参15g、黄芪15g、淮山药15g、当归10g、枸杞子12g、桑葚子15g。

（二）阳虚型

主证：身目黄而晦暗，体倦无力，怕冷，手足不温，饮食减少，脘腹胀满，腰酸腿软，大便稀，舌质淡，舌苔腻，脉沉缓。

治法：温补脾肾，祛湿。

方例：茵陈理中汤加减：茵陈10g、党参12g、白术12g、干姜6g、白蔻仁5g。

茵陈术附汤加减：茵陈10g、白术12g、熟附子10g、茯苓12g、党参15g、干姜5g。

## 简易方及其他疗法

### 一、简易方

1.鸡骨草、田基黄、金钱草各35g，水煎服。

2.蒲公英20g、板蓝根15g、车前草30g，水煎服。

3.青黛、明矾（研细末）各1g，和匀，水送服，每日4次。

以上三方治胆黄。

4.硝矾散：硝石、明矾各等份，研细末，每次服1g，以大麦粥和服，每日3次，可用于瘀黄、胆黄。

5.鹰不泊根 60g、食糖 30g,水三碗煎至一碗服。可用于阳虚黄、瘀黄。

6.鸡血藤、五爪龙各 30g,水煎服。治气血虚弱型黄疸。

## 二、针灸疗法

主穴:胆俞、阳陵泉、肝俞、足三里。

配穴:发热配曲池、大椎,呕吐配内关、中脘,胁痛配太冲,食欲不振配三阴交、脾俞。

治法:实证用泻法,虚证用补法,可配合艾灸。

## 三、穴位注射疗法

取穴同针灸疗法,每次选 2～3 个穴位,每穴注入维生素 $B_1$ 注射液 0.5~1ml,日 1 次。

## 四、耳针

取穴:肝、胆、脾、内分泌、三焦点。每次选 2～3 个穴位,埋针 3～5 天。

# 第二十五节　排尿异常

排尿异常,武当道教医药临证一般包括多尿、少尿、排尿困难和小便失禁、遗尿等症状。

## 病因病理

由于尿液的贮藏和排泄主要在膀胱,而尿的生成和排泄的控制则赖于脾、肾,故排尿异常与脾、肾、膀胱的病变密切相关。此外,津虚、瘀阻致尿液的生成和排泄障碍,也可发生本症。

1.生活失常、疾病影响、年老体弱导致肾阳(气)虚,肾阴(精)亏损,以致摄纳不固,膀胱约束无力,或气化不及,膀胱排尿障碍。

2.湿热下注或热邪内结膀胱,使膀胱气化不利,影响储尿和排尿功能。

3.久病或劳倦忧思伤脾,脾虚运化功能减弱,则水液输布障碍;脾虚中气不足,气虚下陷,升运无力,则膀胱气化不足或不能约束水液。

4.津液亏损,水液不足以下注膀胱,尿液生成减少。

5.热入血分,瘀热互结,或病久伤血,瘀血结块,阻塞膀胱、尿道,影响气化和排尿功能。

## 诊治要点

1.多尿和遗尿、尿失禁一般都属于虚证,少尿和排尿困难则有虚证也有实证。虚证不外分肾虚(肾阳虚、肾阴虚、肾气不摄)、脾虚(气虚、气陷)和津虚等证型,实证为湿热、结热、瘀阻和蓄瘀等。

2.实证一般为起病较急,病程较短,虚证起病多缓,病程较长。实证小便多黄赤,虚证小便多清长。

3.少尿或排尿困难如为突然发生,伴有小便频急,排尿疼痛或小腹胀痛难忍者,多属实证;如长期有同样发病史并感排尿无力,时常中断,小腹胀坠不适者,多属虚证。

4.危重病人于神志昏迷时出现小便失禁,有的属于失神(病邪犯心),有的则是正脱的濒死现象。临床上都不应以小便失禁为主证论治。

5.治法:多尿和遗尿、尿失禁,一般以补肾固涩缩小便或补中益气升陷为主;少尿和排尿困难,则除对病因治疗外,还需适当配用清利小便的药物。但津虚所致的少尿,必待津液恢复而小便自然通利,切不可用清利药物治疗。

## 辨证施治

### 一、多尿

#### (一)肾阳虚型

可见于尿崩症、年老体弱、某些慢性肾功能衰竭和前列腺肥大等。

主证:小便清长,夜间较频,腰酸腿软,神疲乏力,面色淡白,畏寒肢冷,性欲减退,舌质淡嫩,脉沉弱。

治法:温补肾阳。

方例:菟丝子丸加减:菟丝子 10g、肉苁蓉 12g、熟附子 10g、桑螵蛸 10g、覆盆子 16g、五味子 6g、牡蛎 15g。

#### (二)肾阴虚型

可见于糖尿病、急性功肾功能衰竭多尿期、精神性烦渴症等。

主证:小便频数量多,口渴多饮,形体消瘦,头晕乏力,心烦,腰酸,舌质红,少苔,脉细数。

治法:滋补肾阴。

方例:麦味地黄汤加减:麦冬 10g、五味子 6g、生地 20g、山萸肉 12g、山药 12g、覆盆子 10g、党参 12g。

#### (三)肾气不摄

可见于老年人、精神紧张等。

主证:小便频数而清,夜间小便更多,往往排尿后仍有尿意,腰酸背痛,舌质淡红,舌苔白,脉沉细。

治法:固摄肾气。

方例:桑螵蛸散加减:桑螵蛸10g、沙苑蒺藜12g、龟板15g、龙骨20g、远志5g、菖蒲5g、党参10g。

缩泉丸加味:益智仁10g、山药10g、乌药10g、覆盆子10g。

## 二、少尿

### (一)膀胱湿热型

多见于泌尿系统感染、尿道炎或发热病人。

主证:尿少或频短,尿色深黄,可有尿刺痛或小腹胀痛,渴欲饮水,舌苔黄,脉滑数。

方例:八正散加减:车前子10g、木通10g、瞿麦10g、滑石12g、黄柏10g、牛膝10g。

### (二)脾虚型

可见于慢性肾炎、肝硬化等。

主证:小便短少,面目及四肢浮肿,身重体倦,饮食减少,大便稀烂,舌苔白,脉缓。

治法:健脾利水。

方例:五苓散加减:白术10g、茯苓15g、泽泻10g、猪苓10g、陈皮6g。

### (三)肾虚型

可见于慢性肾炎、心力衰竭和某些脊髓炎等。

主证:尿少,腰以下浮肿,腰痛,怕冷,面色苍白,舌质淡,舌苔白,脉沉细。

治法：补肾利水。

方例：温阳利水汤加减：熟附子 12g、白术 12g、茯苓 15g、白芍 10g、泽泻 10g、桂枝 6g。

（四）津虚型

可见于失水、急性肾功能衰竭早期等。

主证：尿少，皮肤干燥，口唇破裂，口渴咽干，舌红少津，脉细数。

治法：养阴生津。

方例：沙参麦冬汤加减：沙参 12g、麦冬 10g、花粉 10g、玉竹 12g、石斛 12g、扁豆 15g、茅根 15g。

（五）瘀阻型

可见于某些肝硬化、慢性前列腺炎、暴发型肝炎、败血症等。

主证：小便短少色黄，面色暗晦，小腹刺痛，或有低热，或腹部有肿块，或小便带血，舌色紫或有暗蓝斑点，舌苔浊，脉涩。

治法：活血祛瘀，利水。

方例：桃花化浊汤加减：桃仁 10g、红花 6g、赤芍 12g、丹参 10g、牛膝 10g、茵陈 12g、车前子（包煎）10g、泽泻 12g、降香 3g、栀子 10g。

**三、排尿困难（癃闭）**

小便排出不畅为"癃"，小便闭塞不通称为"闭"，合称为癃闭。可见于急、慢性尿潴留。

（一）肾虚型

多见于老年性膀胱弛缓等。

主证:排尿无力、中断,腰酸腿软,面色淡白,畏寒肢冷,舌质淡,舌体胖,脉沉细。

治法:补肾温阳,行水。

方例:鹿茸丸加减:鹿胶(烊化)10g、熟附子10g、肉桂2g、牛膝10g、五味子6g、泽泻12g、石斛10g、黄芪15g、鹿茸6g(研末冲服)。

**(二)气虚型**

多见于前列腺肥大、精神紧张、癔病等。

主证:排尿费力,点滴而下,或小腹胀坠欲解不出,身倦无力,气短,饮食减少,舌质淡,脉缓弱。

治法:补中益气。

方例:补中益气汤加减:黄芪15g、党参10g、白术12g、当归10g、陈皮3g、升麻5g、肉桂1g、通草10g。

黄芪甘草汤:黄芪(生)12g、甘草2g。

**(三)蓄瘀型**

多见于某些膀胱或尿道结石、膀胱出血、慢性前列腺炎等。

主证:排尿点滴不畅或阻塞不通,小腹胀满刺痛或急痛难忍,尿色紫红或伴有血块,舌暗红或边有暗蓝斑点,脉涩。

治法:行瘀散结。

方例:桂枝茯苓丸加减:桂枝10g、赤芍12g、桃仁10g、红花6g、丹参12g、茯苓10g、泽兰10g、地龙10g、小茴香3g。

代抵当丸加减:归尾10g、生地12g、桃仁10g、穿山甲

10g、大黄 10g、芒硝(冲)10g、肉桂 3g、牛膝 15g。

（四）膀胱结热型

可见于急性前列腺炎、尿道结石等。

主证：小便热赤，点滴而下，甚或小便闭塞不通，小腹胀满疼痛，口渴不欲饮水，舌质红，舌苔黄，脉数。

治法：泻膀胱结热，助膀胱气化。

方例：通关丸加味：黄柏 12g、知母 12g、肉桂 1g、车前子 10g。

### 四、遗尿、小便失禁

这是小便不能控制而自行排出的症状。临床上把遇有尿意而不能控制，随即排出的称为小便失禁；把在睡眠中小便自遗，醒后方知，称为遗尿。两者在病理和治疗上基本相同。

（一）气陷型

可见于女性尿括约肌衰弱、精神紧张等。

主证：小便不禁或遗尿，在疲劳时多发生，尿色清，面色淡白，身倦无力，或有小腹胀坠，舌质淡，脉虚弱。

治法：益气升陷，固涩小便。

方例：补中益气汤加减：黄芪 15g、党参 10g、炙甘草 5g、当归 10g、升麻 5g、益智仁 10g、五味子 6g。

固脬汤加减：黄芪 15g、白术 10g、升麻 5g、沙苑蒺藜 10g、山萸肉 10g、桑螵蛸 10g。

（二）肾虚型

多见于老年人、某些脊髓炎、前列腺肥大、截瘫等。

主证：小便不能控制，频数量多色清，头晕腰酸，畏寒肢冷,舌质淡,脉沉细。

治法:补肾固涩。

方例:巩堤丸加减:熟地 12g、山萸肉 10g、菟丝子 10g、补骨脂 10g、益智仁 10g、韭子 10g、山药 12g。

生料鹿茸丸加减:熟附子 10g、肉桂 2g、肉苁蓉 12g、桑螵蛸 10g、巴戟 12g、牡蛎 15g、鹿茸 10g、鸡内金 10g。阳虚较甚者适用。

## 简易方及其他疗法

### 一、简易方

1.韭菜子 10g,研末,烙入馍中,分 2 次吃,连用数日。

2.白果(银杏)煨熟或炒香,每次吃 8～10 粒(小儿减半),每日 2 次。

上两方治多尿、遗尿。

3.酢浆草(鲜)60g,捣烂取汁,加蜜糖同服。

4.金钱草 30g,虎杖 15g,水煎服。

5.玉米须(或芯)60g、小茴香 3g,水煎服。

上三方治尿少,排尿不畅属实证者。

6.黄芪 30g、麻黄 6g,水煎服。

7.地龙 10g、茴香 3g,水煎服。

上二方治老年人小便不通。

8.皂角 1g,研细末,吹鼻取喷,治实证尿闭。

9.食盐 250g 炒熟,布包熨小腹(或耻骨上热敷)。

10.甘遂 10g,研为细末,加入面粉适量,冰片 0.5g,温开水调成糊状,敷于中极穴位(脐下 4 寸),一般 30 分钟即能小便通利。加热敷疗效更好。

11.葱头、王不留行、皂角各适量煎水坐浴,外洗小腹。

以上对不完全性尿路梗阻或感染引起的尿潴留有效。

## 二、针灸疗法

主穴:三阴交、中极、太谿。

配穴:多尿及遗尿、尿失禁加悬灸肾俞、关元、命门,少尿及排尿困难配膀胱俞、阴谷,梅花针点刺脐下任脉区及八髎。

治法:用平补平泻法。下腹部进针宜斜刺,勿过深,防刺穿膀胱。排尿困难在针刺前后可用手由上向下、由外向内轻揉按膀胱区以促使排尿。

## 三、耳针

取穴:膀胱、小肠、神门、肾、皮质下敏感点。每次选2～3个穴位,电针或埋针3～5天。

## 四、指压疗法

按压利尿穴可治急性尿潴留。神阙与耻骨联合的垂直线中点即“利尿穴”,用大拇指以逐渐加大的压力按压,一般持续5~15分钟就能排尿(切勿中途停止用力)。

# 第二十六节　四肢疼痛

四肢痛按武当道教医药多属“痹证”。

## 病因病理

痹,是闭阻不通的意思。任何病邪留滞四肢的血脉、经络,使气血运行不畅,便会引起四肢的肌肉、关节发生疼痛。

1.人体正气先虚,肌表抵抗力减弱,风、寒、湿邪乘虚侵袭,这是痹证最常见的病因。正如《内经》说:"所谓痹者,各以其时,重感于风寒湿之气也"。

2.平素体质阳气偏盛,或已有内热蕴蓄,一旦感受风寒湿邪,入里化热,壅阻经脉而疼痛。

3.血分瘀热阻滞,或寒邪侵入血脉,使气血凝滞,不通则痛,如斑痛症和血痹证等。

4.痹证日久不愈,气血耗损,筋骨失养,可造成筋肉萎缩,关节变形,屈伸不利,此为"久痹入络"。

## 诊治要点

1.风湿痹,湿热痹,过去可有同样发作病史,热痹与斑痛症多发生在青少年。

2.热痹、久痹入络均以关节疼痛为主。热痹的关节痛为红肿灼热,以膝、踝、肩、肘、腕等较大的关节疼痛为常见;但久痹入络的关节痛常见于指、趾的小关节。

3.风湿痹的疼痛可发生于关节,也可发生于肌肉;湿热痹则仅肌肉疼痛;血痹和斑痛均见于四肢的末端,但后者仅限于下肢。

4.热痹的关节可见红肿及温度增高,久痹入络则可见关节肿大、强直、畸形和附近肌肉萎缩;斑痛症有阵发性皮肤发红灼热。

5.风湿痹和湿热痹是酸痛,按摩能减轻,热痹为灼热痛,疼痛较剧而拒按,久痹入络为钝痛;斑痛症为刺痛,夜间增剧,喜冷敷;血痹亦为刺痛,并有麻木感。

6. 内科四肢痛须注意与外科的流注病（多发性脓疡）、流痰（髋关节结核）、脱疽（脉管炎）和骨瘤等鉴别。

7. 由于四肢痛是外邪入侵闭阻经脉所致，故对初病患者就按风、湿、寒、热辨证，采用祛邪通络为主，但对久病不愈，正气已虚的应大补气血，兼顾祛风通络或活血通脉。

## 辨 证 施 治

### 一、风湿痹

多见于关节风湿、肌肉风湿等。

主证:肌肉或关节酸痛,屈伸不利,天气转变则发作,夜间多疼痛加重,晨早活动后较轻,舌苔薄白,脉缓滑。

治法:祛风湿。

方例:防风汤加减:防风 16g、羌活 6g、桂枝 6g、秦艽 10g、当归 10g、五加皮 10g。

穿海汤:穿破石 24g、海风藤 18g、走马胎 12g、鸡骨香 12g、威灵仙 12g、桑寄生 24g。

### 二、湿热痹

多见于肌肉风湿。

主证:周身肌肉酸痛,身重体倦,口干苦不想饮水,小便短黄,舌苔白黄,脉滑。

治法:清湿热,通经络。

方例:二妙散加味:黄柏 10g、苍术 10g、海桐皮 12g、薏苡仁 15g、木瓜 10g、豨莶草 15g。

桑灵方:桑枝 30g、威灵仙 12g、薏苡仁 30g、木防己 15g、秦艽 12g、银花藤 30g。

### 三、热痹

多见于急性风湿性关节炎。

主证：关节红肿热痛，游走不定，疼痛剧烈而拒按，不敢屈伸活动，烦闷，汗出，或有发热咽痛，口干，舌苔黄，脉滑数。

治法：清热、凉血、通络。

方例：石膏汤加减：石膏 30g、知母 30g、黄柏 10g、防己 10g、银花藤 30g、生地 30g、桂枝 5g、甘草 6g。

宣痹汤加减：防己 12g、连翘 12g、栀子 10g、薏苡仁 20g、桑枝 30g、牡丹皮 10g、秦艽 12g。

热痹方：防风 10g、威灵仙 10g、赤芍 12g、玄参 15g、银花藤 20g、防己 12g、桑枝 20g、龙胆草 10g。

### 四、斑痛证

这是血分瘀热引起的病证，临床上可见于红斑性肢痛病等。

主证：两下肢的足部阵发性疼痛，局部发肢有潮红斑，并感灼热，压痛，喜用冷水浸泡，晚间或垂足时痛较重，但患侧下肢活动如常，不化脓溃破，舌质稍红，舌苔薄，脉弦细。

治法：清热凉血，活血祛瘀。

方例：桃红饮加减：桃仁 6g、红花 10g、当归尾 10g、玄参 12g、威灵仙 10g、银花 12g。

凉血四物汤加减：当归尾 10g、生地 12g、赤芍 10g、红花 6g、地龙 10g、牛膝 10g。

### 五、血痹

这是寒邪凝滞血脉，血行不畅所致。可见于肢端动脉症和末梢神经炎。

主证:四肢麻木,刺痛,指端苍白,冰冷,指甲发紫,舌质淡,舌苔薄,脉细涩。

治法:温经散寒,活血通脉,补血养血。

方例:当归四逆汤加减:当归 12g、桂枝 10g、赤芍 12g、细辛 3g、木通 6g、红枣 5 枚、红花 6g。

独桂方:独活 10g、桂枝 10g、当归 12g、乌头(制)10g、桑寄生 30g、甘草 6g。

## 六、久痹入络

多见于类风湿性关节炎等。

主证:久患痹痛不愈,甚则指节肿大屈伸不利,肌肉萎缩,面白消瘦,体倦乏力,舌苔白,脉细缓。

治法:补气血,祛风通络。

方例:三痹汤加减:黄芪 12g、党参 10g、当归 12g、白芍 10g、防风 10g、乌梢蛇 10g、土鳖虫 5g、海风藤 30g。

## 简易方及其他疗法

### 一、简易方

1.龙胆草 10g、防己 10g、蚕砂 10g、海桐皮 12g、葛根 15g,水煎服。治湿热痹。

2.虎杖根 30g、红枣 4 枚、甘草 6g,水煎服。治风湿痹。

3.老鹳草 15g～30g,水煎服。

4. 三桠苦 30g、算盘子根 30g、半枫荷 30g、两面针 15g,水煎服。

5.金刚藤 30g、蛇泡勒 30g、榕树枝 30g、岗梅根 30g,水煎服。

6.西河柳(或柳枝)30～60g,水煎分 2 次服。

上三方治热痹。

7.豆豉姜 15g、毛麝香 15g、走马胎 15g、鸡血藤 30g,水煎服,治血痹。

8.五爪龙 30g、鸡血藤 30g、过江龙 30g、半枫荷 30g,水煎服,治痹证日久,身体虚弱。

## 二、针灸疗法

主穴:上肢——曲池、肩髃、阳池、合谷、大杼。

下肢——阳陵泉、足三里、犊鼻、风市、环跳、解谿、昆仑。

配穴:关节痛为游走性的配风门;酸痛重着配肾俞。

治法:用泻法。关节红肿热痛宜针不灸,酸痛无热可针灸并施,亦可在局部用梅花针点刺。

## 三、穴位注射疗法

取穴同针灸疗法,每次选 2～3 个穴位,每穴用 5%当归注射液 0.5~1ml 注入,日 1 次。

## 四、耳针

取穴:肾、脾及患部相应压痛点。每次选 1～2 个穴位,埋针 3～5 天。

# 第二章 疾病辨治

## 第一节 内科急性感染性疾病(温病)

内科急性病感染性疾病包括凡是感染引起的传染性或非传染性急性发热病。根据它的临床表现,与武当道教医药的急性热病很符合,武当道教医药总称为温病。临床实践证明,用温病的理、法、方、药治疗内科急性感染性疾病效果较好。在此,概括地叙述温病,学习时可与本书各种传染病及感染性疾病相互参考。

### 病因病理

外因是感受了温热病毒(温邪)。温邪是在不同季节的不同气候条件下产生的,但是,这些外邪能否使人生病,还要决定于人体的抗病力,这是内在因素,就是武当道教医药常说的"正气存内,邪不可干"。温邪必须在人体正气虚弱,抗病力差,不能抵御外邪时,才能侵入人体而发病。所以武当道教医药有"邪之所凑,其气必虚"的说法。

在不同的气候条件下产生不同的外邪,使人体发生五种不同类型的温病:温热、暑温、湿温、风温和瘟疫。这五种类型各有临床特点,病因不同,治疗也不一样。但是,它们的病理变化和病情的转变又有共同的规律性和阶段性。温病的病情转变(传变)归纳有卫分、气分、血分、阴分和阳分等五个阶段。卫分属于表层,症状表证,病情轻;气分较里层,表现里热的症状,病情较重;血分更加深层,有神志方面的症状,还可出斑疹、出血,病情更重;阴分和阳分属于温病的晚期的危重阶段。从表里的角度看,卫分在表,所以叫表病;气分、血分、阴分、阳分都是在里的,叫里病。在此阶段,叫做病位。不同的病位,又决定了治疗方法的差异。一般温邪侵犯人体,先由卫分开始,然后进入气分,再深入血分,进而便严重地损害了阴分和阳分。但是也有一些温邪直接侵犯里层,叫"直犯"或"直中",这时,一开始便出现被侵犯的那个病位的证候,如温热便是直中气分,一发病便表现气分的里热证候。

## 诊治要点

1.温病中,不同的病因可以有不同类型的病证,它们的传变和发展又有共同的规律性。温病的辨证可由两个不同的角度入手,从病因角度叫做病因辨证,从传变角度叫病位辨证。病因和病位是统一的,病因和病证总要透过病位呈现出来,而病位的病证也离不开病因。而且,所有的温病又都通过脏腑在病理改变表现出来。

2.在病因辨证中,温热(春温)发生于冬春季节,发病突然,病情严重,病程长,初起即表现为里热证,治疗用清热泻火、解毒法。暑温发生于暑天,高热,出汗,易出现气伤津耗的征象,也常夹湿,治疗除用清热解暑法外,往往并用渗湿药。湿温多发生于雨湿较盛的春夏季节,起病慢,病程长,以脾胃症状为主,一般宜用苦寒清热药,但湿有轻有重,有热重于湿,也有湿重于热,而且湿的表现部位又有上、中、下之分,所以临床用药除了区别湿与热的偏盛外,还要分别湿的部位,适当地选用化浊、燥湿、渗湿的药物。风温多发生于冬春季节,病初表证明显,但可急速传里,传里时病情突然加重。临床治疗,若仅卫分见证,以疏风解表为主,如果犯肺,用甘寒、苦寒清热药,配清痰和止喘药。瘟疫有十分明显的传染性,发病急而重,变化迅速,初起一般无卫分见证,常突然发高热,邪易入血分,而形成危重证候,治疗时用大剂量的清热解毒药,邪入血分时须尽快用清血热药。

3.在病位辨证中,邪犯卫分(表热证)表现恶寒,鼻塞等表证,病情轻,治疗用疏解风热法。邪在气分(里热证),没有表证,发热很高,出汗后热不退,不恶寒或出汗后有怕风、口渴,这个阶段,邪可侵犯肺、胃、肝、胆、脾、肠、膀胱等脏腑,治疗以清气分热为主。邪入血分(血热证),病情严重,多见于温病后期,治疗以清血热、解毒为主,处理要迅速及时。热邪伤阴,多是温病的末期,这时邪已衰退,但阴分也受到损伤,治疗用清虚热、滋肝肾的方法。热伤气阴时,也是温病后期的病证,热邪不仅损伤了阴分,还伤了气分,治疗用益气养阴,兼清虚热的方法,但是如果热邪炽盛,阴分严重受伤时,可以出现热盛阴脱,是最危重的阶段,应及时滋阴救脱。热闭阳脱(内闭外脱证),也是温病中最严重的一种,治疗以补阳益气、固脱止汗为主,兼清热解毒和开窍,热盛阴脱和热闭阳脱如不及时抢救会导致死亡,应注意请西医配合救治。

4.由于病邪的特点,又构成了与病位关系的特点。暑邪易致气津两伤,所以暑温容易出现气伤津耗的现象;风温多侵犯肺卫,因此风温初起必有表证;由于脾胃容易受湿,所以湿温常表现以脾胃症状为主;疫毒易入血分,因此病情常很严重。

5."一分恶寒,一分表证",对于指导温病病位辨证很有意义,就是说有怕冷的现象,表示有表证的存在,但是应注意与热邪犯胆的一阵发热一阵怕冷(寒热往来)和邪在气分或热毒入血的高热寒战相区别。

6."一分发热,一分邪在",亦是诊治温病的原则之一,意思是说,有发热便说明有病邪的存在。所以治疗时祛邪应该是主要方面,但是必须考虑到"热伤阴"的可能,要时刻注意阴分的损伤,在病邪处于劣势时要及时养阴。

7.温病和感冒都属于外感病。温病病情比较重,但感冒病情比较轻;温病必定发热,甚至是高热,但感冒发热不高或不发热;温病经常内传脏腑造成病势深入,但感冒多数只侵犯肺脏和肺所属的体表组织。

## 辨证施治

### 一、卫分病

#### (一)风温犯表

主证:发热,微恶寒,无汗或少汗,头痛咳嗽,口微渴,舌苔薄白,脉浮数。

治法:疏风热解表。

方例:银翘散:连翘12g、银花15g、桔梗10g、薄荷(后下)5g、竹叶10g、甘草3g、荆芥(后下)10g、淡豆豉10g、牛蒡子10g。

（二）湿温犯表

主证：发热，但热度不高，恶寒，无汗，头重胀，觉得身体很沉重，关节酸重，疲倦，胸闷想吐，舌苔白腻，脉缓。

治法：清热、祛湿、透表。

方例：湿温初起方：藿香 6g、佩兰 10g、苍术 10g、陈皮 3g、竹叶 10g、银花 12g、连翘 10g、淡豆豉 10g、云苓皮 15g、滑石 20g、通草 3g、甘草 3g。

（三）暑温犯表

主证：高热，在暑天发病，恶寒，头痛，胸闷欲吐，有汗或无汗，舌质较好，舌苔白腻，脉数。

治法：解表清暑。

方例：新加香薷饮：香薷 6g、厚朴 10g、银花 15g、连翘 12g、扁豆花 10g。

**二、气分病**

（一）卫气同病

主证：恶寒、发热，身痛，口渴，舌质红、舌苔黄，脉数。

治法：解表清气。

方例：三黄石膏汤：黄连 10g、黄芩 12g、黄柏 6g、生石膏 30g、栀子 10g、麻黄 3g、淡豆豉 10g、葱白 10g。

葛根芩连汤：葛根 10g、黄芩 10g、黄连 10g、甘草 3g。

（二）热结胃肠

主证：高热，多汗，口渴，大便秘结或腹泻黄臭稀水（热结旁流），腹部胀，腹痛不能压按，烦躁甚至胡言乱语，舌质红，舌苔黄，脉数有力。

治法：清热泻下。

方例：大承气汤：大黄(后下)10g、厚朴 6g、枳实 10g、芒硝(冲)15g。

**(三)温邪困肺**

主证：发热，咳嗽，气喘，胸痛，舌质红，舌苔黄，脉数。

治法：清热止喘。

方例：麻杏石甘汤：麻黄 5g、北杏仁 10g、甘草 3g、生石膏 30g。

**(四)热邪犯胆**

主证：一阵发热一阵怕冷(寒热往来)，胁痛，口苦，头晕眼花，胸闷、恶心，食欲不振，心烦，脉弦。

治法：清肝胆热。

方例：龙胆泻肝汤：龙胆草 10g、黄芩 10g、栀子 10g、泽泻 10g、木通 10g、车前子 10g、当归 6g、柴胡 6g、甘草 3g、生地 12g。

**(五)热邪犯脾**

主证：黄疸，发热，有时微恶寒，腹部胀，胁部痛，胸闷，食欲不振，恶心，疲倦，尿短色黄，舌苔白腻，脉滑。

治法：苦寒清热，利尿渗湿

方例：茵陈蒿汤：茵陈 18g、栀子 10g、大黄 10g。热重者适宜。

茵陈四苓散：茵陈 15g、猪苓 12g、泽泻 10g、白术 10g、茯苓 15g。湿重者适宜。

**(六)热入肝心**

主证：高热，烦躁不安，或者神志昏迷，谵语，抽搐，甚至角弓反张，舌质红绛，脉细数。

治法:清心开窍,镇肝息风。

方例:清宫汤:玄参 10g、莲子芯 3g、竹叶卷心 10g、连翘 12g、水牛角 60g、连心麦冬 10g。

昏迷较深加服安宫牛黄丸(成药)1 丸冲服,每日 1～3 次,或至宝丹每次 3g,每日 1～2 次。抽搐明显用紫雪丹 0.5g 冲服,每日 1～2 次。

(七)热结膀胱

主证:发热,尿频,尿急,尿痛,下腹痛,腰痛,舌质红,舌苔黄,脉数。

治法:清热渗湿。

方例:八正散:车前子 10g、木通 10g、瞿麦 10g、萹蓄 10g、滑石 20g、甘草 3g、栀子 10g、大黄 10g。

### 三、血分病

(一)气血同病

主证:高热、口渴,烦躁不安,或出斑疹,舌质红绛,舌苔黄,脉数。

治法:清气血热。

方例:清瘟败毒饮:生石膏 30g、知母 10g、甘草 3g、生地 20g、黄连 6g、栀子 6g、黄芩 10g、连翘 12g、桔梗 6g、赤芍 10g、玄参 10g、牡丹皮 6g、淡竹叶 12g、水牛角 60g。

化斑汤:生石膏 18g、知母 10g、甘草 3g、玄参 12g、水牛角 60g、粳米一小撮。

(二)热毒入血

主证:高热,寒战,烦躁不安,出斑疹,甚至谵语,吐血,出鼻血,便血,舌质深绛少苔,脉数。

治法:凉血解毒。

方例:犀角地黄汤:水牛角 60g、生地黄 30g、赤芍 15g、牡丹皮 12g。

**四、伤阴病**

**(一)热邪伤阴**

主证:下午低热(午后潮热),心烦容易恼怒,出汗,两颧有红晕,手足心热,舌质红干少苔,脉细数。

治法:清虚热,滋肝肾。

方例:青蒿鳖甲汤:青蒿 6g、鳖甲 20g、生地黄 15g、知母 10g、牡丹皮 10g。

**(二)热邪伤津**

主证:口渴,不觉饥饿,唇干裂,大便秘结,舌质红干无苔。

治法:生津养液。

方例:增液汤:玄参 12g、麦冬 15g、生地黄 20g。

**(三)热盛阴脱**

主证:高热,脸发红,口干,舌燥,精神疲乏,手足心热,甚至心慌,手足抽搐,舌质绛无苔,脉虚。

治法:滋阴救脱,平肝息风。

方例:救逆汤:炙甘草 6g、干地黄 15g、白芍 12g、麦冬 12g、阿胶(烊化)10g、生龙骨 30g、生牡蛎 30g、羚羊角粉 12g(冲服)。

大定风珠:白芍 12g、阿胶(烊化)10g、生龟板 30g、干地黄 12g、麻仁 12g、五味子 12g、生牡蛎 3g、麦冬 12g、炙甘草 3g、鸡子黄一枚、鳖甲 30g。

## 五、伤阳病

热闭阳脱

主证:发热(热度常很高),但四肢冰冷,出汗多,面色苍白,嘴唇及指甲青紫,烦躁不安,神志淡漠,口干又不想喝水,舌质淡,脉微细数。

治法:补阳益气,固脱止汗为先,兼以清热解毒,开窍。

方例:四逆汤:熟附子 12g、干姜 10g、炙甘草 3g,冲服安宫牛黄丸 1 丸,或至宝丹 6g 冲服,每日 2～3 次。

# 第二节　普通感冒

普通感冒属上呼吸道感染,武当道教医药叫感冒为外感、伤风。

## 病因病理

1.感冒病因,外因有气候过于强烈(如夏天太炎热、冬天太寒冷)或气候突然变化(如夏天突然转凉,冬天突然气温升高)。当人体正气虚弱、抗病力下降时,以上外因便发生作用,外邪乘虚侵入而发生感冒病。

2.外邪可归纳为风、寒、暑、湿、燥、火六种。它们有一定的季节性,如暑邪在夏季发生,寒邪盛行冬季。但是,有一些外邪的季节性却不明显,如风邪就是四季存在的。外邪的季节性与地区也有关系。如湿邪常于雨季或较潮湿地区存在。总之,外邪有一定的季节性,但由于自然界气候变化复杂,常常在同一季节里可能有不同的外邪。

3.外邪侵犯人体,通常是从皮毛等体表组织开始的,由于"肺合皮毛""肺开窍于鼻"、咽喉是肺的门户,因而牵涉到肺和它所属的鼻、咽等部分,所以感冒常见有咳嗽等肺部的见症和鼻塞、流涕、喷嚏和咽干喉痛等鼻、咽部症状。

4.感冒病按临床见证可分为伤风、伤寒、感冒风寒、感冒风热、伤暑、伤湿、感冒秋燥和感冒挟湿等型。伤风、伤寒是单一的风或寒引起的,仅有鼻咽或皮毛肌表见证。感冒风寒或感冒风热由风邪与寒或热结合起来侵犯人体致病,有发热、咳嗽等见证,感冒风寒属寒证,感冒风热属热证。伤暑由暑邪损伤正气致病,有多汗、头晕、疲倦等虚性症状。伤湿是外在的湿邪(外湿)引起的,湿邪有凝滞、黏腻的特性,常见身体沉重,四肢疲倦无力,头重等症状,而且起病慢,病程较长,治疗也不能很快见效。感冒秋燥发生在风高气燥,雨量稀少的秋季,燥气由外侵入,首先损伤肺的津液,出现干咳少痰、口渴咽干等外燥伤(肺)津的症状。感冒挟湿由于感受了寒邪或热邪以后,脾的功能失调,产生内湿,临床可见消化不良、胸闷、恶心呕吐、食欲不振、腹胀、腹泻等。

## 诊治要点

1.伤风,一般不发热,恶寒,多数发生在冬季,恶寒明显,但没有发热或者热度不高;感冒风寒,恶寒比发热重一些,感冒风热,发热比恶寒重一些;感暑,在夏季或初秋气候炎热时发病,病人常有疲倦、头晕等虚性症状;伤湿,起病慢,病程长,多数不发热,感冒秋燥,见于秋季,一般病情较轻,感冒挟湿,除有感冒的症状外,还有恶心呕吐。

腹痛、腹泻等消化系统症状,相当于胃肠型感冒。

2. 普通感冒必须和温病（内科急性感染性疾病)鉴别:①两种病虽然都属于外感病,但是感冒病情轻,温病病情较重;②感冒发热不高或不发热,温病必有发热,甚至是高热;③感冒多数是侵犯肺脏和肺所属的体表组织,而不往里传变,但温病却经常内传脏腑。

## 辨证施治

### 一、伤风

主证:鼻塞声重,流清涕,喷嚏,头痛,怕风,舌苔薄白,脉浮缓。

治法:疏解风邪。

方例:葱豉汤:葱白 10g、淡豆豉 10g。

苍薄汤:苍耳子 10g、薄荷 6g 、生姜 5g。

### 二、伤寒

主证:恶寒、头痛,颈和背部的肌肉有牵拉感,身疼,不渴,不发热或热度不高,舌苔白腻,脉浮紧。

治法:辛温解表。

方例:麻黄汤:麻黄 6g、桂枝 10g、北杏仁 10g、炙甘草 3g。

桂枝汤:桂枝 6g、白芍 10g、炙甘草 3g、生姜 6g、大枣三枚。

上温方:紫苏叶 5g、羌活 5g、防风 6g、荆芥 6g、白芷 5g、前胡 10g、神曲 6g。

### 三、感冒风寒

主证:恶寒、发热(但热度不高),无汗,头痛身疼,鼻塞,声音重浊,咳嗽,痰稀白,舌苔白滑,脉浮。

治法:祛风散寒,宣肺止咳。

方例:荆防败毒散加减:荆芥 10g、防风 10g、柴胡 12g、前胡 10g、桔梗 6g、北杏仁 10g、陈皮 6g、甘草 6g。

辛解方:紫苏梗 10g、薄荷(后下)3g、牛蒡子 10g、桔梗 10g、瓜蒌皮 5g、陈皮 3g、苍耳子 10g。

### 四、感冒风热

主证:发热,微恶寒,有汗、头痛,口干口渴,咳嗽痰黄稠,或有咽喉肿痛,舌苔薄黄,脉浮数。

治法:辛凉解表,清热宣肺。

方例:银翘散:银花 15g、连翘 12g、桔梗 10g、薄荷(后下)5g、竹叶 10g、甘草 5g、荆芥(后下)10g、淡豆豉 10g、牛蒡子 10g。

桑菊饮:桑叶 10g、菊花 10g、北杏仁 10g、连翘 12g、薄荷(后下)5g、桔梗 10g、甘草 10g、芦根 15g。

解热上凉方:连翘 12g、金银花 12g、薄荷(后下)5g、桑叶 10g、前胡 10g、菊花 6g、芥穗 5g、甘草 3g。

### 五、伤暑

主证:发热,头晕头痛,多汗,疲倦,口渴,小便黄,尿量少,脉浮滑。

治法:清解暑热,淡渗利尿。

方例:清凉涤暑汤:滑石 20g、甘草 3g、青蒿 6g、白扁豆 15g、连翘 12g、茯苓 15g、通草 6g、西瓜皮 18g。

加减:咳嗽加北杏仁 10g、瓜蒌皮 12g。

新加香薷饮:香薷 10g、厚朴 10g、银花 15g、连翘 12g、扁豆花 10g,对发热而无汗的病人较适宜。

### 六、伤湿

主证:头重坠,疲倦,四肢酸痛,口不渴,无发热或热不高,舌苔白腻,脉缓。

治法:宣湿化浊。

方例:宣痹汤加减:防己 12g、薏苡仁 30g、大豆卷 12g、晚蚕砂 12g、桑枝 30g、佩兰 6g、威灵仙 60g。

加减:发热加栀子 10g、地骨皮 15g。

### 七、感冒秋燥

主证:干咳少痰,或痰中带血丝,咳嗽时引起胸痛,口干鼻燥,咽喉痛,想喝水,或有些怕冷和发热,舌质干苔少,脉滑或数。

治法:清热宣肺,润燥止咳。

方例:桑杏汤:桑叶 10g、南杏仁 10g、沙参 10g、川贝母 3g(研粉冲服)、淡豆豉 10g、栀子 10g、梨皮 10g。

润咳方:百部(蜜炙)6g、南杏仁 12g、甜桔梗 10g、川贝母 3g(研粉冲服)、瓜蒌皮 10g、沙参 10g、柿蒂 5g。

### 八、感冒挟湿

主证:发热,恶寒,疲倦,头重坠痛,食欲不振,胸闷,恶心呕吐,腹胀,腹泻,舌苔白腻,脉濡或数。

治法:解表化湿。

方例:藿香正气散:藿香 6g、紫苏 10g、白芷 10g、大腹皮 10g、茯苓 12g、白术 10g、陈皮 3g、法半夏 10g、厚朴 6g、桔梗 10g、炙甘草 3g。

香苏散加减:香附 10g、紫苏叶 10g、陈皮 3g、藿香 6g、神曲 12g、连翘 12g、黄芩 10g。发热较高的病人适宜。

## 简易方及其他疗法

### 一、简易方

1.红糖 15g、生姜 12g,水煎服或开水泡服。治伤风。

2.豆豉 30g,水煎服。治伤风。

3.葱白十根、生姜 10g,水煎热服。盖被使人取微汗。治感冒风寒。

4.蜀羊泉 30g、白茅根 30g、葱白 3g,水煎服。治感冒风热。

5.野菊花 15g、岗梅根 30g、地胆头 15g,水煎服。治感冒风热。

6.蒲公英 15～30g。水煎服。治感冒风热。

### 二、针灸疗法

主穴:大椎、合谷。

配穴:发热配曲池,鼻塞配迎香,头痛配风池、太阳,食欲不振配足三里,咳嗽配天突、肺俞,咽痛速刺少商出血。

治法:用泻法,多捻针(每分钟捻针 50～100 次,至额上微汗出更好)。

### 三、拔罐疗法

先在脊柱涂上润滑油(麻油或花生油),从第七颈椎开始拔罐,然后迅速把火罐沿脊椎滑移到第四腰椎,然后向外上方停在肺俞穴。再用上法推停在另一侧肺俞穴,15分钟开罐。

### 四、刮痧疗法

用边缘平滑的瓷汤匙蘸润滑油（花生油或麻油）刮颈背，颈从风池穴向下，背从背脊两旁向上向下。刮时用力要均匀，不要太重，防止刮破皮肤，刮到出现紫色出血点为止。

## 第三节　流行性感冒

流行性感冒是由流感病毒引起的急性呼吸道传染病。从它的临床表现来看，基本属武当道教医药温病的"风温"范围。

### 病因病理

风温病是因风温外邪在人的抗病力低下时侵入致病的。多发生在冬春季节，侵犯人体时从肺卫开始，但有急速传里的可能，传里时病情突然加重。传里与否，取决于人体的抗病能力和外邪致病能力的强弱。按流行性感冒的临床表现可归纳为三种类型：一是风温侵犯肺卫，这是一种以表证为主的类型；另一种是表现为肺和气分的见症，这是因为在风温致病力较强或人的抗病力很弱的情况下，感染了风温外邪之后，急促传至气分，而突出地表现了这方面的症状；还有一种是风温外邪急速传到肝和心，导致更严重的后果。

### 诊治要点

1. 流行性感冒可分为肺卫受邪型（相当于单纯型流行性感冒）、风温闭肺型（相当于肺炎型流行性感冒）和热入肝心型（相当于中毒型流行性感冒）。

2. 肺卫受邪型具有发热、恶寒、鼻塞、流涕等表证；风温闭肺型则表现有高热、口渴、咳嗽、气喘等气分的见证；热入肝心型出现昏迷，甚至抽搐等肝、心的症状。

3.热入肝心型是流行性感冒中危重的类型，治疗必须及时，必要时应请西医配合治疗或进行抢救。

## 辨证施治

### 一、肺卫受邪型

主证：鼻塞，流涕，喷嚏，咽痛，发热，恶寒，头痛，全身酸痛无力，舌苔薄白，脉浮数。

治法：疏风、解表、清热。

方例：银翘散加减：连翘 12g、银花 12g、桔梗 10g、薄荷（后下）5g、荆芥 6g、牛蒡子 10g、板蓝根 20g。

流感方：连翘 12g、牛蒡子 10g、桑叶 10g、花粉 10g、菊花 10g、黄芩 12g、薄荷（后下）5g。

### 二、风温闭肺型

主证：高热，口渴，一阵阵的剧烈咳嗽，气喘，嘴唇青紫发绀，甚至咯血，舌苔黄，脉数。

治法：清热，宣肺，止喘。

方例：麻杏甘石汤加减：麻黄 5g、北杏仁 10g、生石膏 30g、射干 6g、大青叶 30g。

苇茎汤加减：苇茎 30g、北杏仁 10g、生苡仁 15g、冬瓜仁 15g、麻黄 3g、黄芩 12g、鸭跖草 15g。

### 三、热入肝心型

主证：高热不退，神志昏迷，胡言乱语，甚至抽搐，舌质红或绛，脉弦数。

治法：清心、凉肝、开窍。

方例:清宫汤加减:水牛角(先煎)30g、竹叶卷心 10g、连翘 12g、麦冬 12g、玄参 12g、羚羊骨(先煎)12g、菊花 12g、地龙干 10g。

如昏迷明显的加安宫牛黄丸 1 个或至宝丹 3g,抽搐明显的加紫雪丹 0.5g 冲服。

## 简易方及其他疗法

### 一、简易方

1.满山香(干)300g,水煎,分 2 次服。另可以把满山香全草切碎,加水浸过药面,煮沸后再煎熬 1 小时,共两煎,混合浓缩至每 100ml 含满山香(干)30g,再加白糖适量,每日服 200ml,每 6 小时 1 次,每次 50ml。

2.流感:大青叶 30g、生石膏 30g、柴胡 10g、桂枝 10g、黄芩 12g、杏仁 12g、前胡 10g,水煎,分 2 次服。

3.大青叶(生)50g 或(干)20g,水煎服。

4.黄皮树叶(干)10g,水煎服。

5.椿树根皮(去粗皮)15g、杉树尖 7 个,水煎服。

6.马鞭草 30g,半枝莲 15g,水煎服。

7.鸭跖草 50g,蜀羊泉 30g,水煎服。

### 二、针灸疗法

发热、头痛,全身酸痛,针刺合谷、风池、曲池,咳嗽配列缺、天突,鼻塞配迎香、足三里。

刮痧疗法见"普通感冒"。

## 第四节　病毒性肝炎

病毒性肝炎,现代医学分为黄疸型肝炎和无黄疸型肝炎两种。武当道教医药辨证将黄疸型肝炎及无黄疸型肝炎(亦可在某个时期因病情的变化出现黄疸)的整个病程中出现黄疸时,都包括在"黄疸"病里。因此,有黄疸的肝炎,可参考"黄疸"症。出现昏迷的,可参考"昏迷"症。这里着重叙述无黄疸型肝炎。

## 病因病理

1. 虽然武当道教医药也提及感受时疫湿浊是肝炎外在的病因,但更强调内因的作用。从武当道教医药的角度来看,肝炎的基本病因病理是肝的阴阳失调,而具体表现在阴虚阳亢,但是阳亢的原因是阴虚,由于肝阴虚而不能制约肝阳,才使肝阳亢盛起来,所以肝炎病因病理的主要矛盾还在于阴虚——肝阴虚损。

2.肝阳亢盛在肝炎的表现形式是肝气盛,肝气盛可以导致:肝气本身的郁结;气郁化火或形成胆热;肝气横逆,犯及脾胃,而损伤脾的运化功能,产生湿浊,也可以造成脾胃气虚,气郁日久,导致血瘀形成,并进一步转化成瘀结生热或瘀阻血溢的出血现象,出血以后又可加重血瘀的形成。

3.肝阴虚则表现为肝阴虚损或肝血不足等两种形式。"肝肾同源",肝阴和肾阴有互相依存的关系,肝阴虚必然会涉及到肾。此外,心血的供应,来源于藏在肝的血,肝血不足也会造成心血不足。所以肝炎的病因病理虽然重点在肝,而又牵涉到胆、脾、胃和心肾等脏腑的一系列变化。

## 诊治要点

1. 无黄疸型肝炎临床可分为肝气郁结型、脾胆湿热型、肝肾阴虚型、肝脾两虚型和肝虚血瘀型。

2.辨证论治：必须按病证证型的不同进行辨治，应该具体情况具体分析，如胁痛最常见的原因是气的郁滞，叫做"不通则痛"，一般常用疏肝解郁，理气行气的药物治疗，但不应该认为除了这个方法就不能止胁痛了，要针对病因用药才会有更好的止痛效果。

3.注意抓主要矛盾：肝炎的主要矛盾是肝阴虚损，必须抓住这个方面进行治疗，因此，补养肝阴是治疗肝炎的根本，虽然肝炎早期可以用凉肝、清利湿热的药物，但经过一段时间后，或者需要巩固疗效防止复发时，便要使用养肝阴的药物，所以治疗肝炎的中后期应该以养肝阴为主。同时还必须注意，在应用各种治法的过程中，必须避免或者尽量减少损伤肝阴的药物。过于苦寒和辛燥的药物对肝阴有损伤，所以在需要用清热药的时候，不宜过于苦寒，用解郁行气时，避免食用辛燥和助阳的食物（如辣椒、胡椒、韭菜、大蒜、油炸食物等），适宜多吃些滋阴的食物（如鱼类、鸭、淡菜、甲鱼、蛋类、瘦肉等）。

4.治疗用药可参考肝功能的变化。据临床初步观察，转氨酶偏高的，用一些凉肝和清利湿热的药有一定效果，如果絮浊试验不正常的，宜用养肝阴药物。

## 辨证施治

### 一、脾胆湿热型

主证：胁部疼痛，饱食或饮食不当时更明显，疲倦，腹胀，口淡有苦味，或有甜味，食欲不振，厌食油腻，小便黄或者像浓茶一样，量少，大便稀溏，舌苔浊腻或带黄，脉缓滑。

治法:清热利湿。

方例：茵陈蒿汤加减：茵陈 20g、栀子 10g、车前草 30g、蒲公英 15g、茅根 15g。

**二、肝气郁结型**

主证:两胁胀痛,情绪激动时更加明显,容易恼怒,胸闷不舒,食欲不振,恶心嗳气,睡眠不宁,脉弦。

治法:舒肝解郁。

方例:四逆散:柴胡 10g、白芍 12g、枳壳 10g、甘草 3g。

解郁合欢汤:合欢花 10g、柴胡 6g、郁金 10g、沉香(后下)1g、茯苓 15g、白芍 10g、丹参 12g、栀子 10g、柏子仁 10g、当归 10g、薄荷 6g、大枣 5 枚。

疏肝解郁汤:丹参 12g、白芍 12g、玫瑰 10g、厚朴花 10g、合欢花 10g、川楝子 10g。

**三、肝肾阴虚型**

主证:胁部隐痛,精神疲乏或睡眠不好时则明显,头晕,心悸,失眠多梦,腰酸腿软,小便黄,或者有低热和手足心热,脉弦细或兼数。

治法:养阴凉肝。

方例:一贯煎:沙参 12g、麦冬 12g、当归 10g、生地黄 15g、枸杞子 12g、川楝子 10g

滋水清肝散:熟地黄 12g、山萸肉 10g、牡丹皮 10g、茯苓 15g、泽泻 10g、柴胡 6g、白芍 12g、栀子 10g、酸枣仁 10g。

养肝汤:女贞子 12g、楮实子 12g、五味子 10g、白蒺藜

10g、熟枣仁 10g、制首乌 12g。

二至丸加味：女贞子 12g、旱莲草 15g、珍珠母 30g、白芍 12g。

### 四、肝脾两虚型

主证：胁部隐隐作痛，休息好时痛减轻，劳累之后痛加重，头晕、气短，身体疲倦无力，四肢麻木，指甲没有红润的光泽，食欲不振，大便溏稀又无力排出，舌质淡舌体胖，脉细弱。

治法：养肝和血，健脾益气。

方例：人参养荣汤：党参 12g、肉桂 1g、五味子 10g、白芍 12g、黄芪 12g、白术 10g、茯苓 12g、当归 10g、熟地黄 12g、橘皮 6g、甘草 3g、远志 6g。

益气养荣汤：党参 12g、熟地 12g、制首乌 15g、桑寄生 15g、淮山药 15g、扁豆 12g、生薏仁 15g、楮实子 12g、旱莲草 15g、乌豆衣 10g。

### 五、肝虚血瘀型

主证：消瘦，面色瘀暗没有光泽，颈胸部有血缕痣（蜘蛛痣），胁下有痞块（肝腹肿大质较硬），头晕，肢端麻木，指甲枯白，觉得胸和脾腔里很热，情绪烦躁，睡眠不宁，腹部胀，吃得很少，口干但又不想喝水，小便量少，大便溏或黑便，或兼有胁部刺痛，晚上痛更明显，唇和舌质紫瘀，脉细涩或兼数。

治法：滋养肝肾，通络散瘀。

方例：左归饮加减：熟地 12g、山药 12g、枸杞子 10g、山萸肉 10g、当归 10g、延胡索 10g、红花 10g、丹参 12g、桃仁 10g、柴胡 10g。

养肝散瘀汤：制首乌 15g、乌豆衣 12g、淮山药 15g、楮实子 3g、丹参 12g、赤芍 10g、茜根 10g、木香 6g。

## 简易方及其他疗法

### 一、简易方

1.蒲石三草汤：蒲公英 20g、石上柏 15g、车前草 10g、珍珠草 15g、旱莲草 12g、茅根 20g，脾胆湿热型适宜。

2.板蓝根 30g，水煎服，以肝炎急性期较适宜。

3.蒲公英 50g 或糯稻根 60g，水煎服。

4.夏枯草 30g、红枣 30g，水煎服。日分 2 次。

5.糯稻根 30g、红枣 10 只，水煎服，迁延性肝炎较适宜。

6.白背叶根 90g、猪骨 12g，水 5 碗，煎取一碗，分 2 次服，慢性肝炎及转氨酶增高的较适宜。

7.岗稔根 30g、旱莲草 30g，水煎服。

8.五味子干燥后研细末（或制丸剂）每次服 3～5g，每日 3 次。对降转氨酶有效，但停药后易复升，要坚持服用 2~3 个月，经研究它的降转氨酶的成分，主要在五味子的核仁里。

### 二、针灸疗法

主穴：太冲、肝俞、胆俞、阳陵泉。

配穴：食欲不振配足三里，呕吐刺内关，肝痛刺支沟、期门（或梅花针点刺肝区）。

# 第五节　痢疾

痢疾是痢疾杆菌或阿米巴原虫引起的肠道传染病。武当道教医药古时叫做"肠癖""滞下"，后来逐步统称为"痢疾"。但是，也有根据不同的表现或病因而有不同的叫法，如"赤痢"（泻下血色黏液）"白痢"（泻下白色黏液）"休息痢"（慢性痢疾）"疫毒痢"（相当于重型或中毒型痢疾）。

## 病因病理

人体脾胃功能不好时，暑湿秽浊和疫毒等乘虚侵入，使肠道气滞血阻，传导失常而成痢疾。如果疫毒外邪猛烈，可以迅速侵犯肝心，发生神昏谵语、躁动不安等症状，严重的可导致正气不支，突然出现正脱的危象。如果痢疾长期不愈，会损伤脾胃，造成脾胃气虚。病人一向阳虚的，或者平时喜欢吃寒凉生冷食物的，又会引起肠胃寒湿凝聚，造成脾阳损伤，脾阳与肾阳的关系密切，脾阳损伤长期不愈，便会涉及肾阳，出现脾肾阳虚。

## 诊治要点

1. 根据痢疾的临床表现可分为急性痢疾和慢性痢疾两大类型，急性痢疾中又可分湿热型和疫毒型，慢性痢疾分脾胃气虚型和脾肾阳虚型。

2. 由于某些中草药有一定抗阿米巴原虫的作用，所以治疗痢疾时也要注意细菌性痢疾和阿米巴痢疾的鉴别，如属阿米巴痢疾，应在辨证的基础上加入有抗阿米巴原虫作用的中草药。

3. 疫毒痢是一种危重的类型（包括了重型细菌性痢疾、中毒型细菌性痢疾和暴发型阿米巴痢疾），除了有昏迷、躁动等症外，还有明显的失水征象，因此要注意水和电解质的平衡，能够静脉补液是很有好处的。有少数病人可能有高度毒血症的表现，或循环衰竭和中毒性脑炎的危重证候，必须及时抢救。

## 辨证施治

### 一、急性痢疾

**(一)湿热型**

主证：突然出现阵发性腹痛，腹泻开始时排出少量的粪便，以后转为白色胶状黏液有血丝，最后呈鲜红胶冻样，每天十多次，有里急后重感，或有恶寒发热，头痛，舌苔微黄腻，脉滑。

治法：清湿热，行气止痛，或兼解表。

方例：白头翁汤加减：白头翁15g、黄连10g、秦皮12g、厚朴10g、荆芥10g、玄胡10g。

清肠方：白头翁15g、黄芩10g、茵陈12g、蚕砂10g、藿香6g、薏苡仁15g、滑石20g、木香（后下）5g。

葛根芩连汤加味：葛根15g、黄芩12g、黄连6g、苦参12g、荆芥10g、甘草3g。有恶寒、头痛而发热等表证时适用。

**(二)疫毒型**

主证：起病急骤，高热寒战，烦渴，泻下黯紫色的脓血，腹痛及里急后重都很严重，还常伴有头痛烦躁，恶心呕吐，甚至昏迷，谵语，抽搐，或面色苍白，四肢冰冷，舌质红,苔黄,脉大数或沉伏。

治法:清热,解毒,凉血。如有面色苍白、四肢冰冷、昏迷等正脱征象时,首先救脱,可参考"休克"处理。

方例:黄连解毒汤加减:黄连 10g、黄芩 10g、黄柏 6g、白头翁 15g、赤芍 10g、丹皮 10g、地榆 15g。

高热、昏迷加服安宫牛黄丸 1 丸。

昏迷、抽搐加服紫雪丹 2g。

昏迷较深的加服至宝丹 3g。

## 二、慢性痢疾

### (一)脾胃气虚型

主证:疲倦无力,饮食减少,气短,口淡无味,怕冷,长期大便稀溏,常有脓血,每天一次至几次,甚至有脱肛,舌质淡,苔白,脉弱。

治法:健脾益气。

方例:香砂补气汤加减:党参 12g、白术 12g、茯苓 15g、炙甘草 3g、木香 5g、陈皮 6g。

### (二)脾肾阳虚型

主证:黎明前腹痛肠鸣,痛时则泻,泻后腹部较舒服,大便稀甚至失禁,精神疲倦,腰酸腿软,怕冷足冷,舌质淡白,脉沉细。

治法:温补脾肾,收涩止泻。

方例:养脏汤加减:党参 12g、当归 10g、诃子(煨)6g、肉豆蔻 6g、肉桂 2g、白芍 2g、炙甘草 3g、赤石脂 12g、干姜 10g。

四神丸加味:破故纸 10g、肉豆蔻 6g、吴茱萸 6g、五味子 10g、党参 12g、熟附子 10g、白术 10g、炙甘草 3g。

## 简易方及其他疗法

### 一、简易方

1.地锦草、辣蓼、凤尾草、铁苋菜、血见愁、鸡眼草、水杨梅、算盘子、马鞭草,以上药物可任选 1~3 种,干药各用 15～30g,鲜药加倍,水煎服,每日 1~2 剂,治细菌性痢疾有效。

2.鸦胆子仁,每次 10 粒,龙眼肉(或馒头皮)包裹吞服,每日 3 次。白头翁 15～30g,水煎服,每日 1～2 次。地丁草 15g,水煎服,每日 1 次。铁扫帚 60g,水煎服。以上药物对阿米巴痢疾有效,可单独选用,也可加入证治的方药中。

3.仙鹤草(新鲜)500g,水煎至 500ml,每天分 3 次口服,连续 10 天为一疗程,可用至 3 疗程,治慢性痢疾。

4.前胡焙干研粉,每服 10g,每天 1～2 次,治慢性痢疾。

5.川厚朴 10g,水煎服,每天服 2 剂,治阿米巴痢疾。

### 二、针灸疗法

主穴:足三里、天枢、止泻(关元上 5 分)。

配穴:里急后重配阴陵泉、大肠俞,发热刺曲池、大椎,呕吐刺内关、中脘,休克刺人中、内关、涌泉。

治法:急性期伴有发热宜针,用泻法。慢性期可针灸并施,每日 1～2 次,多捻针,留针时间 20～30 分钟。

### 三、耳针

取:大肠、小肠、皮下交感点,每次选 2～3 个穴位,埋针 3~5 天。

# 第六节　肺结核

肺结核是一种最常见的结核病,人体抵抗力低落时,感染结核杆菌,侵犯肺部得病,相当于武当道教医药的"痨瘵"或"肺痨"。

## 病因病理

古代武当道教医药已经观察到肺结核的传染性,且很重视内在因素在发病中的作用。

武当道教医药认为长期劳累和营养不良,过度忧虑和情绪抑郁,以及早婚和生育太多等都是导致肺结核的内因。从肺结核的临床表现来看,可以归纳成三种类型,一是因为肺热伤津的肺燥型,另外是肺阴虚和肺气虚两型。虽然肺结核的病变在肺,但是和肾、脾的关系也很密切。肾精不足,使虚火上扰,煎熬肺的津液,引起肺阴虚。脾主运化,把吸收的营养物质,输送到肺来供养全身,如果脾气虚,这些营养物质不足,肺气也就虚弱了。

另外,久咳可致瘀血积留,瘀热相结,便可成痨。

## 诊治要点

1. 咳嗽是肺结核常见的症状,从咳嗽和痰的表现可以帮助辨证,肺燥型者干咳,无痰或少痰,咯痰很困难,肺阴虚型咳出黄痰,黏稠,脾气虚型咳出白色稀痰。

2. 肺燥型有明显的口渴、舌干等津液不足症状,治疗应以生津润燥为主;肺阴虚型有手足心热、脉数等火旺的症状,治疗宜养阴、清肺;肺气虚型有身体疲倦和气短等气虚症状,治疗时应补气、健脾。

3.久病不愈者,要考虑有无瘀热相结的瘀症,可配用祛瘀通络药。

## 辨证施治

### 一、肺燥型

主证:干咳,无痰或少痰,咯痰困难,或痰中带血丝,口渴,咽干痛,声音嘶哑,舌干舌尖红。

治法:生津润燥。

方例:百合固金汤加减:生地黄 10g、麦冬 10g、百合 12g、川贝(研末冲服)3g、白芍 10g、玄参 10g、桔梗 10g、百部 10g。

养肝汤:沙参 12g、天冬 10g、雪梨皮 12g、川贝(研末冲服)3g、石斛 10g、枇杷叶 10g。

### 二、肺阴虚型

主证:午后潮热,手足心热,午后两颧红晕,盗汗,咳嗽痰黄稠黏,或痰中带血,消瘦,口苦,胸部疼痛,心烦易怒,舌质红,脉细数。久病而且经常咳血的病人,舌质可能会出现紫红色的瘀点。

治法:养肺阴,清肺火,或兼祛瘀通络。

方例:养阴清肺汤加减:生地黄 12g、麦冬 12g、川贝(研末冲服)3g、百部 10g、夏枯草 10g、黄芩 10g、地骨皮 10g。

月华丸加减:天冬 10g、生地黄 12g、淮山药 12g、百部 10g、沙参 10g、川贝(研末冲服)3g、桑叶 10g、丹参 10g、桃仁 10g,咳血较久,瘀热相结成瘀的比较适宜。

### 三、肺气虚型

主证:呼吸短促,活动后更明显,咳嗽多痰,痰稀色白,精神疲倦,懒言,说话的声音低微,出汗多,食欲不振,舌质淡,脉弱。

治法:补肺,健脾益气。

方例:宁肺汤加减:党参 10g、当归 10g、白术 10g、熟地黄 12g、白芍 10g、五味子 10g、桑白皮 10g、茯苓 12g、黄精 12g、白及 10g。

## 兼症的治疗

### 一、多汗

(一)盗汗

1.浮小麦、糯稻根各 30g、碧桃干 10g,水煎服。

2.韭菜根 60g,水煎服。

3.鸡内金焙干研末,冲服,每日 3 次,每次 3g。

(二)自汗

1.玉米芯 60g、孩儿参 30g,水煎服。

2.黑豆 15g、浮小麦 20g、乌梅 3g,水煎服。

3.牡蛎(研极细末)外扑止汗。

### 二、大咯血

1.花蕊石散 1g,冲服。

2.鲜藕:洗净捣汁,每次服半杯。

3.白及(研极细末)冲服,每日 3 次,每次 3～6g。

4.鲜大、小蓟,洗净捣汁,冲服。

## 简易方及其他疗法

### 一、简易方

1.十大功劳叶 30g,水煎服,适用于阴虚发热。

2.肺痨验方:丹参 10g、黄芩 10g、百部 20g,日服 1 剂,水煎,分 2 次服。适用于肺结核,午后低热,咳嗽。对于慢性纤维性空洞型肺结核和淋巴结核也有一定效果。

3.肺痨方:夏枯草 30g、红糖 6g,水煎,分 2 次服,每日1 剂,一个月为一疗程。

### 二、针灸疗法

主穴:肺俞、膏肓、尺泽。

备穴:体虚可多灸膏肓及足三里,痰多针丰隆,潮热取大椎。

## 第七节　中暑

中暑是高温对人体的综合作用产生不良影响的严重后果,大概包括了武当道教医药"痧症"的"暑闭""暑厥"和"暑风"等证。

### 病因病理

中暑是在高温环境下或炎夏烈日下的时间太长,暑邪热气侵袭人体而引起的。从武当道教医药的角度来看,对于暑邪热气的侵袭,不同的体质,有不同的症状表现。身体壮实的青壮年,大多表现神志障碍,或心烦,呕吐,属于痧症或暑闭证,这是暑邪犯心伤害了心阳,导致阳气外脱。如果平素阴虚肝旺的人,由于暑邪伤阴,使筋脉缺乏滋养,便会出现四肢抽搐,属暑风证。

## 诊治要点

1.中暑是急症,应迅速救治,尤其是暑闭证,必要时请西医进行抢救。

2.暑闭证以清热为主,通窍为辅,并且还要采取积极的物理降温措施,暑厥证以温阳补气为主,止汗为辅。

3. 凡中暑病人必须立刻离开现场暑热环境,转到阴凉通风的地方。

## 辨证施治

### 一、暑闭证

主证:头晕,头痛,胸闷,高热,面及皮肤干燥发红,随即晕倒,或者谵妄,舌质红干,脉洪数。

急救处理:①迅速把病人搬到阴凉通风的地方,用井水或冰袋敷头部、二腋和腹股沟,并用50%酒精擦全身,同时扇风或用风扇吹凉。必要时还可以把病人全身除头部外浸在凉水中。以上的处理过程中,还要用力按摩病人四肢,防止周围血循环停滞。

②针灸:体针:十宣(先刺出血)、百合、人中、涌泉。强刺激反复行针。耳针:神门、交感。

③刮痧法: 用刮痧板或用边缘光滑的磁匙或铜钱蘸生油(或麻油),在脊柱两侧、胁间、胸骨、肘和膝窝等处,自上向下或自背后向胸前刮,先轻后重,到出现红紫色出血点为止。

④立即灌服成药:武侯行军散 1g,开水冲服。通关散少许吹鼻使病人打喷嚏。安宫牛黄丸一个,开水化服。

治法:甘寒清热,通窍益气。

方例：人参石膏汤：党参 15g（或孩儿参 30g）、生石膏 30g、知母 12g、甘草 3g、粳米一小撮。

紫雪丹：每次 2g 冲服。

## 二、暑厥证

主证：头晕，心慌，四肢无力，面色苍白，多汗，手足冰冷，随即晕倒，脉细数。

治法：温阳，补气，止汗。

方例：参附龙牡汤：人参 12g、熟附子 10g、龙骨 30g、牡蛎 30g

（关于暑厥的治疗可参考"休克"）

## 三、暑风证

主证：四肢抽搐，或者小腿肌肉抽疼，大量出汗，头晕眼花，恶心，口渴，小便量少，舌质红苔少，脉弦数。

治法：平肝息风，养阴清暑。

方例：羚角钩藤汤加减：生石决明 30g、生牡蛎 30g、钩藤 10g、菊花 10g、桑叶 10g、生地黄 15g、竹茹 15g、西瓜翠皮 15g、扁豆 12g、羚羊角粉 1g（分 3 次冲服）。

另外，还可用乌梅 5 个，加盐一撮，煎水，等稍凉便慢慢地喝下去。

# 预　防

1.做好防暑降温措施。合理安排劳动和休息，农业劳动可根据具体情况采用"早出工，晚收工，中午多休息，晚上换班不停工"等方法。

2.田间劳动做好个人防护，戴宽边草帽，组织供应防暑饮料，可选用：

（1）六一散：滑石 20g、甘草 3g、薄荷少许。放在有盖的壶里，用沸开水泡 5 分钟便可饮用，可以连续泡三至四次，做为一天饮用。

（2）含盐的茶水。

（3）绿豆汤。

（4）鲜荷叶、鲜竹卷心、鲜芦根、鲜藿香、鲜佩兰，任选 2～3 种，煎水或开水泡。

（5）酸梅汤：乌梅 20g、生山楂 20g、生甘草 10g、生谷芽 20g，煎水 2000ml，待凉服用。

注意及时发现先兆中暑的病人，一般在高温环境下劳动一定时间以后，有大量出汗，口渴，头昏，耳鸣，胸闷，心跳心慌，四肢无力等现象时，便是先兆中暑，应该马上休息，离开高温环境，在阴凉的地方躺卧，饮用淡盐水或防暑饮料，不久便可恢复，可防止发生中暑。

## 第八节　大叶性肺炎

大叶性肺炎是肺炎球菌或其他细菌引起的一种局限的肺部病变，从临床表现看属武当道教医药"风温"病的范围。

### 病因病理

风温病是由于风温外邪因人体抵抗力下降时而侵入致病的。初期常常是从侵犯肺卫开始的，卫气与外邪抗争，便表现发热恶寒。可是卫气与肺相通，卫气郁阻则肺气不宣而咳嗽。但是风湿病有迅速传里的可能，因此在侵犯卫分的时候常常已涉及气分，所以出现风湿闭肺的既有卫分见症又有气分见症的卫气同病的类型。如热邪继续深入，则由气分迅速侵入血分，而出现气分血分的热邪都炽盛的气血同病类型，这时由于热邪壅塞于肺，肺气不利，便高热、喘咳、口渴、胸痛、苔黄；热邪侵入血分，热伤肺络，而见痰中带血，或痰呈铁锈的颜色，血热炽盛，心神受扰便致烦躁或谵语；血分的热则舌质红绛。如果热邪极盛，则会耗损阳气，或者病人体质素来虚弱，阳气已经很虚弱，经不起热邪的侵扰，更会出现热闭正脱的危重证候。病的后期，热邪不仅损伤了阴分，又同时伤及气分，这时虽然热邪已经处于劣势，但病人也表现一派午后低热、神疲体倦等气阴虚弱的见症。

## 诊治要点

1.临床常见风温闭肺、气血同病、热闭阳脱和热伤气阴等四型。

2.由于风温病传里迅速，所以发病初期，外邪犯卫时，亦有气分的见症。

3.由于风温病具有热邪很盛并且传变迅速的特点，所以在治疗时用药必须较大剂量，才能控制病邪。

4.热闭阳脱与中毒性休克相符，是危重病症，按武当道教医药"急则治其标"的原则应先补阳益气，止汗固脱。但在救治之后，仍须按照温病的辨证施治方法进行治疗，清解里热，必要时应请西医配合救治。

## 辨证施治

### 一、风温闭肺型

主证：发热，恶寒（甚至寒战），咳嗽气粗，头痛，身疼，口渴,小便黄,尿量少,或大便秘结,舌质红,舌苔黄,脉数。

治法:宣肺清热。

方例:麻杏甘石汤加减:麻黄 5g、北杏仁 10g、生石膏 30g、鱼腥草 30g、黄芩 10g、蒲公英 30g。

凉膈散:大黄(后下)10g、甘草 3g、薄荷(后下)6g、栀子 10g、黄芩 10g、连翘 10g、芒硝 10g、竹叶 10g。以口渴、大便秘结、小便黄量少等里热症状明显的病人较适宜。

苇茎汤加减:苇茎 30g、薏苡仁 25g、冬瓜仁 15g、北杏仁 10g、鱼腥草 30g、鸭砒草 15g、黄芩 12g。

## 二、气血同病型

主证:高热口渴,咳嗽气喘,胸痛,痰中带血,或痰是铁锈的颜色,烦躁或谵语,舌质红绛,舌苔黄,脉数。

治法:清气凉血,化痰定喘。

方例:清瘟败毒饮加减:生石膏 30g、生地黄 12g、水牛角(先煎)65g、栀子 10g、桔梗 10g、黄芩 12g、知母 10g、赤芍 10g、玄参 10g、连翘 10g、甘草 3g、牡丹皮 10g、竹叶卷心 10g。

清营汤加减:水牛角 30g、生地黄 15g、玄参 10g、竹叶卷心 6g、银花 15g、连翘 12g、黄连 10g、苇茎 24g、冬瓜仁 15g、北杏仁 10g、鱼腥草 25g、麦冬 10g。

## 三、热闭阳脱型

主证:高热,但四肢冰冷,或高热骤然下降,出汗多,面色苍白,唇及指甲青紫,烦躁不安,神志淡漠,口渴,又不愿喝水,舌质淡,脉微细数。

治法：补阳益气，止汗固脱。

方例：人参四逆散加味：熟附子 12g、干姜 10g、炙甘草 6g、人参 6g、五味子 12g、肉桂 3g。

补阳固脱的治疗方法可参考"休克"

**四、热伤气阴型**

主证：潮热或手足心热，神疲体倦，心烦不宁，咳嗽，不想饮食，多汗，口干，舌质淡红或红，脉细。

治法：益气养阴，兼清虚热。

方例：生脉散加味：党参 12g、麦冬 10g、五味子 6g、石斛 12g、地骨皮 12g。

清骨散加减：银柴胡 10g、胡黄连 10g、鳖甲 20g、地骨皮 12g、青蒿 6g、知母 10g、麦冬 10g。

透热方：青蒿 6g、象牙丝 10g、地骨皮 10g、糯稻根 15g、生龙齿 15g（先煎）、白薇 10g，对正虚不甚，低热未退者较适宜。

# 简易方及其他疗法

## 一、简易方

1.鱼腥草（鲜）15～60g 或（干品）10～30g、虎杖 30g，水煎服。

2.一枝黄花 30g、一点红 30g、鸭跖草 15g，水煎服。

## 二、针灸疗法

主穴：肺俞、合谷、肺热穴（第三至四胸椎旁开五分）、孔最。

配穴：发热配曲池，高热可在尺泽或十宣穴速刺放血一小点，痰多配丰隆，胸痛配内关、膻中。

治法：用泻法。

### 三、穴位注射疗法

取每毫升注射用水含 2 万～5 万单位青霉素（或 0.1g 链霉素）注射上述穴位，每次选背及四肢各一穴，每穴注射 0.5～1ml，日 2 次，待病人症状消失，热退可停注。

### 四、拔火罐疗法

先用梅花针在背部、肩胛内侧缘两旁点刺，至表皮轻度发红，然后拔火罐 4～6 个。

## 第九节　肺脓肿

肺脓肿是由一些致病菌引起的肺部感染，早期为化脓性炎症，继而形成脓肿。有高热、咳嗽和脓血痰等临床特点，与武当道教医药的"肺痈"很相符合。

### 病因病理

肺痈是因为外感风温病毒后，由于治疗不恰当或病人体质虚弱，造成病邪集结在肺，损伤血脉，血受到热的熏灼，而发生凝滞，产生痈脓。如果这些郁结在肺的痈脓不能及时解除，又会进一步损伤肺气和肺阴，而致正虚。

### 辨证施治

#### 一、肺热型

主证：突然高热，咳嗽，咳黏痰或脓痰，有臭味，可痰中带血，胸痛，口渴，舌质红，舌苔黄，脉滑数有力。

治法：清热解毒，祛痰排脓。

方例：苇茎汤加味：苇茎 32g、冬瓜仁 30g、薏苡仁

30g、桃仁 10g、银花 10g、甘草 6g、桔梗 15g、鱼腥草 30g、黄芩 12g。

石膏汤加减：生石膏 35g、知母 12g、甘草 6g、银花 30g、苇茎 30g、桔梗 15g、败酱草 30g、蒲公英 30g。以高热、口渴、想大量饮冷水等里热证明显的适宜。

**二、肺虚型**

主证：咳嗽，脓痰，反复咯血，并且有不规则的发热，多汗，消瘦，舌质红苔少，脉细弱而数。

治法：养肺阴，益肺气，清虚热，化痰或止血。

方例：百合固金汤加减：生地黄 12g、麦冬 12g、川贝母 6g、百合 12g、桔梗 10g、甘草 6g、孩儿参 12g、五味子 6g。

加减法：咯血明显的加藕节 12g、仙鹤草 12g、白及 10g。

清肺汤：沙参 12g、黄芪 12g、合欢皮 30g、白及 12g、孩儿参 15g、甘草 3g、桔梗 10g、冬瓜仁 15g。

## 简易方及其他疗法

**一、简易方**

1.鲜鱼腥草 60g、桔梗 15g，水煎服，每天 1 剂。

2.鱼腥草 30g、鸭跖草 30g、半枝莲 30g、野荞麦 30g、虎杖根 15g、桔梗 15g、甘草 6g，水煎服，每日 1 剂。

3.败酱草 90g、川贝母 6g、红枣 5 个，水煎服。

4.鱼腥草 15g、黄精 15g、白及 10g、桔梗 15g，适合于肺虚型。

**二、针灸疗法**

参考"大叶性肺炎"。

# 第十节　支气管哮喘

支气管哮喘是一种常见的多发性、肺部过敏性疾病。发作时有气喘痰鸣、呼吸急促等特点。武当道教医药称"哮症",但哮必兼喘,所以又统称"哮喘"。

## 病因病理

哮喘发病的原因是脾肾亏虚、肺有痰积。痰积常有因外感、疲劳、饮食失宜、精神刺激等诱发,多反复发作。痰积(又称痰饮),是因脾虚运化功能失调,使水湿停聚,上贮于肺,日久而成。所以有"脾为生痰之源,肺为贮痰之器"的说法。"肺主出气、肾主纳气",这样一出一纳便形成了呼吸运动,呼吸运动的正常进行,须有肺肾两脏的配合。所以哮喘与肺有痰积、肺失肃降有关,也和肾虚、肾不纳气有关。

## 诊治要点

1.根据哮喘的临床表现,可分为肺寒型、肺热型、痰湿阻肺型、脾虚型、肾阳虚型和肾阴阳两虚型。肺寒型、肺热型、痰湿阻肺型表现在发作期;脾虚型、肾阳虚型和肾阴阳两虚型则表现在缓解期。

2.哮喘发作期主要表现在肺,缓解期主要在脾肾,按照武当道教医药"急则治标,缓则治本"的原则,发作期治肺,缓解期补脾肾,但重点在肾。

3.哮喘发作严重时,要适当配用西药,控制症状。巩固疗效,防止复发则以武当道教医药以"扶正祛邪法"为主。防止复发宜秋冬补阴阳,春夏季益气。

4. 虽然哮喘发作时治以祛邪为主,缓解时治以扶正为主,但经治疗后喘仍未停止者也应同时扶正,不宜长期祛邪而忽视了扶正。

5.发作时要注意辨明寒热,一般哮喘以寒证为多,缓解时补肾阳为主、兼补肾阴,如果病人不能耐受补阳药,也可纯补肾阴。

6. 对长期服用激素控制发作的病人,宜用补肾阳药来逐渐撤去激素,同时配用补阴药以防止补阳药产生耗阴作用。

## 辨证施治

### 一、肺寒型

主证:面色苍白浮肿,四肢较冷,咯清稀白沫痰,口不渴,或喜热饮,舌质淡,舌苔薄白,脉弱。如兼表证便有怕冷,微热,头身疼痛,咳嗽多,无汗,脉浮紧。

治法:祛寒、定喘。

方例:苏子降气汤加减:法半夏 12g、苏子 12g、前胡 10g、厚朴 10g、陈皮 6g、当归 12g、生姜 10g、肉桂 2g、甘草 6g。

三拗汤加味:麻黄 6g、北杏仁 10g、甘草 10g、白芥子 6g、苏子 10g、补骨脂 15g、当归 12g、熟地黄 20g、细辛 3g。

解表逐饮汤:麻黄 10g、白芍 10g、细辛 3g、干姜 10g、甘草 3g、桂枝 10g、法半夏 10g、五味子 10g。

射干麻黄汤:射干 6g、麻黄 6g、生姜 10g、细辛 3g、紫菀 10g、款冬花 10g、大枣 4 枚 10g、法半夏 10g、五味子

10g。

**二、肺热型**

主证：怕热，烦躁，唇红，痰黏稠而黄，口渴，尿少，大便秘结，舌苔黄腻。有表证时便有发热，出汗，咳嗽增多，脉滑数。

治法：清热，平喘，祛痰。

方例：定喘汤加味：白果20个、麻黄6g、苏子6g、甘草3g、款冬花10g、北杏仁6g、桑白皮10g、黄芩10g、法半夏10g、地龙12g、石韦12g、人工牛黄末（冲服）1g。

麻杏石甘汤加味：麻黄10g、北杏仁10g、生石膏15g、甘草3g、大青叶20g、连翘12g。有表证的适宜。

**三、痰湿阻肺型**

主证：咳嗽较重，痰特别多，容易咯出，呼吸有痰鸣，胸闷，舌苔浊腻，脉滑。

治法：化痰、止喘。

方例：三子定喘汤加味：苏子10g、白芥子6g、莱菔子12g、陈皮6g、北杏仁10g、法半夏10g、麻黄6g。

**四、脾虚型**

主证：咳嗽痰多，面色萎黄或苍白而有浮肿，食欲不振，大便稀，舌质淡苔白，脉细缓。

治法：补脾益气。

方例：陈夏补气汤：陈皮6g、法半夏10g、党参10g、茯苓15g、白术10g、炙甘草3g、生姜10g、大枣5枚。

附桂理中汤：党参10g、干姜10g、炙甘草3g、白术10g、熟附子10g、肉桂1g。

## 五、肾阳虚型

**主证**:经常觉得气短,劳累后则更明显。讲话时感气不足,总是断断续续。心悸、心慌、多汗,咯黏泡沫痰,面色苍白,怕冷,手足不温,尿色清,尿量多,或夜尿多。舌质淡,舌苔白润,脉沉细无力。

**治法**:温补肾阳。

**方例**:右归丸加减:补骨脂 15g、肉桂 2g、熟附子 10g、鹿角胶(烊化)12g、炙甘草 6g、五味子 10g。喘咳较减时较适宜。

## 六、肾阴阳两虚型

**主证**:面色苍白,形瘦神疲,气短心悸,手足心热,口干咽燥,头晕,耳鸣,舌质淡红少苔,脉细数。

**治法**:滋阴补阳。

**方例**:左归饮加味:熟地黄 15g、淮山药 15g、枸杞子 10g、茯苓 15g、山萸肉 10g、甘草 3g、党参 10g、麦冬 12g、五味子 10g、补骨脂 15g。

## 简易方及其他疗法

### 一、简易方

1.棉花根 90g、红枣 120g,水煎喝汤吃枣,每日分 2 次服完。

2.石韦 50g、冰糖 30g,水煎热服,分 3 次,隔 4 小时 1 次,3 天一疗程。

3.乌贼骨粉:每日服 4 次,每次 3g。

4.猫肠:晒干研末,每日服 3 次,每次 3g。

5.地龙干粉:每日服 3 次,每次 3~6g。

6.蛤蚧粉：发作时冲服 2～3g。

## 二、敷贴疗法

1. 白矾末 30g 加面粉及醋适量和匀做小饼，贴两足心，再用布包好，一昼夜除去。

2.肉桂、白附子、胡椒等份研末，放在胶布中心，贴风门穴。

3.伤湿止痛膏掺少许麝香，睡前贴两侧肺俞。

## 三、针灸疗法

主穴：肺俞、合谷、定喘、孔最。

配穴：天突、丰隆、内关、膻中。

刺法：用平补平泻法。并可配用艾条悬灸肺俞、风门穴 15～20 分钟。

# 第十一节 慢性支气管炎

慢性支气管炎是一种常见病。初发病时症状不重，病程缓慢，常常不被注意，到病变进展并发阻塞性肺气肿时，则肺功能已遭受损害，健康、劳力常受极大影响。

慢性支气管炎有咳嗽、咳痰的特点，属武当道教医药"咳嗽""痰饮"范围。

## 病因病理

根据慢性支气管炎咳嗽、咳痰的特点分析，咳嗽是由于肺气不宣或肺气上逆造成的。肺上通咽喉，开窍于鼻，管理呼吸，是气体出入、交换的地方，因此，肺功能受到影响，肺气失于宣降，即引起咳嗽。咳嗽的表现在肺，同时痰也贮存在肺，痰壅滞在肺便引起咳嗽。这是由于脾的运化功能失调,水液停滞生痰。另外,肾阳虚弱,肾不纳气,呼吸运动受到障碍,也会出现咳嗽、气短。总之,内伤咳嗽和咳痰,它的表现在肺,根本病变还在脾肾。

## 诊治要点

从病因病理来看,慢性支气管炎其标在肺,基本在脾肾,按照武当道教医药"急则治标,缓则治本"的原则,发作期治肺,以清肺化痰为主,缓解期治脾肾。一些发作较轻的病人也应根据情况兼顾其本加入健脾或补肾药。

## 辨证施治

见"咳嗽"。

## 简易方及其他疗法

**一、简易方**

1.紫花杜娟 60g,水煎服,每日 1 剂。

2.满山红 15g、蒲公英 15g,水煎服,每日 1 剂。以偏热类型的较适宜。

3.虎杖、十大功劳、枇杷叶各 35g,每日 1 剂,水煎分 3 次服,10 天一疗程,停药 3～5 天继续治疗。

4.痰饮丸(苍术 10g、白术 10g、干姜 3g、熟附子 3g、肉桂 3g、炙甘草 3g、白芥子 6g、苏子 6g、莱菔子 10g,研末成小丸)每服 6g,每日 2 次。对肾虚型慢性支气管炎适宜,有固本预防效用。

**二、针灸疗法**

主穴:肺俞、合谷、定喘、孔最。

配穴:咽痒声嘶配天突,发热刺曲池,痰多加丰隆,久咳气弱温灸膏盲、肾俞、足三里。

治法：用平补平泻法，可针灸并施。

### 三、穴位注射疗法

发作期用 5%穿心莲或胶性钙注射液，选用上述针灸穴位 2～3 个，每穴注 0.5～1ml。

缓解期可注射 5%当归注射液，选用上述针灸穴位 2～3 个，每穴注 1ml，日 1 次。

### 四、耳针

肺、肾上腺、皮质下、神门、喘点，每次选 2~3 个穴位，电针 15～20 分钟，或埋针 3～5 天。

## 第十二节　肺源性心脏病

肺源性心脏病是指肺、胸或肺动脉的慢性病变引起肺循环阻力增高，造成右心室肥大，最后发生心力衰竭的一类心脏病。

肺源性心脏病的各种临床表现，可分别见于武当道教医药的"哮喘""痰饮""水肿"等病症中。

### 病因病理

肺源性心脏病，从武当道教医药的角度看，此病与心、肺两脏有关。"心主血""肺主气"，两者互相协同，共同管理人体的血液循环，心血足则肺气充沛，肺气充沛则血液循环正常。相反，肺气不足影响血液循环，心的功能不佳也会影响肺的呼吸。

本病常由长期喘咳，耗伤肺气所致，由于肺与心有密切关系，因此又常影响心气。另一种原因是痰饮壅滞在肺中,肺气不宣,心血瘀阻。此外,在以上的基础上,临床上常见感受外邪,而致发热、咳而气喘的证候。本病日久常可累及脾、肾两脏,脾不健运,痰浊内生,肺中痰饮更甚,脾肾阳虚,水液代谢障碍则水肿,纳气功能障碍则喘息。痰饮壅盛可闭阻窍道而出现呼吸衰竭的危重证候。

## 诊治要点

1.肺源性心脏病按临床表现,可分肺气虚损型、痰瘀阻塞型、伏饮感邪型、肾虚水逆型和痰闭窍道型等。

2.肺气虚损型可见于肺源性心脏病功能代偿期,痰瘀阻塞型,可见于肺源性心脏病功能不全期,伏饮感邪型可见于肺源性心脏病合并肺部感染,肾虚水逆型可见于肺源性心脏病晚期心力衰竭,痰闭窍道型可见于肺源性心脏病并发呼吸衰竭。

## 辨证施治

### 一、肺气虚损型

主证:久咳,怕风易汗出,易外感,乏力神疲,说话声低,遇劳则喘,舌质淡,舌体胖,脉细弱。

治法:补肺、固表。

方例:芪术生脉散:黄芪20g、白术15g、麦冬12g、五味子6g、党参12g。

### 二、痰瘀阻塞型

主证:面唇青紫,心悸气喘,不得安卧,咳嗽痰多清稀如泡沫,舌质瘀红,舌苔腻浊,脉滑或涩或结代。

治法：温通心阳，祛痰化瘀。

方例：调荣饮加减：桂枝 10g、细辛 3g、甘草 6g、当归 10g、葶苈子 10g、赤芍 12g、陈皮 6g、远志 6g、蒲黄 12g。

### 三、伏饮感邪型

主证：发热，咳多气喘，痰稠难咯，口干不多饮，胸满，面目四肢浮肿，舌苔黄腻，脉滑数。

治法：清肺、逐饮。

方例：己椒苈黄丸加味：防己 12g、椒目 6g、葶苈子 12g、大黄 6g、黄芩 15g、蒲公英 30g。

### 四、肾虚水逆型

主证：面目浮肿，喘促，胸满，食少，腹胀如鼓，下肢水肿，小便短少，舌质淡，舌体胖，舌苔白薄，脉沉细。

治法：温肾利水。

方例：温阳利水汤加减：茯苓 15g、白术 15g、熟附子 10g、白芍 12g、细辛 3g、车前子 30g、葶苈子 10g、椒目 6g。

### 五、痰闭窍道型

主证：突然烦躁不安或神昏嗜睡，喉中有痰鸣，呼吸节律不整，四肢抽搐，肌肉跳动，唇舌青紫，舌苔浊腻，脉细涩。

治法：豁痰、通窍。

方例：痰闭方：竹沥 10g、地龙干 12g、菖蒲 10g、葶苈子 12g、麻黄 6g、细辛 6g、远志 6g、甘草 3g、人工牛黄（冲服）1g。

## 简易方及其他疗法

### 一、针灸疗法

主穴:肺俞、心俞、督俞、内关。

配穴:胸闷配膻中,气短配膏盲、气海、足三里,下肢浮肿配阴陵泉、脾俞,眩晕刺印堂。

治法:用补法,可配用艾条悬灸。刺背部穴位针刺方向宜斜向胸椎,以针感向胸部扩散为佳。

## 二、穴位注射疗法

取穴同上。药液可选当归或维生素 $B_1$ 注射液,每穴注入 0.5～1ml,每日或隔日 1 次,一疗程 10 次。

## 三、耳针

取穴:心、肺、肾、交感、神门点,每次选 1～2 穴位,埋针 3～5 天。

# 第十三节　肝硬化

肝硬化是一种慢性疾病,多因慢性肝炎不愈,长期接触损害肝脏的有毒物质(嗜酒、某些化学药品),营养不良,寄生虫病(血吸虫、肝蛭虫),慢性胆道疾患和慢性心力衰竭等引起。肝硬化的临床表现复杂,可分别概括在武当道教医药的"胁痛""积聚""癥瘕""黄疸"和"臌胀"等证内。

## 病因病理

从武当道教医药的角度看,肝阴虚损、气郁血瘀是肝硬化的基本病理变化。肝阴虚损,引起肝阳亢盛,可以导致以下结果:一种是肝气郁结,使血脉瘀阻,形成临床上常见的肝虚血瘀证候。此外,肝气郁结化火,火邪瘀结于里,便能发黄、伤血,出现以黄疸和出血倾向为主的瘀热结黄证型。

肝硬化常见的合并症，也是在原有病理基础上发展到严重阶段的表现。肝气郁结脉络,严重瘀阻或犯脾胃,影响肾阳,使体液调节障碍出现腹水,瘀热损伤血络,致消化道大出血;肝阴虚损,阳热亢盛,热闭心窍,可发生肝昏迷。

## 诊治要点

1.按肝硬化的临床表现,可分为肝虚血瘀、肝脾两虚和瘀热结黄等证型。而腹水是肝硬化最为常见的合并症,病理变化较为复杂,为了便于临床治疗,分为气滞瘀阻、肝郁湿困和脾肾阳虚等证型。

2. 临床上常两型合见,也可因病情好转或恶化而互为转变,因此必须按具体情况辨证施治。

3. 既然肝阴虚损、气滞血瘀是肝硬化的基本病理变化,因此总的治疗法则,应是调补肝肾兼以理气解郁,活血散瘀。在具体病证上,配合采用清热去黄、凉血止血、扶脾益气、泻下逐水和化浊开窍等法。

4.保持心情愉快,多练道教《六字养生诀》的"嘘"字功,对肝硬化的治疗是很有好处。并要慎用对肝脏有害的药物,忌食用刺激性食品及酒类。

## 辨证施治

### 一、肝虚血瘀型

主证:面色黯红,唇紫瘀,头晕,多梦,四肢麻木,胁下痞块(肝脾大),两胁隐痛,舌质淡紫,脉弦细。

治法:滋肝养肾,散瘀通络。

方例：一贯煎加味：沙参 10g、麦冬 12g、枸杞子 10g、生地黄 15g、当归 10g、川芎 6g、川楝子 10g、鳖甲 30g、丹参 15g、郁金 10g。

**二、肝脾两虚型**

主证：面色黯晦或见轻度黄疸，消瘦，疲倦，气短，头晕，食欲不振，腹胀，两胁隐痛，大便溏稀，舌质淡红，脉细缓。

治法：补肝养血，健脾益气。

方例：补气养荣汤：当归 10g、白芍 10g、白术 15g、黄芪 15g、乌豆衣 12g、楮实子 30g。

**三、瘀热结黄型**

主证：面色萎黄，巩膜黄染，烦躁失眠，出鼻血牙龈血，两胁刺痛，口干但不想喝水，食欲不振，腹胀，大便有时秘结，有时溏稀，尿少，舌红，脉弦滑。

治法：散瘀凉血，清肝利胆。

方例：茵陈蒿汤加味：茵陈 30g、栀子 10g、大黄 12g、茅根 30g、牡丹皮 10g、茜草根 15g、郁金 10g。

# 合并症

**一、腹水**

**(一)气滞瘀阻型**

主证：消瘦，指(趾)甲枯白，没有光泽，面色晦黯，巩膜黄浊，饮食减少，两胁隐痛，腹部胀大如鼓，青筋显露，大便秘结，尿少，唇及舌质紫瘀，脉沉弦涩。

治法：行气散瘀，兼健脾利尿。如果腹水严重，以上方法久治无效，而正虚现象不甚的，又无出血倾向、发热及溃疡病或肠炎者可以考虑用泻下逐水法,先祛水邪,再行补养。

方例:调荣饮加减:莪术 10g、延胡索 10g、当归 12g、赤芍 10g、陈皮 6g、大腹皮 15g、茯苓 20g、车前子 15g、泽泻 15g、大黄 10g。

**(二)肝郁湿困型**

主证:腹胀胁痛,恶心食少,嗳气,腹水或多或少,疲倦无力,尿黄少,舌质红,舌苔黄腻,脉弦滑。

治法:疏肝利湿。

方例:疏肝理脾汤:柴胡 10g、白术 15g、当归 12g、郁金 10g、车前子 30g、泽泻 15g、茯苓 10g、猪苓 15g。

**(三)脾肾阳虚型**

主证:面色苍白,精神萎靡,怕冷,食欲不振,腹胀,下肢浮肿,大便溏稀,尿少,舌质淡,苔白薄或白腻,脉细。

治法:健脾补肾,温阳利水。

方例:扶阳归化汤加减:党参 12g、干姜 10g、白术 15g、熟附子 10g、泽泻 10g、葫芦巴 10g、补骨脂 12g、肉桂 12g、车前子 15g、砂仁 5g。

## 二、消化道大出血

主证:消瘦,皮肤干燥,胸部灼热感,腹胀,胁部隐痛,便溏色黑,尿黄量少,舌质红,脉弦数。病人突然吐血,量多时从口鼻涌出,呈咖啡色或鲜红色,这时病人面色苍白,烦躁不安,并有头晕、心慌、四肢冰冷等现象。

治法:凉血止血。

方例:复方犀角地黄汤:水牛角 50g(先煎)、生地黄

15g、赤芍 10g、牡丹皮 10g、三七末(冲服)3g、茜草根 12g。

肝硬化合并消化道大出血,病情是严重的,应请西医进行抢救。

### 三、肝昏迷

参考症状辨治"昏迷"。

## 简易方及其他疗法

### 一、简易方

1.穿山甲片 90g,炙酥,研末,每服 5g,每日 2 次。可治肝、脾肿大。

2.蝼蛄(土狗)6 个,焙干,研成细末,分 3 次冲服。有消腹水的功用。

3.活鲤鱼 500g、赤小豆 30g,煮汤,鱼、豆分多次吃完。有消腹水的功用。

### 二、针灸及其他疗法

参考"病毒性肝炎"。

## 预防

肝硬化常为各种慢性肝病的结果,其他如长期接触损害肝脏的有毒物质,营养不良,寄生虫病等也在肝硬化的发生发展中起一定作用。因此,大力预防和治疗这些原发病,改善营养条件,避免损害肝脏的有毒物质的接触和应用(如禁酒,慎用损害肝脏的药物),是预防肝硬化的重要措施。

# 第十四节　溃疡病

这里是指消化性溃疡,即胃、十二指肠溃疡。本病以上腹部疼痛为主证。武当道教医药通称"胃脘痛"或"胃气痛"。

## 病因病理

溃疡病的病因有：

1.饮食不节。过饥过饱,常吃生冷寒凉、辛辣燥热的食物,损伤脾胃。

2."怒伤肝",恼怒可以使肝气郁结而造成肝气横逆,侵犯脾胃,影响胃和降功能。"忧思伤脾",忧愁和过度的思虑也可损伤脾胃。总之,恼怒、忧愁和过度思虑等情绪变化都可导致脾胃的损伤,日久便可形成溃疡病。

以上两个方面的原因,往往互相影响,同时存在。

"久病入络",溃疡病久,可发生瘀血停积,损伤血络,而出现黑便或吐血等。

## 诊治要点

1.溃疡病胃脘疼痛,对气候转变、饮食、药物的反应及疼痛的程度与性质有助辨证分型。

2.本病可分为脾虚型、胃寒型、肝郁型、肝火型、血瘀型等。临床以脾虚型、胃寒型、肝郁型常见,肝火型较少见,血瘀型则多见于久病之后。

3.脾虚型属正虚的类型,胃寒型属邪实的类型,应该细辨、准确施治,疗效才能明显。但临床亦常见两型合并而为脾胃虚寒的病证。

4.由于溃疡病的发病与饮食,精神状态有很大关系,治疗期间饮食宜少食多餐,食物易消化富于营养,如软饭、面条、粥、豆浆、鱼、瘦肉、菜泥等,忌辛辣、燥热和滞气的食物,如辣椒、油炸食物、酒类、芋头等等。应保持良好的心态,有效地疏泄自己的不良情绪,要树立战胜慢性病的信心。

5. 溃疡病属慢性疾患,疼痛缓解后,还应继续调补脾胃。

## 辨证施治

### 一、脾虚型

主证:胃脘疼痛,食欲不振,食后腹胀,大便带有未消化的食物,消瘦,头晕,体倦,舌质淡,脉细弱。

治法:补脾益气。

方例:香砂补气汤:党参 10g、炙甘草 6g、茯苓 12g、白术 10g、木香 3g、砂仁 6g。本方对食欲不振的较适宜。

黄芪建中汤:炙黄芪 15g、白芍 12g、桂枝 6g、炙甘草 12g、生姜 10g、大枣 12g、饴糖(即麦芽糖)30g。本方对消瘦、头晕、体倦明显的,较适宜。

### 二、胃寒型

主证:胃脘疼痛,喜按,喜温热食物而不喜冷食凉药,天气冷时痛加重,口淡恶心,多清涎,舌苔白,脉沉细。

治法:温胃散寒。

方例:良附丸加味:高良姜 10g、香附 10g、乌药 12g、法半夏 10g、炙甘草 6g。恶心、口多清涎的病人适宜。

附桂理中汤:党参 12g、干姜 10g、炙甘草 3g、白术 10g、熟附子 10g、肉桂 2g。胃寒兼气虚的较适宜。

香术汤:木香 10g、白术 15g、茯苓 15g、炙甘草 6g、桂枝 10g。以胃寒兼脾虚的适宜。

### 三、肝郁型

主证:胃脘胀痛,或见痛连两胁,精神抑郁,嗳气泛酸,舌苔薄白,脉弦。

治法:疏肝解郁。

方例:四逆散加味:柴胡 10g、赤芍 10g、枳壳 10g、甘草 3g、香附 10g、瓦楞子 15g。以嗳气泛酸明显的较适宜。

逍遥散加减:柴胡 10g、当归 10g、白芍 6g、茯苓 10g、甘草 6g、川楝子 10g、延胡索 10g、丹参 12g。以胁痛及精神情绪抑郁明显的较适宜。

胃舒方:砂仁(后下)3g、延胡索 10g、海螵蛸 12g、佛手 10g、槟榔 3g、玫瑰花 5g。

### 四、肝火型

主证:胃脘刺痛,不受燥热药物和食物,泛酸,口干苦,舌苔微黄,脉弦。

治法:清肝泻火。

方例:左金丸加味:黄连 10g、吴茱萸 3g、川楝子 12g、地龙 10g。

蒲芍清肝汤:柴胡 12g、蒲公英 15g、白芍 10g、浙贝母 10g、栀子 10g、甘草 3g。泛酸明显的加乌贼骨 12g。

### 五、血瘀型

主证:胃脘刺痛,拒按,痛有定处或痛牵涉背部,或见黑便,吐血,舌有紫斑(瘀斑),脉细涩。

治法:止血散瘀,行气止痛。

方例:失笑散加味:蒲黄 12g、五灵脂 12g、香附 10g、刺猬皮 15g、甘草 10g。

膈下逐瘀汤：五灵脂 10g、当归 10g、川芎 6g、桃仁 10g、丹皮 10g、赤芍 10g、乌药 10g、延胡索 10g、甘草 3g、香附 10g、红花 10g、枳壳 10g

## 合并症

### 一、幽门梗阻

特点是病人过去有节律的胃脘痛逐渐消失，但觉得胃脘胀痛，嗳气泛酸加甚，尤其在进食后，胃内食物郁积，每日（或数日）有呕吐，呕出物多为以前的食物。这与武当道教医药的"反胃"病相符合。从武当道教医药的观点看，反胃病是脾阳虚所致，所以要温阳降逆，可用吴茱萸汤（吴茱萸 6g、党参 12g、大枣 5 枚、生姜 10g），也可选用通幽汤（党参 10g、白术 10g、生赭石 15g、旋覆花 6g、法半夏 10g、吴茱萸 6g、赤芍 10g、槟榔 10g、肉桂 2g、桃仁 10g、厚朴 6g）。

### 二、大出血

溃疡病常存在气滞、寒凝等因素，这都可导致瘀血，瘀血伤络，则可引起大出血。常用的止血药有：紫珠草粉 5g，1 日 3 次；紫金牛 50%浓度的煎剂 100～200ml 口服，1 日 1～2 次；地榆 15g，水煎服，1 日 2 次；侧柏叶 50g，水煎服，1 日 1～3 次；白及粉 10g，1 日 3 次；田七末 3g，1 日 3 次；乌及散（乌贼骨、白及各 50%）4～5g，1 日 3～4 次。

## 简易方及其他疗法

### 一、简易方

1.黑老虎散：有止痛、止酸的效果。救必应 60g、乌贼骨 12g、黑老虎 15g、青木香 30g、两面针 30g，共为细末，每服 1～3g，每日 3 次。

2.胃痛散(内有凤凰衣、浙贝母、天花粉各等份)每日服 3 次，每次服 6g。

3.甘草粉蜜汤：甘草 15g、粳米粉 12g、蜜糖 10g。

## 二、埋线疗法

有止痛、止血的效果，并有简、便、廉的优点。

1.穴位埋线法：治疗胃及十二指肠溃疡。

埋线就是用透穴的方法，即由胃俞穴(双侧)透脾俞穴(双侧)，中脘透上脘穴。

穴位：胃俞：在第十二胸椎棘突与第一腰椎棘突之间旁开 1.5 寸。

脾俞：在第十一、十二胸椎棘突之间旁开 1.5 寸。

中脘：在脐上 4 寸。

上脘：在中脘穴上 1 寸。

操作：穴位选后，用紫药水做好标记，病人仰卧床上，皮肤常规消毒(范围 20～25cm)后，在选定的穴位注射 0.5%～1%盐酸普鲁卡因，用不锈钢三角直针穿铬制 00 号至 1 号羊肠线。左手捏起皮肤，由中脘穴进针，上脘穴出针。把线拉入中脘穴皮下后，在上脘穴紧贴皮肤处，将线剪断，然后放开左手，断端即自动退入皮下。盖消毒纱布。注意线头不要留在皮肤外面以防感染。之后，病人俯卧，在背部由双侧胃俞穴至双侧脾俞穴以同样方法进行埋线。

2.植线法：治疗胃及十二指肠溃疡。

此疗法是配合埋线疗法，埋线疗法的肠线未吸收时，

15 天后可以采用植线疗法。

穴位：足三里、梁丘、内关（每次选用 1～2 穴位）。

操作：用腰椎穿刺针，将 1cm 长的 00 号羊肠线预先放入针腔，选定穴位后作皮肤常规消毒，然后将穿刺针对准穴位迅速刺入（一般可不用局麻，如病人怕痛亦可局麻后再植线），针刺至一定深度有酸麻胀感后，用穿刺针套心将肠线送入穴内，然后拔出穿刺针，针孔涂上碘酊即可。

以上两种埋线（埋、植）方法，大多数病人无不良反应，少数病人埋线后会有疲倦乏力，周身不适，畏寒或局部疼痛等现象，数日内可以自然消失，不必治疗，但应注意观察埋线部位，如发现感染、化脓应作消炎处理。

**三、针灸疗法**

主穴：梁丘、中脘、足三里、胃俞。

配穴：胃脘胀满配内关，体质虚弱配脾俞、阳陵泉，针灸并施。

刺法：用平补平泻法，疼痛时宜留针或配电针。

**四、穴位注射疗法**

用 5%当归注射液作穴位注射，在上述穴位，每穴注入 1ml。

**五、耳针**

取穴：神门、胃点、脾点等。

## 第十五节　急性肠胃炎

急性胃肠炎以呕吐、腹泻、腹痛为主证。相当于武当道教医药的"伤食""吐泻"和"热霍乱"。

急性胃肠炎是因为人体抗病力低下时,暴饮暴食,过食生冷,油腻,或吃不清洁和腐败变质的食物,或兼感受暑湿,使脾胃的运化功能失调,无法进行正常的食物消化而引起的。另外,脾胃一向虚寒的病人,由于脾胃抗病力低下,外在寒邪可直接侵犯脾胃而发病。

## 诊治要点

1.武当道教医药根据急性胃肠炎的常见证候,分为湿滞型、热滞型和中寒型。

2.湿滞型腹痛多不剧烈,只是隐隐胀痛,口不渴,热滞型腹痛较剧烈,口渴,大便后肛门有热感;中寒型发生在脾胃虚弱的病人,腹痛喜按,呕吐和腹泻都比较严重。

3.本病须与下痢(痢疾)和霍乱鉴别:下痢大便有多量脓血,大便时肛门有明显的重坠感觉(里急后重);霍乱先泻后吐,吐泻严重,吐出物和大便像洗米水样,一般没有腹痛,很快出现脱水征象。

## 辨证施治

### 一、湿滞型

主证:胸闷恶心,呕吐,口不渴,腹部隐隐胀痛,泻下水样,小便少,舌质淡红,舌苔白腻,脉缓。

治法:化湿、消滞。

方例:藿香正气散加减:藿香6g、紫苏叶6g、厚朴6g、大腹皮10g、茯苓12g、陈皮6g、神曲10g。

化湿方:佩兰10g、藿香10g、厚朴6g、法半夏10g、陈皮 6g、滑石 12g、泽泻 12g。适用于暑湿病人。

## 二、热滞型

主证:呕吐次数较多,呕出物有酸臭味,腹痛比较剧烈,口渴,腹泻也比较剧烈,大便是黄色水样,气味臭,大便后肛门有热的感觉,小便黄,或者有发热,舌苔黄腻,脉滑数。

治法:清热,化滞。

方例:枳实导滞丸:大黄 10g、枳实 10g、神曲 10g、黄连 6g、黄芩 10g、茯苓 10g、白术 10g、泽泻 10g。水煎服。

清滞方:山楂叶 10g、枳壳 10g、麦芽 15g、茵陈 12g、广木香 15g、大腹皮 12g、银花 10g。

## 三、中寒型

主证:呕吐和腹泻比较严重,一日常常在 10 次以上,腹痛喜按,面色苍白,四肢较冷,多汗,口不渴,舌质淡红,舌苔白,脉细。

治法:温中祛寒。

方例:附桂理中汤:熟附子 10g、肉桂 2g、党参 10g、干姜 10g、白术 12g、炙甘草 3g。

大建中汤加味:蜀椒 3g、干姜 10g、党参 12g、白蔻仁 6g。

## 简易方及其他疗法

### 一、简易方

1.大蒜三小瓣,米醋一小杯(约 100ml)。将大蒜捣烂,和米醋慢慢咽下。

2.凤尾草(干用)30 ~ 60g 或(鲜用)60 ~ 90g,水煎服,

治热滞型胃肠炎。

3.马齿苋 60g,水煎服,治热滞型胃肠炎。

4.生姜 15g、红糖 12g,开水泡或水煎服,适用于中寒型胃肠炎。

## 二、针灸疗法

主穴:内关、中脘、足三里、合谷、大肠俞、止泻穴。

配穴:腹痛加气海、天枢,多汗、四肢较冷加灸神阙,发热配曲池。

治法:偏热用泻法,偏寒宜用平补平泻,针灸同时使用,每日 1～2 次。

## 三、耳针

取穴:大肠、小肠、胃、脾点。每次选 1～2 个穴位,埋针 3～5 天。

# 第十六节　慢性结肠炎

慢性肠炎以长期腹泻为主证,属武当道教医药"久泄"的范围。

## 病因病理

"久泄"的根本原因是脾胃的功能障碍,所以有"泄泻之本,无不由于脾胃"的说法。引起"久泄"的脾胃功能障碍主要表现脾胃气虚和脾阳虚损。脾胃气虚可以因为其他慢性疾病引起,或者体质素来虚弱。另外,长期情绪紧张,恼怒或忧郁造成肝气郁结,肝气横逆,也能导致脾胃气虚。脾胃气虚发展到脾气下陷,而出现久泻不止,也可以发展到脾阳虚损,而脾阳和肾阳的关系密切,它们是互为影响的,脾阳长期虚损,便会影响到肾阳,形成常见的"脾肾阳虚"。

## 诊治要点

1.由于慢性肠炎的根本原因是脾胃功能障碍,所以治疗要从脾胃着手,但也要根据具体情况,区别对待,如有肝气郁结的应配合疏肝解郁,脾肾阳虚时还要兼补肾阳。

2.武当道教医药有"利小便即所以实大便"的说法,治疗腹泻时,用利小便的方法可以止泻,这个方法用于急性腹泻较多,慢性腹泻用得少。

3.如果慢性腹泻的次数较多,在辨证用药的同时可酌加收涩药物,如煨诃子、赤石脂等。

4.慢性肠炎应注意调理饮食,少吃生冷、油腻和难消化的食物。

## 辨证施治

见"腹泻"症。

## 简易方及其他疗法

### 一、简易方

1.理泻汤:党参 15g、茯苓 15g、乌豆衣 10g、蚕砂 15g、白芍 12g、砂仁(后下 6g)、乌药 10g、炒白术 15g。对慢性结肠炎疗效较好。

2.五味子 60g、吴茱萸 15g,共研细末,每服 6g,早晨米汤送下。

3.老枣树皮 35g,水煎空腹服,每日 1 剂。

4.冰硼散 10g、锡类散 3g,加在 0.25%普鲁卡因 50ml

内,加温至 38℃,每晚睡前灌肠,5 分钟内注完,注入时不断摇匀药液,15 次为一疗程。适用于溃疡性结肠炎。

## 二、其他疗法

参阅"腹泻"症。

# 第十七节　胆结石

现代医学对胆石病的病因和发病机理尚未完全明了,一般认为胆汁郁积,胆道感染及胆固醇代谢失调是发病的主要因素,胆石常由综合因素形成。胆石病的诊断常需 X 线检查才能确定。但是本病可有胆绞痛和黄疸等表现,因此可见于武当道教医药"胁痛""黄疸"等证之中。

## 病因病理

武当道教医药认为,胆石病可因肝气郁滞,引起胆汁滞结而成。脾蕴湿热日久亦可成胆石。导致脾蕴湿热,一是因过食油腻辛辣,损伤脾胃,致使湿热蕴蓄,二是肝气郁结,侵犯脾胃,脾的运化功能障碍,而致湿热滞留。

胆石既成,便会造成阻塞不通,而"六腑以通为用""不通则痛",因此产生不同程度的疼痛(包括右上腹胀痛,胆囊压痛以致胆绞痛)。

## 诊治要点

1.按胆石病的临床表现可分为气滞型(相当于不伴有明显梗阻与感染的肝胆管结石)和湿热型(相当于有梗阻与感染的肝胆管结石)。

2.本病因胆石阻塞不通而引起一系列证候,其中以疼痛最为突出,根据"通则不痛"的道理,治法应立足于

"通"。根据前人经验及个人临床体会,对肝胆管结石,使用攻下通降为主的方法,排石率较高。

## 辨证施治

### 一、气滞型

主证:右上腹或心窝部常间歇性胀痛,嗳气、恶心,舌苔薄白,脉弦。

治法:行气解郁,利胆攻下。

方例:四逆散加减:柴胡 12g、赤芍 15g、枳壳 10g、川楝子 10g、郁金 10g、茵陈 20g、金钱草 30g。

排石汤:大黄(生)6g、木香 10g、枳壳 10g、金钱草 35g、威灵仙 40g、川楝子 10g、黄芩 10g,有攻下通降作用。

### 二、湿热型

主证:右上腹持续性疼痛,且阵发加剧,发热,黄疸,口苦,口干不思饮,大便秘结,尿黄,舌质红,苔黄腻,脉弦数。

治法:清热利湿,攻下通降。

方例:当归龙荟丸加减:当归 10g、龙胆草 12g、芦荟 10g、黄连 6g、大黄 12g、柴胡 10g、木香 10g。

排石汤加减:生大黄 15g、木香 15g、鸡内金 15g、枳壳 15g、金钱草 35g、威灵仙 40g、栀子 12g、延胡索 15g、虎杖 35g。

## 简易方及其他疗法

### 一、简易方

金钱草,每日煎服 90g,连续 7~10 天。

### 二、针灸疗法

主穴：胆囊穴（阳陵泉 3～5cm）、阳陵泉、胆俞、太冲、内关、足三里。

配穴：痛甚加中脘，高热加曲池、合谷，呕吐甚加上脘。

治法：用泻法，强刺激。

**三、耳针**

取穴：胆、肝、交感、神门等，强刺激。留针 20～30 分钟，每天一次或数次。

# 第十八节　胆囊炎

胆囊炎分急性和慢性两种。急性胆囊炎可因寄生虫、胆结石等造成胆囊出口梗阻而引起。过去还认为本病是细菌感染所致，但近年来证明，虽无细菌存在，高度浓缩的胆汁或反流入胆囊的胰液所产生的化学刺激，也能引起胆囊炎。慢性胆囊炎过去认为多数病例与胆石病同时存在，但从我国的临床观察资料来看，无胆石病的慢性胆囊炎也很正常。

胆囊炎有右上腹痛、消化不良或黄疸等症状，可见于武当道教医药"胁痛""肝气"或"黄疸"等证。

## 病因病理

从胆囊炎的临床表现来看，病在肝胆。急性胆囊炎多有寒热往来，胸胁闷痛，口苦，舌苔黄等症。慢性胆囊炎则表现了肝气郁结的见症；同时，郁而化火，火邪瘀结在里，便有口苦、泛酸、烧心等症。肝气郁结又会损伤脾胃，导致脾虚。此外，长期的肝气郁结，可使血流不畅，形成血瘀。

诊治要点

1. 胆囊炎可分为邪犯肝胆型（多见于急性胆囊炎或慢性胆囊炎急性发作）、肝气郁结型和血瘀型（均见于某些慢性胆囊炎）等。

2. 对年老体弱、病程不长或病情演变缓慢的急性胆囊炎患者及诊断未定，仅有消化不良或体质虚弱的慢性胆囊炎患者均适于内科治疗。但急性胆囊炎如经内科治疗超过 48 小时，病情恶化，白细胞增至 $20000/mm^3$ 以上，疑有胆囊化脓、坏疽或有弥漫性腹膜炎征象者，应尽快施行手术。某些病例经内科治疗后，开始还进步显著，但不久腹痛又发，体温、脉搏及白细胞均增高，亦应立即进行手术。慢性结石性胆囊炎确诊后，胆囊切除术是合理的根治疗法。慢性胆囊炎急性发作，在发作平息后，手术治疗也是根治的方法。

3. 急性胆囊炎急性化脓病例，全身及局部症状均较严重，频繁呕吐可导致虚脱，并常引起水、电解质紊乱，这时，应静脉补液。

4. 对合并胆石病者，可加入利胆排石药，如金钱草、郁金、茵陈、元明粉、大黄等。

辨证施治

### 一、邪犯肝胆型

主证：寒热往来，口苦，胸胁闷痛，且有右肩胛下区放射痛，大便秘结，尿少色黄，或有黄疸，舌质红，舌苔黄，脉弦数。

治法:清肝胆热。

方例:大柴胡汤加减:柴胡 15g、大黄(后下)12g、黄芩 15g、法半夏 10g、枳实 12g、郁金 15g。

热盛者加连翘 15g、银花 35g 以利胆。

有黄疸者加茵陈 15g、金钱草 35g 以利胆。

## 二、肝气郁结型

主证:右胁隐痛,饭后脘腹胀满,频频嗳气,或见烧心,泛酸,口苦,食欲减退,恶心,大便溏稀,舌苔白腻或黄,脉弦。

治法:理气解郁。

方例:柴胡疏肝散加减:柴胡 10g、香附 10g、枳壳 10g、白芍(炒)10g、郁金 10g、厚朴 10g。

兼烧心、泛酸、口苦、舌苔黄等气郁化火见症者加川楝子 10g、蒲公英 35g、龙胆草 10g。

兼食欲减退、恶心、大便稀等脾虚见症者加茯苓 12g、党参 12g、青皮 3g、法半夏 6g。

## 三、血瘀型

主证:右胁刺痛持续不止,晚上增重,食欲减退,口干不渴,体倦或有低热,舌质暗红,脉沉涩。

治法:活血祛瘀。

方例:膈下逐瘀汤加减:当归 10g、赤芍 10g、五灵脂 12g、川芎 6g、延胡 10g、丹参 12g、枳壳 10g、桃仁 10g。

低热加栀子 10g。

## 简易方及其他疗法

### 一、简易方

1．金钱草 60g、郁金 12g、延胡 10g，水煎服。有一定利胆、止痛作用。

2．败酱草 15g、金钱草 35g、茵陈 35g，水煎服，有一定消炎、利胆作用。

3．土加藤 60g、岗梅根 35g、救必应 25g、竹茹 12g，水煎服。有一定消炎、止呕作用。

4．龙胆草、陈皮、神曲各 10g，水煎服。

**二、针灸疗法**

主穴：太冲、阳陵泉、支沟、胆俞。

配穴：发热配合谷，食欲不振配足三里。

治法：用泻法。慢性可针灸并施。

## 第十九节　肾炎

这里所指的肾炎包括急性肾炎和慢性肾炎。肾炎以水肿为主要征象之一，所以武当道教医药常按"水肿"辨证施治。

### 病因病理

肾炎水肿，由于人体抗病力（正气）下降时，外邪（主要是风邪）侵袭所致。外邪首先犯肺，肺气不利，而影响其"通调水道"的功能，使水液的运行和输布受到障碍，导致小便不利，出现水肿。此外，脾气虚弱，运化水湿和调节水液平衡的功能失调，导致水湿停积，也出现水肿。还有，肾气虚弱，与其相表里关系的膀胱也受到障碍，也可以造成小便不利和水肿，如果病情发展，脾肾的损伤更严重，还可能出现脾肾阳（气）虚，导致湿浊内蕴或正虚邪盛，热毒犯血,甚至阴衰阳脱等危重证候。

## 诊治要点

1.水肿初起,多因外感风邪,肺气不利,久病不愈则造成脾肾虚损。按临床所见属急性肾炎或慢性肾炎急性发作的,可分风水型、水湿困脾型和邪入膀胱型等;慢性肾炎则可分脾虚湿盛型、脾肾阳虚型、脾肾气虚型和阴虚阳亢型。

2.尿毒症按临床所见可分为阳虚浊蕴型、正虚血热型和阴衰阳脱型等。

3.急性肾炎中的风水型具有表证;水湿困脾型以浮肿为主,无表证和脾虚证;邪入膀胱型以尿血显著,浮肿不甚为其特点。慢性肾炎的脾虚湿盛型有恶心呕吐,大便溏稀等脾虚见证;脾肾阳虚型浮肿明显,更有怕冷,四肢不温等阳虚见证;阴虚阳亢型则浮肿不甚,而见眩晕、头痛、心烦、唇红、口渴等证。

4.从临床角度来看,急性肾炎基本属实证,慢性肾炎属虚证或虚中挟实证,尿毒病属正虚邪实类型。

5.在肾炎的基础上再感外邪时,必须积极治疗新的感染。

6.一般来说,肾炎属阳虚的治疗效果较好,阴虚的则较为难治。

7.慢性肾炎水肿期治疗重点应在于阳虚,水肿消退后宜侧重于补脾滋肾。

## 辨证施治

### 一、急性肾炎(或慢性肾炎急性发作)

（一）风水型

主证：恶风发热，头痛，腰痛，面及四肢浮肿，尿少色黄，或血尿，或有咳嗽气促，舌质淡红或红，舌苔白，脉浮数。

治法：祛风清热，宣肺利水。

方例：麻黄连翘赤小豆汤加减：麻黄 6g、连翘 15g、赤小豆 35g、生石膏 35g、茅根 35g、紫苏叶 10g。

加减：咳嗽加杏仁 10g、前胡 10g，尿血加小蓟 35g。

（二）水湿困脾型

主证：浮肿较明显，尿少，疲倦，食欲不振，舌质为红，舌苔白腻浊，脉缓。

治法：利尿渗湿。

方例：五皮饮加减：茯苓皮 35g、冬瓜皮 35g、大腹皮 15g、猪苓 12g、桑白皮 20g、陈皮 10g、泽泻 12g。

（三）邪入膀胱型

主证：尿血，尿少，腰痛，浮肿不甚，舌质红，舌苔薄，脉细数。

治法：凉血止血，利尿。

方例：小蓟饮子加减：生地黄 20g、小蓟 35g、滑石 20g、甘草 6g、栀子炭 10g、茅根 15g、益母草 35g。

## 二、慢性肾炎

（一）脾虚湿盛型

主证：浮肿，尿少色清，疲倦，腹胀，恶心呕吐，不渴，食欲不振，大便溏稀，舌质淡红，舌苔白腻，脉缓。

治法：健脾利水，温运脾阳。

方例：五苓散加味：猪苓 12g、茯苓 15g、桂枝 10g、白术 12g、泽泻 12 g、赤小豆 35g、大腹皮 12g。

健脾利水方：党参 15g、白术 10g、茯苓 15g、淮山药 15g、芡实 30g、薏苡仁 35g、泽泻 15g、乌豆衣 10g、菟丝子 12g，适用于脾虚较甚的。

（二）脾肾阳虚型

主证：浮肿严重，面色苍白，食欲不振，食后腹胀，大便溏稀，腰酸腿软，怕冷，四肢不温，舌质淡，舌苔白薄，脉沉细。

治法：温补脾肾。

方例：温阳利水汤：熟附子 10g、白术 10g、茯苓 15g、白芍 12g、生姜 10g。

黄芪补中汤加减：黄芪 35g、党参 12g、白术 15g、苍术 12g、泽泻 15g、猪苓 15g、茯苓 15g、肉桂 2g、破故纸 10g、熟附子 12g，适用于脾阳虚的病人。

壮腰固肾方：黄芪 20g、菟丝子 15g、熟附子 12g、巴戟 12g、芡实 25g、白术 10g、续断 12g、益母草 15g，适用偏于肾阳虚的病人。

（三）脾肾气虚型

主证：无水肿或轻度水肿，头晕，腰酸，疲倦，食欲不振，舌质淡舌体胖，苔薄白，脉濡细无力。

治法：补脾益肾。

方例：大补元煎加减：党参 12g、炙甘草 6g、山萸肉 10g、杜仲 12g、枸杞子 10g、淮山药 15g、当归 10g、黄芪 15g。

（四）阴虚阳亢型

主证：眩晕或头痛，视力减退，心烦，水肿不甚，唇红口渴，舌质红，脉弦细数。

治法：滋补肝肾，平肝潜阳。

方例：杞菊地黄汤：熟地黄 15g、山萸肉 10g、山药 15g、茯苓 15g、牡丹皮 10g、泽泻 12g、枸杞子 10g、菊花 10g。

左归丸加减：生地黄 20g、山药 15g、牛膝 10g、山萸肉 10g、龟板 15g、杜仲 12g、牡蛎 35g、草决明 15g。

### 三、尿毒症

尿毒症是肾炎的危重合并症，有必要及时请西医进行抢救，出现昏迷时可参见"昏迷"症处理。

（一）阳虚浊蕴型

主证：怕冷，面色苍白或灰暗，头晕，头痛，嗜睡，不欲进食，恶心，呕吐，呼气有尿臭味，腹胀，尿少，舌质淡，舌体胖嫩边有齿印，舌苔白腻，脉细缓。

治法：温补脾肾，化湿降浊。

方例：温脾汤加减：党参 15g、熟附子 12g、干姜 6g、大黄（制）10g、茯苓 15g、陈皮 10g、泽泻 15g。

温阳降浊物：熟附子 15g、党参 15g、茯苓 15g、法半夏 10g、厚朴 10g、补骨脂 15g、肉桂 2g、竹茹 12g、玉米须 35g。

（二）正虚血热型

主证：消瘦，神志呆滞，发热，时出鼻血或牙龈出血，唇红干，视物不清，小便不通，大便秘结，手足抽搐，舌质红绛或有芒刺,舌苔焦黄,脉细数。

治法:清热,凉血,扶正。

方例:犀角地黄汤加味:水牛角 35～70g、生地黄 35g、丹皮 10g、赤芍 10g、茅根 35g、石斛 15g、栀子 10g、大黄(后下)10g、黄芩 12g、吉林参(另炖)10g。

若昏迷不醒,痰涎壅盛可加安宫牛黄丸(用开水溶化鼻饲);高热、手足抽搐可用紫雪丹 2～3g,并加针刺曲池、合谷、人中。

(三)阳衰阳脱型

主证:神识模糊,四肢不温,面色暗滞,汗出不止,呼吸微弱,舌质淡红少苔,脉微欲绝。

治法:回阳救脱,益气养阴。

方例:回阳养阴汤:吉林参(另炖)10g、熟附子 15g、麦冬 12g、五味子 10g、生地黄 15g、石斛 15g。

# 简易方及其他疗法

## 一、简易方

### (一)消蛋白尿方

1.黄芪 35g,水煎代茶,每天饮用持续一个月。

2.石韦 20g、薏苡仁 6g,每日水煎服。

3.田鸡(青蛙)1 只、乌豆 35g,焖熟吃,每日 1 次,连续 3 个月。

### (二)消水肿方

1.蝼蛄(土狗)焙干研粉,每次服 2～3 只,日 1～2 次。

2.玉米须 35g、白茅根 35g,水煎服,急性肾炎适用。

3.干葫芦一个（约 250g），水煎服。

4.芋头 1000g、红糖 250g，将芋头切片煅灰和匀红糖，冲服，每服 30g，日 3 次，适宜慢性肾炎。

### 二、针灸疗法

主穴：肾俞、三阴交、关元、足三里。

配穴：发热配曲池，恶心呕吐配内关，头痛配太阳，浮肿、小便短少配阴陵泉、合谷、脾俞、肺俞。

治法：急性期宜用泻法，慢性期用补法，多灸。

### 三、耳针

取穴：肾、肺、脾、神门、高血压取降压沟点。每次 1～2 个穴位，埋针 3～5 天。

## 第二十节　泌尿系感染

泌尿系感染包括肾盂肾炎、膀胱炎和尿道炎等，属武当道教医药的外感热病，以腰痛和小便不利为主证，如果侵犯膀胱时，便属"淋病"的范围。

### 病因病理

引起泌尿系感染多是湿热外邪。当人体抗病力低下时，从体表侵入传至肝胆，也可直接侵犯膀胱，如果湿热郁结体内，便会损伤肾阴，肾阴不足又会加重膀胱的病变，因此，常常出现正虚邪实的肾阴虚而膀胱湿热的证候。倘若病久，反复发作，更会损伤脾脏，出现脾肾两虚的慢性病变。

### 诊治要点

1.泌尿系感染按病的急慢、新久，机体的情况，病情的变化，临床可以分为膀胱湿热型、邪入肝胆型、肾虚火旺型和脾肾两虚型。膀胱湿热型和邪入肝胆型属于急性期的病变，肾虚火旺型和脾肾两虚型属于慢性期病变。

2.治疗上分辨新病或久病是重要的。一般急病、新病应清热祛湿，利尿通淋以除病邪为主；久病便不能单靠清利，而应该从补肾着手，并且注意调理肝脾，适当配用清利湿热药。

## 辨证施治

### 一、急性期（包括慢性急性发作）

（一）膀胱湿热型

主证：尿频，尿急，排尿不通畅，尿痛并有灼热感，下腹部胀坠，尿黄，舌质红，舌苔黄，脉滑。

治法：清热利湿。

方例：石韦散加减：石韦 12g、木通 10g、车前子 10g、滑石 20g、冬葵子 10g、瞿麦 10g、白茅根 35g、连翘 12g。

八正散加减：车前草 35g、木通 10g、萹蓄 15g、滑石 35g、甘草 6g、大黄 6g、石韦 10g、银花 15g。

（二）邪入肝胆型

主证：恶寒发热，胸闷作呕，腰和胁部疼痛，口苦，尿频急，尿黄或血尿，舌苔薄白或带黄，脉弦数或滑数。

治法：清肝胆热，利尿。

方例：大柴胡汤加减：柴胡 15g、法半夏 12g、黄芩 12g、枳实 12g、大黄 10g、银花 15g、车前子 35g、滑石 35g、甘草 3g。

加减法:血尿加白茅根 50g、生地黄 15g、栀子炭 10g。

## 二、慢性期

### (一)肾虚火旺型

主证:头晕,腰酸痛,下肢软,疲倦,排尿不通畅,尿频,尿量少,小腹胀,食欲不振,口苦,舌苔白浊或微黄,脉细缓。

治法:补肾阴,清湿热。

方例:知柏地黄汤加减:知母 10g、黄柏 10g、牡丹皮 12g、泽泻 15g、茯苓 15g、生地黄 15g、金樱子 15g、鹿含草 15g。

### (二)脾肾两虚型

主证:疲倦无力,气短,头晕,食欲不振,上腹胀,下肢微浮肿,腰部隐痛,尿量少,大便稀,舌质淡嫩,舌苔薄白,脉沉弱。

治法:健脾补肾。

方例:菟丝子丸加减:菟丝子 12g、茯苓 12g、黄芪 15g、莲肉 15g、淮山药 20g、续断 12g、当归 10g、楮实子 15g。

加减:尿频、尿急者加覆盆子 12g、乌药 10g。

## 简易方及其他疗法

### 一、简易方

1.连翘 12g、金钱草 35g、白茅根 35g,水煎服。

2.血见愁 35g,水煎服。适宜于血尿。

3.蒲公英 35g,水煎服。

4.鲜益母草 35g,水煎服,一天分 2 次服,连服 6 天。

5.海金沙、葫芦茶、地胆头 35g，水 3 碗煎取 2 碗，分 2 次服，每日 1 剂。

6.杨柳叶 35g，水煎服。适宜于尿痛。

7.马齿苋 60g、生甘草 6g，水煎服。适宜于尿道炎。

8.丝瓜络 60g，水煎加蜜糖冲服。适宜于尿道炎。

## 二、针灸疗法

主穴：膀胱俞、关元、三阴交、太谿。

配穴：腹痛配行间，小便不通畅配阴陵泉，发热配曲池，体质虚弱悬灸百会、气海、肾俞。

治法：用泻法。急性期宜针，慢性期可针灸并施。

## 三、耳针

取穴：膀胱、肾、神门点。每次选 1～2 个穴位，埋针 3～5 天。

针灸及耳针可以做为辅助治疗方法，特别对于解除尿频、尿急等症状有较明显的效果。

# 第二十一节　泌尿系统结石

泌尿系统结石包括肾、输尿管、膀胱和尿道内形成的结石，有肾绞痛、血尿和小便排出结石等特征，属于武当道教医药"石淋（沙淋）""血淋"的范围。

## 病 因 病 理

泌尿系统结石因湿热蕴结，煎熬尿里的杂质而结成。湿热伤及血络，则出现血尿。另外，因为湿热蕴结，沙石停蓄尿路，阻塞气机和尿液的流通，病人经常有腰、腹酸胀以至酸痛和排尿困难等症状。淋病较久，加以血络受损，会使局部发生气滞血瘀，更加重排尿功能的损害。

## 诊治要点

腰部酸痛，尿频，尿急有时排尿突然中断，伴有尿痛，稍微活动后可继续排尿，疼痛以后出现血尿。有时发生肾绞痛，这是一种阵发性的剧烈疼痛，先在腰部，然后沿输尿管向膀胱、外生殖器、大腿内侧等处放射，这时病人被迫蹲下踡曲，或坐立不安，可持续发作几分钟到几小时。或一日反复几次，亦可数月或几年发一次。疼痛剧烈时伴有恶心，呕吐，出冷汗，甚至虚脱。

## 辨证施治

治法：清热利湿，通淋排石。

方例：八正散加减：车前子15g、萹蓄15g、滑石35g、大黄（制）10g、鸡内金10g、石韦12g、冬葵子15g、牛膝15g、地龙10g。

加减：血尿明显的加茅根35g，小蓟35g，合并感染时加黄柏10g、蒲公英15g。

注意事项：

（1）总的治法是清热利湿，通淋排石。

（2）应用药物排石治疗，要多饮水，在肾区没有疼痛的情况下，要多作跳跃运动，帮助沙石排出。有时服药后会发生腰腹疼痛，这多是结石向下移动所致。

（3）药物排石最好配合针灸疗法。

（4）服药期间可同时用金钱草或玉米须60～90g，水煎每天代替茶饮用。

（5）用以上方法治疗一段时间，排石无效时，如果病人体质还好,则上方配加行气活血化瘀药:厚朴 10g、当归 10g、没药 10g、益母草 35g。

(6)用上方排石无效,病人体质较弱者,可在上方减去冬葵子并加入黄芪 15～35g、当归 10g、肉桂 2g,以助体力使石易排出。

## 简易方及其他疗法

### 一、简易方

1.金钱草 60g、海金沙 30g,水煎服。

2.玉米须、柳叶、赤小豆各 30g,滑石 15g,水煎服。

3.佛耳草 35g,每日煎汤代茶。

4.海浮石 100g,研末,水 2 碗,醋半碗,煎药成 1 碗,温服。

### 二、针灸疗法

主穴:肾俞、阿是穴、三阴交、足三里。

配穴:上腹痛配京门(或章门),脐旁痛配天枢(或大横),小腹痛配归来(或府舍),小便短赤配阴陵泉。

### 三、拔火罐疗法

先用梅花针点刺患侧疼痛腰、腹区,至皮肤轻度潮红后拔火罐,可与针刺交替使用。

### 四、耳针

取穴:肾、膀胱、输尿管点。每次选 1～2 个穴位,埋针 3～5 天。

## 第二十二节　高血压病

高血压病以血压高为主要临床表现,属于武当道教医药"眩晕""头痛"和"肝风"等证范围。

## 病因病理

高血压病的主要原因是肝肾阴阳失调。肝阴不足可致肝阳上亢,肾阴不足也可引起阴虚阳亢。因为肝和肾是互相滋养的("肝肾互生"),因此肝或肾阴虚,常互相影响,形成肝肾阴虚。由于阴阳是对立的统一体,肝肾阴虚,导致阳虚,又会出现阴阳两虚。此外,精神因素对高血压的影响很大,中医认为"怒伤肝""恐伤肾",长期恼怒、惊恐、情绪紧张可损伤肝、肾,产生高血压。

## 诊治要点

1.根据高血压的临床表现可分为肝阳上亢、肝肾阴虚和阴阳两虚等证型。

2.由于高血压病起于肝肾阴阳失调,因此应以调理肝肾阴阳为治疗原则,临床阴虚者固然常见,但不可忽视阴阳两虚的存在,必须仔细辨证施治。

## 辨证施治

### 一、肝阳上亢型

主证:头痛,头晕眼花,性情暴躁,面红口苦,睡不安宁,舌质红,舌苔黄,脉弦数。

治法:清热、平肝、潜阳。

方例:天麻钩藤饮加减:天麻10g、钩藤15g、石决明15g(或珍珠母35g)、栀子10g、黄芩10g、怀牛膝10g、杜仲10g、桑寄生15g、夜交藤15g。

潜阳汤:生地黄15g、白芍10g、珍珠母35g、夏枯草

10g、地龙干 10g、怀牛膝 10g、菊花 10g。

## 二、肝肾阴虚型

主证:头晕眼花,耳鸣,两颧部有红晕,腰酸腿软,夜尿多,舌质红无苔,脉弦细。

治法:滋养肝肾。

方例:杞菊地黄汤:熟地黄 15g、山萸肉 10g、淮山药 15g、泽泻 10g、牡丹皮 10g、茯苓 12g、枸杞子 10g、菊花 10g。

延寿丹:制首乌 15g、牛膝 10g、菟丝子 10g、女贞子 10g、桑叶 10g、菊花 10g、豨莶草 12g、旱莲草 10g、杜仲 15g、桑葚子 12g、黑芝麻 10g。

## 三、阴阳两虚型

主证:头晕眼花,耳鸣,腰酸腿软,失眠多梦,夜尿多,阳痿,心悸,舌质淡嫩,脉沉细。

治法:补阳益阴。

方例:济生肾气丸:熟地黄 15g、淮山药 15g、山萸肉 10g、泽泻 10g、茯苓 10g、牡丹皮 10g、肉桂 2g、熟附子 10g、车前子 10g、牛膝 10g。

右归丸加减:熟地黄 12g、熟附子 6g、肉桂 2g、当归 10g、杜仲 12g、淫羊藿 10g、仙茅 10g、龟胶(烊化)10g。

### 简易方法及其他疗法

## 一、简易方

1.小蓟草 30～60g,水煎代茶服。有较好的降压作用,对于早期高血压病或血压不太高的病人较适宜。

2.臭梧桐 15～35g,水煎服。适用于阴阳两虚的病人。

3.马兜铃根(青木香)6～10g,水煎服。

4.地骨皮 35g,水煎服。

5.夏枯草 35g,水煎日分 2 次服。

6.猪笼草 35g,水煎服,日 1 次。

7. 蓖麻子仁捣烂敷两侧涌泉穴,治高血压危象或卒中。

8.二仙汤:仙茅、仙灵脾(淫羊藿)各 10g,黄连、川芎各 6g。

### 二、针灸疗法

主穴:太冲、肝俞、足三里、曲池。

配穴:头晕眼花配风池、印堂,胸闷、心跳心慌配内关、心俞,失眠配神门、三阴交。

治法:用泻法,如病属阴阳两虚悬灸肾俞、太溪、肝俞。

### 三、耳针

取穴:降压沟、神门、交感、肾、肝点。每次选 1～2 个穴位,埋针 3～5 天。

## 第二十三节　脑血管意外

脑血管意外多见于中年以上患者,与动脉硬化有关,临床表现为突然意识障碍和肢体瘫痪。

脑血管意外分出血性和缺血性两大类。属于出血性的有脑出血和蛛网膜下腔出血;属于缺血性的有脑血栓形成和脑栓塞,其中以脑血栓形成最为常见。

从脑血管意外的临床表现来看，分别属于武当道教医药中风的"类中"部分、"大厥""偏枯""半身不遂"等病证。

## 病因病理

本病成因很复杂，从实、虚两方面来归纳，属实证的可因内风、火、痰和瘀，属虚证的可因肝肾阴虚，气血亏损。常由精神刺激、饮食不节、饮酒过量、劳累过度等外因诱发。

肝肾阴虚可引起肝阳暴亢，导致中经络和中脏腑两种后果。肝阳暴亢既可生风化火形成痰邪和瘀血，痰瘀阻塞经络则半身不遂，语言不利，口眼㖞斜，称做"中经络"，风火相煽还可以产生内闭外脱昏迷甚至残废的严重后果。肝阳暴亢又可迫使气血上逆，这种情况下，轻则出现头痛、头晕、恶心、呕吐，重则昏迷、失语和二便失禁等为主要表现的便是中脏腑。

气血亏损可使脾失健运而聚湿生痰，也可使血流不畅而形成瘀。痰蒙心窍，则语言不利，口眼㖞斜；瘀阻经络则半身不遂，也都属中经络范围。

## 诊治要点

1.脑血管意外按中医分型可有：肝阳暴亢型（见于脑出血、高血压脑病、脑血管痉挛和蛛网膜下腔出血），痰瘀阻络型（见于脑血栓形成、脑栓塞和脑出血后恢复期）。

2.脑血管意外病证的主要表现应属实证，但亦可虚实并见或突然转虚证。虚实并见者可出现于脑出血后期或恢复期;突然转虚证者是脱证的表现。

3.急起病时不宜针灸,但病情稳定后,最好配用针灸或其他传统疗法,特别是口眼歪斜和半身不遂的病人。

4.病初应先祛邪(如息风、泻火、祛痰、通瘀),恢复阶段则应逐步以调补治本(如益气养血、滋补肝肾)。

5.脑血管意外昏迷属于风闭,应与其他闭证相鉴别,可参考"昏迷"。

6.出现闭证可适当配以开窍药,一经好转便应停用,脱证则不适合开窍药。

7.昏迷时应以息风泻火为主,半身不遂者应以祛瘀为主,祛瘀同时宜配用益气药,配用通络药以疏通经脉,增加效应。

## 辨证施治

### 一、肝阳暴亢型

主证:突然剧烈头痛,恶心呕吐,伴有眩晕视膜,颜面潮红,或颈项强痛,肢麻筋抽,烦躁不宁,甚则不省人事,痰鸣,鼻鼾,口眼歪斜,舌质红多有黄浊苔,脉弦滑。

治法:平肝息风,凉血泻火。

方例:羚羊角汤加减:羚羊角粉(冲)1g、钩藤30g、菊花12g、白芍15g、生地黄20g、石决明35g、黄芩15g、牡丹皮15g、牛膝12g。

加减法:呕吐加代赭石35g、竹茹15g;痰多加天竺黄12g、人工牛黄末(冲)2g;大便秘结加大黄12g;昏迷者可加用槐花20g,三七末(冲服)3g。

本型严重病便可见人事不省,称作"风闭"(属阳闭的一种）。更严重者可由闭迅速转为阳气外脱,症见突然昏倒,不省人事,手撒肢凉,目合口开,二便自遗,脉微细欲绝。宜先回阳救脱,急用熟附子 10g、吉林参 10g、五味子 10g,水煎鼻饲给药,并及早送医院,请西医抢救。

## 二、痰瘀阻络型

主证:时有眩晕、脚麻、头重脚轻,或见心悸或在安静的时候(或中风之后)发生口眼歪斜,半身不遂,语言不清,甚至失语,舌质淡,舌苔浊,脉滑或细或涩。

治法:益气祛瘀,除痰通络。

方例:补阳还五汤加减:黄芪 35g、当归 12g、川芎 10g、红花 6g、地龙 12g、赤芍 12g、鸡血藤 15g、牛膝 12g、僵蚕 6g。

加减法:失语或语言不利加远志 6g、菖蒲 6g;口眼歪斜加全蝎 6g、胆南星 6g。

如果失语久不恢复,则与肾气虚损有关,宜补肾开窍,可用地黄饮子加减:熟地黄 20g、肉苁蓉 15g、五味子 6g、山萸肉 12g、熟附子 6g、菖蒲 6g、麦冬 10g、远志 6g。

## 简易方及其他疗法

### 一、针灸疗法

(一)中风急症

主穴:人中、涌泉、内关、足三里。

配穴:面赤,烦躁,脉洪数配十宣(刺出血),头痛、抽搐配合谷、太冲,痰涎壅盛配丰隆、天突,四肢厥冷、脉微欲绝可针灸关元、气海、足三里。

治法:闭证宜用泻法,脱证宜用平补平泻法,并有艾灸。

**（二）中风后遗症**

1.上肢瘫痪：肩髃、曲池、合谷透劳宫，外关透内关、八邪。

2.下肢瘫痪：环跳、风市、足三里、阳陵泉、解溪、八风。

3.口眼歪斜：太阳、风池、下关、颊车、迎香、地仓、合谷、足三里。

4.语言不利：廉泉、哑门、通里、三阴交。

**二、穴位注射疗法**

偏瘫初期用维生素 $B_1$ 100mg，每穴注入 0.5ml（取穴同针灸疗法）。

**三、耳针**

取穴：心、肾、神门、皮质下及有关患肢相应穴（高血压者可取降压沟）。每次选 2～3 个穴位，埋针 3～5 天。

**四、头皮针**

偏瘫取对侧运动区、感觉区，失语取对侧言语二区。

**五、梅花针**

配合体针，点刺背腰夹脊及患肢阳经循布区。

# 第二十四节　冠状动脉硬化性心脏病

冠状动脉硬化性心脏病，简称冠心病，属于武当道教医药"真心痛""厥心痛""包络之痛""心痹"等证的范围。以胸骨后发作性疼痛或压榨感为主证。多见于 40 岁以上的中老年人。

中医认为冠心病主要是心脉瘀滞。《内经》明确指出："心痹者脉不通"。

引起心脉瘀滞的主要原因可以归纳为阴寒凝聚、痰浊闭阻、气滞血瘀等。此外，长期情绪紧张、过食肥腻也可影响心脉的运行，造成心脉瘀滞，产生心痛、胸痹等证。但心脉之所以瘀滞，主要还是由于年老体弱、脏腑失调造成的。在脏腑失调方面，关系最密切有心、脾、肝、肾。心阳不振可以导致阴寒凝聚，脾不运可以引起痰浊内生，肝郁可以发展成为气滞血瘀，肾虚不足是人老体衰，脏腑功能失调的关键。

## 诊治要点

1.关于心痛的临床特点，《内经》有这样的描述："心病者胸中痛，胁满，肋下痛，膺背肩胛间痛，两臂内痛"。明确指出心痛发生的部位，在胸中、胸下并放射到肩胛间以及两臂内侧。疼痛的性质因人而异，多为闷痛、压痛，也可为绞痛；劳累、激动、兴奋、饱餐、受凉、天气变化常可使心痛发作，休息之后可以使心痛缓解；心痛发作时每伴有恐惧、焦虑、不敢活动。

痛剧烈而持续伴有阳虚欲脱的，武当道教医药叫做"真心痛"，可以很快引起死亡，应立即抢救。

2.本病临床多见虚实夹杂，既有寒邪、痰浊、瘀血的实证，又有年老体弱、脏腑功能失调的虚证。一般说来是标实本虚，临证时按"急则治其标，缓则治其本"的原则治疗。

当心痛发作时先用针刺或用田七末 1.5g 冲服止痛，然后按具体情况分别采用温通散寒或豁痰化浊或行气活血等法治标。没有心痛的病例或心痛控制后，治疗应以补虚固本为主。

3.本病临床可分寒凝心脉型、痰浊闭阻型、气滞血瘀型，但以气滞血瘀型较为常见。痰浊闭阻型中又以寒痰为多，热痰较少。

## 辨证施治

### 一、发作期

#### （一）寒凝心脉型

主证：心痛多发生在寒冷季节，遇冷即发，病者平素体质虚寒怕冷，脸色苍白，神疲乏力，手足不温，口淡不渴或吐清涎，大便稀薄，小便清长，舌质淡红，舌苔白润，脉沉缓无力。

治法：温通散寒。

方例：吴茱萸丸加减：吴茱萸 6g、干姜 10g、白术 10g、党参 12g、当归 10g、赤芍 10g、熟附子 10g、炙甘草 6g、蜀椒 3g、肉桂 2g。

#### （二）痰浊闭阻型

主证：心胸烦闷而痛或压迫感、阻塞感，病人常虚胖多痰有咳嗽呕恶，食欲不振，头晕眼花，而且觉得头重坠，舌厚浊质淡，苔或腻，脉弦滑或濡缓。

治法：豁痰化浊通阳。

方例：瓜蒌薤白半夏汤加减：瓜蒌仁 10g、薤白 10g、法半夏 10g、枳壳 10g、远志 6g。

**（三）气滞血瘀型**

主证：病情日久，心胸刺痛，部位固定，或伴有精神抑郁，胸胁胀痛，舌质暗瘀，舌尖边有瘀点，脉弦或沉涩。

治法：行气活血。

方例：冠心Ⅱ号方：赤芍 15g、川芎 15g、红花 15g、丹参 35g、降香 15g。每日 1 剂，分 3 次服，4 周为一疗程。

血府逐瘀汤：当归 10g、生地黄 12g、桃仁 10g、红花 6g、枳壳 10g、赤芍 10g、柴胡 5g、甘草 3g、桔梗 6g、川芎 6g、牛膝 10g。

**二、发作缓解期**

冠心病人没有心痛症状，或心痛等症状控制后，则应按发作缓解期处理。

**（一）心阳不振型**

主证：畏寒懒动，自汗，脸色虚浮苍白，心中空虚而悸动，口淡，小便清白，舌质淡白，舌苔白，脉虚弱或浮大。

治法：补心阳。

方例：人参汤：党参 15g、干姜 6g、白术 10g、桂枝 10g、炙甘草 6g。

**（二）心阴不足型**

主证：自觉心热，脸红，虚烦而心悸，失眠多梦，盗汗，口干不渴，舌质红或舌尖红，少苔，脉细数。

治法：补心阴，益心脾。

方例：益心汤：党参 15g、麦冬 10g、五味子 6g、制何首乌 15g、丹参 12g、山萸肉 10g、大枣 4 枚。

归脾汤:白术 10g、茯苓 15g、黄芪 12g、党参 12g、龙眼肉 10g、酸枣仁 10g、木香 3g、炙甘草 3g、当归 10g、远志 6g,适用于心脾两虚的病人。

(三)肝肾阴虚型

主证:眩晕,头痛,耳鸣,四肢麻木、震颤,腰膝酸软,咽干,盗汗,五心烦热,大便秘结,舌质红,少苔或无苔,脉弦细数。

治法:滋补肝肾。

方例:杞菊地黄汤:熟地黄 15g、山萸肉 10g、山药 15g、茯苓 15g、牡丹皮 10g、泽泻 10g、枸杞子 10g、菊花 10g。

(四)肾气早衰

主证:未老先衰,毛发脱落,须发早白,头昏眼花,耳鸣,阳痿,小便频数而清长,尿后余沥,甚或小便不禁,舌质淡,舌苔白,脉沉弱。

治法:补益肾气。

方例:延寿丹:制首乌 15g、牛膝 12g、菟丝子 10g、女贞子 10g、桑叶 10g、菊花 10g、豨莶草 12g、旱莲草 12g、杜仲 12g、桑葚子 12g、黑芝麻 10g。

## 并发症的处理

### 一、高血压

血压偏高,一般不须单独作降压治疗,血压较高可以用天麻钩藤饮:天麻 6g、钩藤 10g、石决明(先煎)35g、桑寄生 15g、杜仲 15g、牛膝 12g、栀子 6g、黄芩 6g、益母草

12g、茯苓 12g、夜交藤 12g。晚期高血压,则应配合西药降压治疗。

## 二、高胆固醇症

血清胆固醇偏高,一般不须作单独处理,如胆固醇特别高,可在原方基础上加制何首乌 20g、山楂 12g 或草决明 20g。

## 三、心力衰竭

急性心力衰竭一般均须送医院请西医结合治疗,武当道教医药一般参考"心力衰竭"的治疗方法。

## 四、期前收缩

偶发的期前收缩,通常不须另处方药。频发或多发期前收缩,可用炙甘草汤(炙甘草 10g、大枣 5 枚、阿胶(溶)10g、党参 15g、生姜 6g、桂枝 3g、生地黄 12g、麦冬 10g、麻仁 10g)。

## 五、阵发性心动过速

对于阵发性心动过速、心房纤颤、心室纤颤、二度三度房室传导阻滞与严重心律失常,目前尚无成熟经验,有试用苓桂术甘汤加味(茯苓 12g、桂枝 6g、白术 10g、炙甘草 10g、紫石英 20g、胡桃肉 10g、海蛤壳 15g、法半夏 10g、五味子 6g、龙齿 35g)。

# 第二十五节　心力衰竭

心力衰竭又称"心功能不全",是指心脏收缩力减弱,导致血液循环障碍所产生的一系列临床表现。根据本病的常见症状,心悸、呼吸困难、水肿等以及病程发展的不同阶段,多属于武当道教医药的"心悸""喘证""水肿""脱证"等范围。

## 病因病理

心力衰竭的主要病理变化在心,与脾、肾的关系也很密切。因为心主血脉,是全身气血运行的中心,心气虚弱,心阳不足则鼓动血脉运行的力量不够,心阳虚弱每易形成气滞血瘀;心阳不振又可累及脾、肾,使水液运化、排泄障碍;肾脏虚衰不能纳气则气逆于上;脾虚不运则消化功能减退。此外,脾虚气血生化不足,温热病耗气伤阴,导致心失血养、心气失敛也是常见病因。如本病发展到严重阶段,心阳虚极就会出现心阳随气而脱的危重证候。

## 诊治要点

1.按心力衰竭的临床表现,武当道教医药可分为心脾两虚型(多见于早期心力衰竭),心肾阳虚型(多见于慢性充血性心力衰竭),心虚瘀阻型(多见于慢性充血性心力衰竭和心源性肝硬化),心气不敛型(见于感染、中毒性心肌炎、风湿性心肌炎、甲状腺机能亢进性心脏病等引起的心力衰竭),水气上逆型(多见于急性肺水肿)和心阳气脱型(见于心力衰竭晚期的心源性休克)等。

2.由于本病所表现的病理特点是阳气衰竭,治疗应以补阳益气为主,适当配合养血宁心、活血化瘀、温阳利水、降逆平喘和收涩固脱等法。

3.水气上逆和心阳气脱两型因病情危重,应请西医配合抢救。

# 辨证施治

## 一、心脾两虚型

主证:劳则心悸,气短,身倦无力,面色苍白,容易出汗,饮食减少,睡眠不好,舌质淡红,舌苔薄白,脉细弱或结代。

治法:补脾气,益心血。

方例:归脾汤加减:党参 15g、茯苓 12g、当归 10g、白芍 10g、黄芪 15g、龙眼肉 15g、远志 6g。

炙甘草汤加减:炙甘草 10～15g、党参 15g、生地黄15g、麦冬 10g、桂枝 6g、丹参 15g、珍珠母 30g,更适用于心律失常的病人。

## 二、心肾阳虚型

主证:心悸、喘息不能平卧,面目及肢体浮肿,面色苍白,头额汗出,腹胀尿少,手足不温,舌体胖质淡,舌苔白,脉沉细无力或结代。

治法:温补阳气,健脾利水。

方例:济生肾气丸加减:熟附子 10g、肉桂 2g、熟地黄20g、山萸肉 10g、茯苓 15g、党参 15g、车前子 12g、牛膝10g。

真武汤加减:熟附子 10g、白术 12g、茯苓 15g、白芍10g、桂枝 6g、泽泻 10g。

## 三、心虚瘀阻型

主证:心悸,气促,面色晦暗,口唇紫绀,胁下结块胀痛,下肢微肿,或咳痰带血,小便短少,舌质紫暗或有蓝色斑点,脉细涩或结代。

治法:补阳益气,活血散瘀。

方例:益气通瘀方:吉林参 6g、白术 12g、丹参 15g、当归 10g、赤芍 12g、红花 6g、益母草 30g。

加减:浮肿明显者可加马鞭草 15g 或木通 10g,赤小豆 15g;咳痰带血去红花,加仙鹤草 10～15g 或茜草 15g,白及 10g。

### 四、心气不敛型

主证:热病耗气伤阴,心气受损,心悸汗多,精神疲乏,短气(呼吸短促而不相接续),心尖搏动明显,或有低热,烦渴,舌质红,舌苔少而干,脉细数无力。

治法:益气养阴,收敛心气。

方例:生脉散加味:党参 20g、麦冬 15g、五味子 6g、山萸肉 12g、龙骨 12g、牡蛎 15g。

益心方:孩儿参 35g、玉竹 15g、生地黄 15g、珍珠母 35g。

### 五、水气上逆型

主证:气急喘促,痰涎上涌,甚至大量泡沫样痰从口鼻涌出,咳嗽,面色灰白,汗出肢冷,烦躁惊恐,唇紫,舌质暗淡,舌苔白腻,脉细。

治法:温肾纳气,化痰平喘。

方例:苓甘五味姜辛汤加减:吉林参 10g、五味子 10g、细辛 3g、干姜 6g、沉香末(冲)2g、葶苈子 10g、黑锡丹(冲)2～3g。

### 六、心阳气脱型

主证：心悸烦躁，呼吸浅表短促，额汗不止，精神萎靡，面色发绀，指甲青紫，四肢厥冷，舌质淡，舌苔白，脉微细欲绝。

治法：回阳救脱。

方例：参附龙牡汤加味：吉林参 10g、熟附子 12g、炙甘草 10g、龙骨 15g、牡蛎 15g、山萸肉 15g。

## 简易方及其他疗法

### 一、针灸疗法

主穴：内关、心俞、厥阴俞。

配穴：气促配膻中、肺俞；腹胀配足三里、中脘；尿少配肾俞、三阴交；食欲不振温灸脾俞；烦躁、失眠配安眠 1（或安眠 2）。

治法：用补法。刺心俞：厥阴俞针尖斜向胸椎，针感向胸部扩散最好。可针灸并施，按病情每日针 1～2 次。

### 二、耳针

取穴：心、肾、脾、神门点。每次选 1～2 穴，埋针 3～5 天，配合体针。

### 三、穴位注射疗法

取穴同针灸疗法，每次选穴 2～3 个，每穴用 5%当归液 0.5~1ml 或维生素 $B_1$ 注射 0.5ml 注入，每日 1 次。

## 第二十六节　贫血

贫血是一种症状，而不是具体的疾病。但是许多原因的贫血常常有类似的特殊临床表现，如果用显微镜来观察贫血病人的血液标本还可以发现其中红细胞、血红蛋白等等都比正常水平低，或者其中的一种明显在正常以下。因此，现代医学把贫血归纳为一种综合病症。从武当道教医药的角度来看，可以包括在"血虚""虚损"病证里。

### 病因病理

血的生成与心、肝、脾、肾等关系最为密切。血的原料，来自饮食营养的精华，这精华是脾运化的结果。而脾的运化，是靠脾（阳）的健运和肾阳的参与，因此脾的虚损或脾肾阳虚都可以引起贫血。但是血液形成后贮藏于肝（"肝藏血"），并起调配的作用，而血液能在体内循环运行，又由于心的功能活动和气的推动，所以有"心主血脉""气为血帅"的说法，临床上常常出现心肝血虚的贫血类型。另外，气既然是血的循行动力，如果气虚、气郁、气滞等气的病变，血的动力便受影响，这样，血流便不通畅甚至停滞，而形成血瘀。血瘀的存在，新血生成便受影响，结果也造成贫血。当然，大量的失血（包括急性失血和慢性失血），新血生成不及，也是贫血的一种原因。

### 诊治要点

1. 临床常见的贫血有血虚型（可见于急性或慢性失血、钩虫病、萎黄病和某些慢性症状性贫血、妊娠贫血等），脾胃虚型（可见于慢性腹泻病、某些慢性感染性病症或妊娠所致的贫血），肾阳虚型（可见于再生障碍性贫血、慢性肾炎和某些地中海贫血等），血瘀型（可见于某些败血症所致和某些骨髓瘤及溶血性贫血)等。

2.从武当道教医药的角度来看,以上的各证型常可以同时存在一个病人身上。这时,就必须综合考虑。

3.因为"气为血帅",治疗血虚型的贫血,应配用补气药。

4.治疗血瘀型的贫血在散瘀的同时,可适当配用补血药。

5.贫血多数是久病,因此使用丸剂治疗更为合适。

## 辨证施治

### 一、血虚型

主证:面唇淡白,头晕,乏力,失眠,心悸心慌,四肢麻木,或月经过多,脉细或兼数。

治法:补血兼以补气。

方例:四物汤加味:川芎 6g、地黄(熟)15g、当归 15g、白芍 10g、北芪 15g。

当归补血汤:黄芪 35g、当归 6g(宜于急性出血性贫血)。

### 二、脾胃虚型

主证:面色萎黄,疲倦无力,消瘦,气短,食欲不振,大便稀或伴有不消化的食物残渣,脉弱。

治法:补脾健胃。

方例:补气汤加减:党参 12g、白术 10g、茯苓 10g、炙甘草 3g、炙黄芪 20g。

参苓白术散加减:党参 10g、白术 10g、扁豆(炒)12g、茯苓 12g、甘草 3g、山药 12g、莲子 12g、桔梗 6g、薏苡仁

15g、砂仁 6g。

### 三、肾阳虚型

主证:面色苍白,浮肿,怕冷,身体疲倦,精神不振,脉沉细,尺脉弱。

治法:温补肾阳。

方例:右归饮:熟地黄 15g、山药 15g、山萸肉 12g、枸杞子 10g、炙甘草 3g、肉桂 2g、熟附子 10g、杜仲 10g。

### 四、血瘀型

主证:面色白而无光泽,身体疲倦,皮肤常出现瘀斑或出血点,可能有发热或痞块(脾肿大),舌质淡或见瘀点,脉细涩。

治法:散瘀兼补血。

方例:复元活血汤加减:当归 10g、阿胶(烊化)10g、红花 6g、穿山甲 15g、大黄(制)6g、蒲黄(炒)12g、鸡血藤 15g。

血府逐瘀汤加减:生地黄 12g、赤芍 10g、当归 10g、川芎 6g、茜草根 12g、丹参 12g、三七末(冲)3g。

## 简易方及其他疗法

### 一、简易方

1.熟地黄 10g、补骨脂 10g、淫羊藿 10g、鹿角胶(烊化)10g、熟附子 6g、肉桂 2g、党参 12g、枸杞子 10g,适用于再生障碍性贫血。

2.仙鹤草 90g,红枣 10 枚,水煎,一日分二次服。

3.制何首乌末,每天早晨服 15g,开水冲服。

### 二、针灸疗法

主穴：大椎、足三里、肝俞、脾俞、肾俞、膈俞。

配穴：心悸气促配膻中、内关，食欲不振配三阴交、胃俞，头晕眼花配印堂、曲池。

治法：用补法，宜针灸并施。

### 三、穴位注射疗法

取穴同针灸疗法。每次选 2～3 穴，每穴注入 5% 当归注射液 0.5～1ml，每日 1 次。

### 四、耳针

取穴：心、肝、脾、肾上腺。每次选 1～2 个穴位，埋针 3～5 天。

# 第二十七节　单纯性甲状腺肿

单纯性甲状腺肿是一种以缺碘为主的代偿性甲状腺肿大，它的发病可以是地区性的，特别是离海比较远的地区，但是，也可以无地区的限制性而散发地存在。一般不伴有甲状腺功能亢进症状，属于武当道教医药"瘿病"范围。

## 病因病理

"瘿病"发病原因与居住生活的地区及饮水有关，也可以因为肝气郁结，以致脾的运化功能失调，而生湿痰，凝结在颈部所造成。由于本病与肝气郁结有关，而肝与精神情绪关系十分密切，因此常常有急躁、容易发怒等症状。

## 辨证施治

### 一、气滞型

主证:甲状腺肿大,常因情绪而改变,遇喜则小,遇怒则大,胁痛腹胀坤民尚有经来乳房作胀,少腹作痛等症状,苔薄,脉弦。

治法:疏肝理气,化痰软坚。

方例:四海舒郁丸加减:海带 35g、海藻 35g、昆布 35g、陈皮 10g、海蛤粉 10g、柴胡 10g、浙贝 12g。

黄药子汤:黄药子 10g、昆布 10g、海藻 10g、牡蛎 35g、青皮 10g、法半夏 6g、枳壳 10g。

**二、痰湿型**

主证:甲状腺明显肿大,胸闷,咳嗽痰多,舌苔白腻而厚,脉濡滑。

方例:海藻玉壶汤加减:海藻 35g、昆布 35g、海带 35g、法半夏 6g、陈皮 6g、青皮 3g、连翘 10g、浙贝 10g、当归 10g、川芎 6g、独活 10g。

## 简易方及其他疗法

**一、简易方**

1.夏枯草 35g,射干 15g,水煎服。

2.海带 15～35g,水煎服。

3.海蜇皮,凉拌吃。

4.海藻、昆布各等份研细末,每日 1 次,每次 10g。

**二、针灸疗法**

主穴:合谷、腺体阿是穴、足三里。

配穴:咽不适配天突、三阴交,心悸、手颤配内关、太冲。

治法:用平补平泻法,针刺腺体阿是穴时,针向前下方斜刺,穿过腺体中心,要防止刺伤动脉,可用捻针法,不宜提插,并可局部配合梅花针点刺,每周 2～3 次。

### 三、挑治法

主穴:腺体阿是穴、瘰痣点(两侧胸骨柄上窝或锁骨上窝灰白、淡红或棕色点,压之不退色)。

治法:腺体阿是穴和瘰痣点可交替选用,每侧挑一至二点,每周挑一次。

### 三、预防

争取多吃如海带、昆布、海藻等食物。对地方性甲状腺肿地区的居民,须作集体预防,可服用含碘食盐(或水)。

# 第二十八节  甲状腺机能亢进

甲状腺机能亢进是内分泌疾病中的常见病,是甲状腺分泌甲状腺激素过多引起的。从甲状腺机能亢进的临床表现看,大致属于武当道教医药"肝病"的范围。

## 病因病理

从甲状腺机能亢进的忧虑、烦躁、易怒和月经不调等证候来看,是因为肝气郁结引起的。因为肝具有升发透泄全身气机的生理功能,如果肝有病便使它的这一功能受到影响,所以产生了以上的肝气郁结的症状。肝气郁结日久则可化火,火是伤阴的,因而可以导致肝阴不足,阴虚又可致肝阳上亢,出现性情急躁、心慌、失眠、双手震颤等症状。

## 辨证施治

### 一、肝气郁结型

主证:颈部日见肿大,忧虑,烦躁,容易恼怒,月经不调,舌苔薄白,脉弦。

治法:舒肝解郁,软坚散结。

方例:四海舒郁丸加减:海藻 10g、昆布 10g、海蛤壳 12g、柴胡 10g、麦芽 15g、黄药子 10g、郁金 10g。

逍遥散加减:柴胡 6g、白芍 12g、当归 10g、海带 12g、郁金 10g、川贝母 10g。

### 二、阴虚阳亢型

主证:颈部粗大,或眼球突出,头晕眼花,面红,多汗,急躁,心悸,失眠,消瘦,双手震颤,舌质红,舌苔薄黄,脉弦数。

治法:育阴潜阳,软坚散结。

方例:镇肝息风汤加减:生牡蛎 15g、生龟板 15g、白芍 15g、玄参 15g、麦芽 15g、海蛤壳 15g、夏枯草 10g。

## 简易方及其他疗法

### 一、简易方

1.黄药子 10～15g,水煎服,每日 1 剂。

2.海藻、昆布等份,研末用水调成丸,每天服 10g,分 2 次服,每疗程 40 天,中间停 20 天。

针灸疗法与挑治疗法:见"单纯性甲状腺肿"。

### 二、耳针

取穴:神门、内分泌、皮质下、肺、心点。每次选 1～2

个穴位,埋针 3 ~ 5 天。

# 第二十九节　糖尿病

糖尿病是一种常见的有遗传倾向的内分泌和代谢性疾病,属于武当道教医药"消渴病"的范围。前人以症状的不同,有把它分为上、中、下三消的,上消指多饮,中消指多食,下消指多尿。按临床治疗一般没有这样划分的必要。

## 病因病理

糖尿病在武当道教医药认为主要是肾阴虚损和胃火炽盛的一种肾虚胃实的病证。肾虚和胃实互为影响,病人体质阴虚,肾水不足,而病人过食油腻或嗜酒又可使胃腑积热,损伤肾阴。这两种原因可单一存在,也可同时存在。

临床所见,糖尿病有腰酸、头晕、多尿便是肾阴虚损所致,而多食易饥、口干、口渴多饮、皮肤干燥、大便秘结则为胃火炽盛伤了津液的结果。不但如此,胃火过于旺盛,则"壮火食气",伤及脾气,又可见疲乏、消瘦和气短。

阴虚过久,使人体的阴阳失调,最后导致阳虚,这就是"阴损及阳",在糖尿病进一步发展的较严重阶段常是这样一种情况。

## 诊治要点

1.根据临床表现和辨证,糖尿病可以分为阴虚火盛型和阴阳两虚型。阴虚火盛病情较轻,治疗一般比较容易;阴阳两虚病情较重,治疗也比较困难。

2.糖尿病人易患疮疖,有这种情况时可在方药中加入凉血解毒的药物,如蒲公英、大青叶、紫花地丁等。

3.糖尿病人如由多食、多尿突然转为食欲减退,小便短少时,说明脏气大损。食少是脾胃气败,尿少是肾气大亏,宜密切注意病情恶化。

4.如出现昏睡、昏迷,是糖尿病危重证候,应送医院,请西医抢救。

## 辨证施治

### 一、阴虚火盛型

主证:口渴,喝水也不能解渴,尿多,多食易饥,口苦,大便秘结,心烦,手足心热,头晕眼花,耳鸣腰酸,或疲乏,气短,舌质红,舌苔少,脉细数,或舌质淡红,脉细弱。

治法:养阴、泻火、益气。

方例:消渴方加减:黄连10g、生地黄35g、花粉35g、麦冬15g、党参20g、山药30g。

加减法:火盛为主,有口苦,大便秘结,舌苔黄,脉滑数的加生石膏35g、葛根35g,口渴特别严重的加乌梅10g。

阴虚为主,心烦,手足心热,头晕眼花,耳鸣腰酸,舌质红无苔,脉细数明显的加山萸肉15g、枸杞子12g、金樱子15g。

如见十分疲乏,气短,舌质淡红,脉细弱等气虚症状可加黄芪15～35g。

### 二、阴阳两虚型

主证:口渴,尿特别多,而且浑浊不清如脂膏样,腰酸腿软,消瘦疲乏,头晕,耳鸣,阳痿,舌苔干剥,脉沉弱。

治法:调补阴阳。

方例:附桂八味丸:熟附子 12g、肉桂 2g、熟地黄 15g、山萸肉 12g、山药 12g、茯苓 15g、牡丹皮 10g、泽泻 12g。

# 简易方及其他疗法

## 一、验方

1.玉液汤:山药 35g、黄芪 15g、知母 20g、鸡内金 6g、葛根 6g、五味子 10g、天花粉 10g。

2.仙姑增液饮:黄芪 15g、生地黄 35g、山药 35g、山萸肉 15g、铁皮石斛 10g、天花粉 10g。

## 二、简易方

1.糖尿方:玉米须 35g、松针 30g,水煎服。

2.北芪 35g,水煎代茶。

3.黄连丸:黄连 1 份,生地黄 10 份,研末为丸,每服 10～15g,每日服 2～3 次。对消除多食易饥,降低血糖有较好效果。亦可改黄连 3g、生地黄 9g,水煎服。

4.黑豆 35g、天花粉 35g,水煎服。

5.蚕茧、红枣各 7 粒,水煎服。

6.老松树二层皮(干)60g,炖猪骨服。

## 三、针灸疗法

主穴:肾俞、章门、三阴交、地机、胰穴(胸椎六至八椎旁阳性点)。

配穴:烦渴配肺俞、大陵,易饥神倦配脾俞、曲池、阴陵泉,尿频配命门、关元、太谿,心悸眩晕配印堂、内关,会阴瘙痒配中极、膀胱俞,下肢酸痹配足三里、阳陵泉。

治法：用平补平泻法，每次选主穴 1 个，配穴 1~2 个穴位，可针灸并施。需注意严格的皮肤消毒操作。

### 四、穴位注射疗法

取穴同针灸疗法。每次选 2～3 个穴位，每穴用 5% 当归注射液或维生素 $B_1$ 0.5～1ml 注入，每日或隔日 1 次。

### 五、耳针

取穴：肾、胰、肺、脾、内分泌点。每次选 1～2 个穴位，埋针 3～5 天。

### 六、梅花针

用梅花针轻点刺至第三至第八胸椎及第一至第三腰椎旁，一两日一次。

### 七、饮食疗法

1.注意饮食的节制，避免油腻、烈性酒类以及辛燥食物。

2.吃东西时多咀嚼，尽量使食物在口腔内停留长些，然后再咽下。

3.不用精制白米和面粉为主食，改用麦麸及糙米。

4.可用洋葱作菜，每餐多吃新鲜菜、豆荚佐膳，亦可直接用鲜洋葱 60g 煎汤服用。

5.黄芪 35g、山药 60g，鲜猪胰一个熬汤，连渣及汤吃，每周 2～3 次。

## 第三十节　食物中毒

食物中毒是因误食含毒食物引起，据食物中毒的原因可分为细菌性、化学性和有毒植物中毒等三大类。其中化学性食物中毒包括了农药中毒、金属药品中毒、腐蚀性药中毒及其他常用西药的中毒(如麻醉剂、镇静剂、兴奋剂、驱虫剂等等),本书只针对农药中毒,其他的中毒便不涉及了。在此,着重地叙述对细菌性食物中毒和有毒植物中毒处理时的注意事项、必要措施和一些武当道教医药土方、土法预防等,对一些中毒较重的严重病人,应在第一时间及时送医院抢救。

## 诊治要点

1. 食物中毒的原因虽然很多,而且临床表现也很复杂,但是都有短时间内食同种食物的人同时或相继发病、症状相似的特点。而且在细菌性和有毒植物中毒的病人绝大部分有恶心、呕吐。

2. 治疗食物中毒消除毒物是重要一环,清除毒物的办法有催吐、洗胃、导泻洗肠等。另外,补液和现代医学的一些特效的治疗方法也是必要的。

3. 中医简易的催吐药方有:

(1)食盐 60g,炒焦后用开水冲泡尽量灌饮,并用鸡毛探喉引吐,随吐随灌,吐尽为止。

(2)甜瓜蒂 3g,研成细末,开水冲服,再用鸡毛探喉取吐,必要时隔 15 分钟再灌一次。

(3)明矾 15g,开水冲服,并用鸡毛探吐。

4. 食物中毒大多是非常危重的,一旦发生应迅速抢救,否则容易造成死亡。

# 细菌性食物中毒

细菌性食物中毒是最常见的一种中毒,主要是因为食物在制作、储存、出售过程中处理不当,被细菌污染,食后引起中毒,因细菌本身或细菌放出的大量外毒素而发病。

## 一、临床表现

短时间内食同种食物的人同时或相继出现恶心、呕吐、腹痛、腹泻,常有发热。吐泻严重者发生脱水、酸中毒甚至休克、昏迷。

## 二、治疗

1.一般轻型病人经催吐、导泻、禁食、补液等处理即可恢复。重型及危重型病人应送医院请西医抢救。

2.中草药疗法:

(1)山楂 15g、陈皮 10g、绿豆衣 15g、甘草 6g、大黄 6g,水煎服。适用于一般轻型的食物中毒。

(2)紫苏叶 60g,煎浓汁加生姜汁十滴,温服代茶。适用于鱼蟹中毒。

(3)栗子壳 350g,水煎服,或加甘草末 10g 冲服。适用于吃腐败羊肉中毒。

(4)仙鹤草 35g,水煎至 100ml,一日一次服,服药后呕吐者少量分次服,补足其剂量。对嗜盐菌感染性食物中毒有效。

## 三、预防

1. 加强食物管理,注意饮食卫生。防止食物污染变质,剩饭菜时间不能过久,吃前必须加热,变馊发酸的食物决不能再吃。

2. 病死牲畜肉要经兽医和有关人员检查决定能否食用。

3. 一切食品工作人员，如患有化脓性皮肤病时，应暂调工作。

## 果仁（含氰苷的）中毒

含氰苷的果仁有杏仁、桃仁、枇杷仁、李仁、杨梅仁、樱桃仁、苹果仁、亚麻仁等。它们都含有苦杏仁苷和苦杏仁苷酸。苦杏仁苷遇水，在苦杏仁苷酸的作用下分解为氢氰酸。服食过量便会发生氢氰酸中毒。苦的杏仁和桃仁比甜的毒性高 10 倍。

### 一、临床表现

多在食后 2~6 小时内发生症状，轻者恶心、呕吐、头痛、头晕、四肢无力、精神不振或烦躁不安、脉搏增快。这些病状可在 4~6 小时内消失。严重者，体温下降，脉搏减慢，血压下降，四肢阵发性痉挛，呼吸困难，昏迷，瞳孔散大，对光反射消失。常因呼吸麻痹而死亡。

### 二、治疗

1. 以 1:2000 高锰酸钾或 5%硫代硫酸钠 1%~3%过氧化氢洗胃。

2. 严重病人必须送医院请西医对症疗法抢救，并给予特效解毒药。

3. 中草药疗法：

（1）杏树根皮或杏树皮 60～90g，水煎服。

（2）绿豆 60g，砂糖适量，水煎服。

（3）甘草、黑豆各 120g，水煎服。

### 三、预防

向群众尤其是儿童宣传含氰苷果仁有毒，不要任意取食。特别是苦桃仁和苦杏仁，生食少量便可能中毒致死。

糕点、饮料以及药用的含氰苷果仁，应严格加工，一般先用热水浸泡至少半天，多换水，去皮和尖，并炒熟或煮熟，则毒性可减低。但也不宜吃得过多。

## 白果（银杏）中毒

白果含有一种有机毒素，能溶于水，婴幼儿取食过多或生食可中毒，一般儿童生吃5~10粒即可中毒。

### 一、临床表现

多发生于儿童，食后几小时即可发病。最轻者可出现呆滞、食欲不振等，隔日可愈。轻者则呕吐、腹泻、发热、昏睡，在1~2日内清醒好转。重者在暴发呕吐之后出现阵发惊厥，瞳孔散大，对光反射消失，最后因循环和呼吸衰竭而死亡。

### 二、治疗

1.洗胃、灌肠、导滞。

2.严重病人必须送往医院请西医对症治疗，并输液控制脱水和酸中毒。

3.中草药疗法：

（1）白果壳35g，水煎服。

（2）甘草15g，水煎服。

### 三、预防

禁止婴幼儿取食白果，较大儿童虽然食用熟白果也要限量。

# 植物日光性皮炎

有些植物被人吃了或接触后,再经日光照射,则暴露的皮肤便可引起皮炎,所以叫做植物日光性皮炎。这些与发病有关的植物是灰灰菜、野苋菜、马齿苋、洋槐花、槐花、紫云英、榆叶、柳叶、臭椿、野苜蓿、棠梨叶、麦蒿等。看来中毒可能与个人体质和营养情况有关。有人观察到月经来潮前几天的妇女易于发病,因此,还可能与内分泌有关。近年来证明灰灰菜中有类似卟啉类物质,因此认为这种物质对光线敏感,是发病的主要原因。

## 一、临床表现

多在进食后 1~3 天内发病。首先是被日光照射的暴露部位如面部、手足有麻木感,皮肤出现浮肿,但不能压凹,有灼痛、刺痛或胀痛及痒感。严重时皮肤可发生瘀斑、水疱、血疱甚至坏死。头面部肿胀使两眼裂成缝,口唇厚而外翻,口水外流,个别病人咽部水肿以致言语不清,嚼物不灵,甚至呼吸困难。部分病人有发热,但没有其他明显的全身症状。

## 二、治疗

1.发病后要避免日光照射。

2.严重的病人可使用现代医学的抗过敏治疗。

3. 如果患部皮肤破溃时要注意防止感染,可涂消炎软膏,外加敷料。

4.中草药治疗:

(1)防风 3g,荆芥、艾叶各 6g,甘草 3g,水煎服。

（2）银花 120g，菊花 60g，蒲公英、地丁各 15g，天葵子 10g，水煎服。

（3）皮炎局部可用淡白矾水或蒲公英、马齿苋煎水冷敷，有消肿止痛效果。

### 三、预防

1.最好不要大量地食用野生植物。

2．食用野生植物时，应先用冷水浸泡半天，要勤换水，然后加热食用。

3.劳动时，特别是月经前的妇女，尽可能不要接触上述野生植物，不吃野菜。

## 毒蕈中毒

蕈是一般叫蘑菇、野菇、菌子、野草菇。我国各地山林平原均有生长，广大人民群众乐于采食，但蕈类品种繁多，其中毒蕈亦不少，不仔细鉴别选食，可引起中毒。

### 一、临床表现

因所食毒蕈种类、所含毒蕈不同和中毒的轻重不同，临床表现也各不同。常见症状是：①胃肠症状：恶心、呕吐、腹泻、腹痛的症状轻重不同。轻者恢复快，重者可剧烈吐泻、腹痛、粪便呈洗米水样，引起严重水电解质紊乱、休克、昏迷、尿少、无尿或肾功能衰竭,病死率较高。②肝脏损害：初期恶心、食欲不振，接着出现黄疸，肝脏肿大及压痛，肝功能异常，可发生肝坏死、肝昏迷，广泛出血而致死。③溶血：可出现急性贫血、黄疸及血红蛋白尿。④中枢神经系统中毒症状：幻觉、谵妄、昏迷、抽搐、精神错乱。⑤毒蕈碱中毒症状：流涎、多汗、瞳孔缩小、心动过缓、呼吸急促、急性肺水肿,死于呼吸道阻塞或呼吸中枢衰竭。

⑥类似阿托品毒质的症状:瞳孔散大,心动过速,兴奋,狂躁,昏迷,惊厥。所以毒蕈中毒应在第一时间送医院抢救。

## 二、治疗

1.排除毒物,立即洗胃(用1∶5000高锰酸钾溶液、浓茶水),洗胃后即随胃管灌入解毒剂(含活性炭2份、鞣酸1份、氧化镁1份)20g,并灌入硫酸镁导泻。

2.最好静脉输液,以维持水电解质平衡,供给较高热量。

3.溶血者,出现毒蕈碱中毒症状、兴奋狂躁者,昏迷或呼吸衰竭时应采用西医治疗。

4.中草药治疗:

(1)银花叶(鲜用一把,干用60g),捣汁或浓煎服。

(2)鱼腥草根叶生用嚼吃。

(3)生石膏60g,研末,开水冲服。

(4)白芷6g、甘草15g,水煎服。

(5)绿豆60g、甘草15g,水煎服。

(6)防风10g,水煎服。

(7)甘草35g、梨树根(去粗皮)120g,水煎服。

(8)萝卜(生干均可),红糖适量,水煎服。

以上各方对毒蕈中毒有一定效果,可用于轻型中毒,较重病例应急送医院治疗。

## 三、预防

1.加强宣传教育,识别毒蕈。毒蕈大致有以下特点:如多色彩鲜艳,蕈盖上有肉瘤、斑点,蕈柄基部有毒托,蕈质柔软多乳状汁液,或质致密脆弱易纵裂,采集后容易变色,夜间发磷光等等。

2. 当一群人共食野蕈出现中毒时,除对中毒者积极治疗外,对未发病者也应加以观察,并可使用中药或作其他相应的排毒、解毒处理,以防发病或减轻病情。

## 含亚硝酸盐类植物中毒

含亚硝酸盐类植物中毒又叫肠原性紫绀症,民间称为"乌鸦痧""乌嘴病""乌痧症"。蔬菜(如白菜、韭菜、甜菜、菠菜)含有丰富的硝酸盐,若腐败变质,煮熟后放置过久或新鲜腌制时,硝酸盐便在还原菌的作用下成为亚硝酸盐而食后引起中毒。此外,由于胃肠消化功能失调及胃酸过低等原因,使肠内硝酸盐还原菌大量繁殖,食入含硝酸盐的蔬菜后,在肠内有大量的硝酸盐或亚硝酸盐过多,也可引起中毒。由于亚硝酸盐进入血液后,与血红蛋白作用形成高铁血红蛋白,使血红蛋白失去携氧作用而出现全身缺氧紫绀,所以叫肠原性紫绀。

### 一、临床表现

食后 1~4 小时(最短 10~15 分钟)可以发病,出现头晕、头痛、乏力、思睡、气短、呼吸急促、恶心、心悸、脉速,但体温正常,口唇指甲以及全身皮肤呈严重紫绀,抽出的血液也是紫黑色的,但在空气中振摇后转为鲜红色。严重的有明显呼吸困难、昏迷、惊厥、血压下降、心律不齐、呼吸衰竭而死亡。因此严重者应及早送医院抢救。

### 二、治疗

1. 及早洗胃、催吐、导泻。

2.紫绀严重者应吸氧。

3.症状严重者应请西医抢救治疗。

4.中草药疗法。

（1）汉防己 30g,水煎服。

（2）黑豆 120g、甘草 60g、生姜 30g,水 8 碗,煮沸后即取少量服,边煮边服,分多次服。

（3）当归 12g、川芎 6g、生地 10g、桂枝 10g,水煮服。

（4）空心菜 500g,加红糖煎水服。

（5）崩大碗(积雪草)60g,加糖煎水服。

（6）浓茶大量饮用。

5.针刺疗法:

（1）三棱针刺十宣和双肘窝与腘窝的静脉使出血,或针内关、太渊。

（2）人中、承浆、迎香、地仓、印堂、神庭、少商,每次刺 3~5 穴。

### 三、预防

1. 新鲜腌制的蔬菜不宜大量食用，含亚硝酸盐量大的蔬菜先水煮去汤后食用。

2.不用苦水井的水煮食物。

## 发芽马铃薯中毒

马铃薯含有龙葵素,具有腐蚀和溶血性,如保管不当引起发芽,则龙葵素猛增食后便会中毒。

### 一、临床表现

食后数十分钟至数小时发病,先有咽喉部、口内瘙痒或烧灼感和上腹部疼痛或烧灼感,继有恶心、呕吐、腹痛、腹泻。症状一般轻微,病程也短暂,1~2天内即可自愈。严重者除反复吐泻而致失水外,还可有体温升高、昏迷、抽搐、呼吸困难,最后呼吸麻痹,因此严重者及早送医院抢救。

**二、治疗**

1.洗胃(用1:5000高锰酸钾、0.5%鞣酸或浓茶)。

2. 失水症状较轻者多喝淡盐水或糖水。严重者应予补液,请西医治疗。

3.中草药治疗。

(1)萝卜500g,捣汁服。

(2)绿豆、甘草各6g,水煎服。

(3)土豆秧150g,水煎服。

**三、预防**

1.加强马铃薯保管,贮藏避免阳光照射,防止发芽。

2.发芽过多及皮肉变紫的马铃薯不应食用。

3. 发芽不多的马铃薯应将芽连同芽眼周围发紫的皮肉挖掉,水泡1小时,然后煮至熟透再吃,加醋可促进毒素破坏。

# 第三十一节　各种机能衰退症(虚损)

机能的衰退为多种慢性病引起,武当道教医药认为是脏腑亏损元气虚弱所致,概括地叫做"虚损""虚劳"或"虚损劳伤"。

## 病因病理

凡是先天不足,后天失调,积劳内伤,病久失养,都可以导致虚损。一般来说，虚损的病变过程都是由积渐而成。先天不足，可以影响各器官正常的功能，并且直接影响生长、发育和生殖能力；后天失调，可以导致营养不良或发育不良；过度劳累，可以损伤脏腑，以致元气虚弱，积劳内伤；病久虽然病邪已处劣势，但和它抗争的正气也受到耗损，必须调养正气才能恢复健康，如果失去调养，便成虚损。

尽管虚损纯属虚证，主要矛盾在于正虚，但也必须注意正虚过久，抵抗力长期低下，不断地给病邪有可乘之机，而致正损邪生，呈现虚中有实的现象，如肺虚日久可成骨蒸劳热；脾虚常会伤食积滞，湿热郁蒸致黄疸和生痰生湿，肝虚则气郁化火，肝肾虚则可致肝阳上亢，血虚而生风，并且还能致瘀等。

## 诊治要点

虚损证候虽然繁杂，但总不离五脏，而五脏又不离阴阳、气血，因此在阴阳气血的基础上结合五脏见证进行诊断处理，是虚损辨证施治的总则。由于虚损既然属于阴阳气血的不足，所以治疗上应当以"虚则补之"为大法。

五脏、气血和阴阳之间有着十分密切的关系。它们经常互相影响，互相转变，所以有"五脏相关""气血同源"和"阴阳互根"等说法。为此，临床上必须根据疾病发展过程中的证候变化，进行治疗。

在诊治虚损过程中注意以下几点：

1.五脏虽然都有虚损的可能，但治疗虚损，关键在于补脾肾。因为脾为"后天之本"，饮食的精华靠脾的消化吸收并输送到脏腑和人体各个部分,使它们获得营养,以保证它们的生理活动。而肾是"先天之本",是发育、生殖之源。

2.一般来说病程较短的,多伤在气血,病程较长的便涉及阴阳。所以阴虚可以包括血虚,阳虚可以包括气虚。因此治疗阴虚和阳虚时,经常配用补血或补气药。

3.临床实践中治疗阳虚较易见效,治疗阴虚便较难见效,阴阳两虚的多属病的末期,治疗时又应该全面兼顾。

4.一般来说,治疗气虚侧重于脾,血虚则重于肝,阴虚与阳虚则重于肾。

5.治疗血虚必须补血和补气,且还要配用行气理气药,因为"气为血帅""气可生血"。血的运行动力和生长都和气的关系密切,而治疗气虚则只需补气而不必补血。

6.肾阳虚必须补肾阳和肾阴,而肾阴虚时则只需补肾阴而不能补肾阳。

7.气虚、血虚、阳虚三者均属纯虚证,可用纯补法,但是阴虚常常除阴虚外还有阳亢火旺的见证,这时应一方面滋阴,另一方面潜阳或泻火。

8.正损邪生,虚中有实时,治疗固然要补虚,但在一定情况下也须祛邪以扶正。

## 辨证施治

### 一、阴虚

#### (一)阴虚肺燥

可见于肺结核病等。

主证:咽喉干咳,或见血痰,口渴,潮热,午后两颧出现红晕,盗汗,声音嘶哑,烦躁易怒,舌光少津,脉细数。

治法:补阴润燥。

方例:百合固金汤:生地黄 12g、熟地黄 15g、麦冬 12g、川贝母(研末冲服)3g、百合 12g、当归 6g、白芍 10g、甘草 3g、玄参 10g、桔梗 6g。

## (二)心阴虚

可见于某些神经官能症、甲状腺机能亢进等。

主证:烦躁失眠,多梦,咽干,舌痛,心跳,心胸烦热,多汗,舌质红少津,脉细数。

治法:补阴宁神。

方例:补心丸:党参 10g、茯苓 15g、玄参 10g、桔梗 6g、远志 6g、当归 10g、五味子 10g、麦冬 10g、天冬 10g、丹参 10g、酸枣仁 10g、生地黄 12g、柏子仁 10g。

## (三)阴虚胃燥

可见于内科急性感染性疾病的末期,甲状腺机能亢进和糖尿病等。

主证:口干唇燥,饥不欲食,或多食易饥而消瘦,大便燥结,甚至干呕,呃逆,舌干少津,脉细数。

治法:养胃生津。

方例:益胃汤:沙参 12g、麦冬 12g、生地黄 15g、玉竹 15g、冰糖 15g。

## (四)肝虚火郁

可见于某些神经官能症、更年期综合征及肝炎等病。

主证:情绪急躁,头痛头晕,心烦口干,胸胁痛,舌质红,脉弦细。

治法:养阴平肝。

方例:一贯煎:沙参 12g、麦冬 12g、当归 10g、生地黄 15g、枸杞子 12g、川楝子 10g。

(五)肝肾不足

可见于某些神经官能症、慢性前列腺炎等病。

主证:头晕、耳鸣,失眠多梦,胁部隐痛,腰酸腿软,视力减退,脉弦细。

治法:滋养肝肾。

方例:左归饮:熟地黄 15g、山药 15g、枸杞子 12g、茯苓 15g、山萸肉 12g、炙甘草 3g。

(六)肾虚火旺

可见于神经官能症、某些肺结核等病。

主证:潮热,盗汗,烦躁失眠,咽干口燥,耳鸣耳聋,腰酸,遗精,性欲亢进,舌质红,脉沉细数。

治法:滋阴降火。

方例:大补阴丸:熟地黄 15g、知母 10g、黄柏 6g、龟板 35g。

(七)心肾不交

可见于神经官能症等病。

主证:心烦失眠,心悸,记忆力差,咽干,夜梦遗精,腰酸腿软,夜尿多,舌质红,脉细数。

治法:宁心滋肾。

方例:麦味地黄汤:麦冬 12g、五味子 10g、熟地黄 15g、山药 15g、牡丹皮 10g、山萸肉 10g、茯苓 15g、泽泻 10g。

（八）肾精亏损

可见于老年病、某些脑动脉硬化、肾上腺皮质机能减退症等。

主证：发白早衰，精神不足，脑力减退，记忆力差，牙齿松动，耳聋，腰酸腿软，性欲减退，滑精阳痿，眼眶有黑晕，脉细弱。

治法：补肾益精。

方例：左归丸加减：熟地黄12g、山药15g、枸杞子12g、山萸肉10g、菟丝子12g、鹿胶（烊化）12g、胎盘15g。

（九）阴脱

可见于某些疾病危重期或末期。

主证：发热，失血或剧烈呕吐后，见汗出不止，精神极度疲乏，不能起坐，声音低微，面色潮红，口渴思饮，但给水又不喝，四肢暖，舌质红而干，脉虚大数而无力。

治法：救阴生津。

方例：生脉散加味：西洋参3～6g、麦冬12g、五味子10g、牡蛎35g、山萸肉12g、龙骨35g。

## 二、阳虚

（一）脾阳虚

可见于慢性胃肠炎、胃肠功能紊乱等病。

主证：食少、不受生冷，口淡，腹胀肠鸣，腹痛喜按喜温，大便伴有未消化的食物，疲倦，气短，怕冷，四肢不温，舌质淡，舌体胖，脉沉细。

治法：温脾益气，补中助阳。

方例：附桂理中汤：熟附子10g、肉桂2g、白术10g、炙甘草 3g、炮姜 10g、党参 10g。

（二）心阳虚

可见于各种心脏病的心功能不全等。

主证：心慌气短，尤其在劳累之后，甚至半夜喘醒，不能平卧，汗出，两颧红，或感胸中憋闷，心痛，舌质淡，舌苔薄白，脉虚大或结代。

治法：益心气，温心阳。

方例：人参四逆汤：熟附子 10g、干姜 10g、炙甘草 3g、党参 0.5g。

（三）肾阳虚

可见于某些慢性肠炎、支气管哮喘、慢性肾炎、老年性肺气肿等病。

主证：怕冷，四肢厥凉，气逆喘促，腰背酸痛，滑精阳痿，小便清长或不禁，或见黎明前腹泻，舌质淡或舌形胖有齿痕，脉沉迟细弱。

治法：温补肾阳。

方例：右归丸：熟地黄 15g、山药 15g、山萸肉 10g、枸杞子 10g、菟丝子 10g、鹿角胶（烊化）10g、杜仲 12g、肉桂 2g、当归 10g、熟附子 10g。

四神丸：补骨脂 12g、五味子 10g、肉豆蔻 10g、吴茱萸 6g、生姜 10g、大枣 10g，水煎服，适宜黎明前腹泻。

（四）阳脱

可见于各种休克或濒死状态。

主证：病邪伤阳，大汗不止，四肢凉冷，呼吸微弱，面色淡白，眼神固定，神志呆滞，或昏厥，舌质淡，脉微弱几乎摸不到。

治法：回阳救逆。

方例：参附龙牡汤：人参 6g、熟附子 10g、龙骨 35g、牡蛎 35g。

### 三、气虚

#### （一）卫气虚

可见于各种慢性疾病所致的体质虚弱。

主证：汗出怕风，面白气短，容易感冒，舌质淡，脉濡。

治法：益气固表。

方例：玉屏风散：黄芪 15g、白术 12g、防风 6g。

#### （二）肺气虚

可见于某些肺结核、肺气肿等病。

主证：气短声低，自汗乏力，易受凉咳嗽，舌质淡，脉弱。

治法：补肺益气。

方例：补肺汤：党参 12g、黄芪 12g、熟地黄 15g、五味子 10g、紫菀 10g、桑白皮 10g。

#### （三）脾气虚

可见于各种贫血、消化吸收不良综合征、慢性胃炎及某些慢性疾病等。

主证：面色萎黄，精神疲倦，饮食减少，腹胀，大便稀，舌质淡，舌苔薄白，脉弱。

治法：益气健脾。

方例：参苓白术散：党参 10g、扁豆（炒）15g、白术 10g、茯苓 15g、山药 15g、莲子肉 12g、甘草 3g、桔梗 6g、薏苡仁 15g、砂仁 6g。

（四）中气下陷

可见于胃肠功能低下、内脏下垂等病。

主证：多汗怕风，气短，四肢乏力，纳食很少，排便无力，或腹泻不止，或脱肛、子宫下垂，或小便失禁，小便不通，舌质淡，脉弱。

治法：补中益气。

方例：补中益气汤：黄芪 15g、炙甘草 3g、党参 10g、当归 10g、陈皮 3g、升麻 2g、柴胡 6g、白术 10g。

（五）气不摄血

主证：气短，四肢无力，面色淡白，食欲不振，大便下血，或皮下出血，崩漏，舌质淡，脉细弱。

治法：摄血健脾。

方例：归脾汤：白术 10g、茯苓 15g、黄芪 15g、龙眼肉 10g、酸枣仁 10g、党参 10g、木香（后下）6g、炙甘草 3g、当归 10g、远志 3g。

（六）胃气虚

可见于某些慢性病末期或胃肠神经官能症等。

主证：见食物恶心干呕，食下则嗳气呃逆，消瘦无力，舌质淡而干，脉弱。

治法：补养胃气。

方例：麦门冬汤：麦冬 10g、法半夏 6g、党参 10g、粳米一小撮、甘草 3g、大枣 3 枚。

（七）心气虚

可见于某些神能官能症、精神病等。

主证：心慌气短，容易惊慌，睡觉多梦易醒，舌质淡红，脉虚细或脉结代。

治法：益气敛神。

方例：珍珠母丸加减：珍珠母 35g、当归 10g、熟地黄 15g、党参 10g、酸枣仁 12g、柏子仁 12g、炙甘草 6g、大枣 3 枚、茯苓 15g、龙骨 35g。

炙甘草汤：炙甘草 10g、大枣 5 枚、阿胶（烊化）10g、生姜 6g、党参 10g、生地黄 15g、桂枝 6g、麦冬 12g、麻仁 12g，脉结代者适宜。

（八）肾气不固

可见于老年衰弱性神经官能症、慢性前列腺炎等.

主证：面色淡白，腰背酸软，耳鸣耳聋，小便清长，甚至失禁，滑精早泄，舌质淡红，舌苔白，脉细弱。

治法：固摄肾气。

方例：大补元煎：党参 10g、山药 15g、熟地黄 15g、杜仲 15g、当归 10g、山萸肉 10g、枸杞子 10g、炙甘草 3g。

（九）肾不纳气

可见于支气管喘息、心功能不全等。

主证：短气喘促，呼多吸少，劳累后尤其明显，甚则痰鸣，面色苍白浮肿，脉虚弱。

治法：补肾纳气。

方例：人参胡桃汤：党参 10g、胡桃 12g、生姜 10g、人参 12g、茯苓 15g、川贝母末（冲）3g、桑白皮 10g、知母 10g。

**四、血虚**

（一）肝血虚

可见于慢性贫血、动脉硬化、更年期综合征等。

主证：头晕眼花，耳鸣，四肢麻木，面色淡白，容易疲劳，惊恐，月经量少或闭经，舌质淡红，脉弦细或细涩。

治法：补血养肝。

方例：四物汤：熟地黄 15g、白芍 12g、当归 10g、川芎 6g。

## （二）心血虚

可见于神经官能症、慢性贫血等。

主证：心悸，心慌，记忆力差，失眠，头晕，面色苍白，体倦，舌质淡，脉细弱。

治法：养血安神。

方例：归脾汤：黄芪 20g、当归 12g、白术 10g、茯苓 15g、龙眼肉 10g、酸枣仁 12g、党参 12g、木香 30g、远志 10g、炙甘草 3g。

### 五、胞宫虚（冲任虚损）

主证：面色苍白，疲乏，气短、头晕，四肢麻木，食欲不振，腰酸腿软，怕冷，月经不调，经血淡少，或崩漏，或带下稀薄，或不孕，舌质淡，脉沉细。

治法：补益冲任。

方例：丹归内补丸加减：丹参 10g、当归 12g、肉桂 1g、熟附子 6g、菟丝子 10g、沙苑蒺藜 10g、桑螵蛸 6g、肉苁蓉 15g、鹿角霜 10g、黄芪 15g。

## 简易方

1. 盘龙参 6～10g（干），水煎服。补脾、清肺。

2. 鲜花生叶 90g，水煎服。治失眠。

3.棉花根 35g(干用),水煎服。补气血。

4.红枣 10 个, 生姜 6g,水煎服。治脾气虚弱,食欲不振。

5.二至丸:旱莲草 20g,女贞子 15g,水煎服。治阴虚头晕眼花,耳鸣,腰酸。

6.千斤拔 35g,水煎服。能舒筋活络,强腰壮骨。

7.牛大力 35g,水煎服。能补虚润肺。

8.鸡血藤 35g,水煎服。能补血强筋。

第三篇

养生祛病篇

# 第一章　陆地仙经

## 淡食能多补

肥浓能滑人肠,令人生痰。早饭淡而早,午饭厚而饱,晚饭须要少,若能常如此,无病直到老。

五味之嗜,在负重辛苦之人自不可缺,而修养者当渐减之,则谷气壮而真气长,并无疾之为害。

## 搓涂自助颜

面不离手,金浆玉液常涂面,颜色如童永不变。

先以唾津涂面,次搓手掌极热,向脸上搓之数遍,或睡时、或醒时、或清晨行之,俱无不可。城中云:马家颜色好,恰似正开莲。

## 运睛除眼翳

闭目转睛,左右各七次,忽然大睁忽视,自觉眼内热气出,即是妙境,有金花恍惚者更佳。转睛时口鼻闭气,睁眼时尽力用口呵出浊气,吸入清气,各七次。东坡云:清醒后清晨午行之,可消宿疾。

每清晨或临睡时,搓两耳令热,以手急掩住,左右扭颈回顾,各七次,又尽力点头如鸟啄食之状,七次,呵出浊气七口,永无头旋之疾。

## 叩齿牙无病(齿宜频叩)

睡醒时叩齿三十六通,永无虫牙之患。周莲峰云:劝君闲时莫挑牙。朱丹溪云：劝君切莫偏冷热。赵复阳云：于大小便时急咬牙关，紧唇严密，则无齿疾。

### 兜囊治伤寒（兜外肾者，固精除寒也）

偶觉身上寒不均，头痛口苦，类伤寒之状，即舒两腿，两手兜外肾囊，闭气低头，至气足，张口呵之，如此者七次，则盘膝而坐，鼻纳清气，或行猿臂熊经之法亦可。余家不拘男妇俱行此法，遂少此病。

### 鼓呵消积聚

晨起，两手抱肩，闭气鼓腹，澄心下视脐轮，待气足，缓缓呵之，如此九次。又紧抱其肩左右扭之，各七次，名曰搅辂。腹中自然快利，能消积聚，亦治心疼、腹疼、泄泻诸疾，甚验。

### 膝风靡涌泉

膝疼有三种：曰风痛，曰冷痛，有精血虚而气不通，注于下部，名曰胫痛。临睡时，摩擦左右足心各七遍，令极热，抱膝而眠，足趾常常自挠之，使血气能通，而痛自止矣。人年四五十多感此疾。郑年史常患此疾，吴老师教以川椒煮汤，临睡时将两足温泡汤内三四时辰，又令人于足趾间稍按捏之，至大腿处，不记遍数，未及一月，膝气尽除。

### 猿臂和血脉

左手伸直，以右手探左手心，头却右顾，右手亦然。此法当于食后行二三次，能消食。孕妇行之，临产最易，亦无胎产之患。

### 熊经免痰涎

临睡时,两手拘定两足,直舒其腰,头却回顾后视,如此七次,自无痿涩之患。此法可夜间常行不间断。

## 爱惜精与气

精气乃人之根本,不可妄施,虽不当绝,亦须爱惜。余年三十五岁无子,荆妻劝余娶妾,余此后常独宿,每月见妾面一二次,亦未尝通宵宿处也。余六子三女,并无胎痫疹毒之患。余八十九岁矣,尚能夜书细字,行步如幼,说者谓有奇术,余自以为爱惜精气所致也。

## 子午固关元

关元乃人气海也,修养家名曰丹田,在脐下一寸三分,乃元气所蓄。人每心意一动则耗元气。子午二时洗心静坐,鼻息调匀,反观内顾于关元之所,则一时有元气复长之机矣。年友郑公曰:子乃阳长之候,属肾;午乃血生之时,属心。年六十以上者宜守此穴,则大便秘而小便少,且能耐老。

## 托踏应无病

两手上托如举千斤之重,两脚踏地如竖石柱之直,尽力上托,闭气不出,待气足,徐徐呵之。每清晨或食后,不拘何时常常行之,百病皆除。

## 三眠魂自安

病龙眠,拳屈其膝也;寒猿眠,抱其膝也;龟息眠,踞其膝也,手足曲则心自定。大凡临睡时,万念俱绝,闭口瞑目,匀息侧身而卧,甚妙。盖人自寅而中,应事接物精神已倦,惟一睡乃心神歇息之顷,如有事,可却之度外。如有挂心事,必着衣端坐,秉烛应之,不可枕上悬思,大耗元气。

## 饮食必节制（饮食有节，脾土不泄）

道经三世上有四百种病，惟有宿食为根本。晚饭少吃，自无宿食之患矣。城中人语曰：莫问马家食，十人饿得九人死，盖以此也。

## 起居要慎焉

君子四不出，谓大风、大雨、大暑、大寒。周子云：切记寅时怒，损肺又伤肝，夏月宜早起，冬天要早眠，春绵渐渐减，秋夹徐徐添。

## 多行阴骘事

阴骘不在修寺设醮、看经念佛，只在身上打点，若当恻隐之处，勉力行之，如魏征嫁女，而有结草之报；宋郊救蚁，而有及第之样；冯高善德，而有三元之嗣；燕山贤人，而得五子之荣。但行阴骘之事，不可有望报之心。

## 莫作身后冤

作恶事则身后冤也。周莲峰云：惟世宦世豪之家多作此冤，寒微之人何由而作？

## 遵行勿间断

自"淡食"至"莫作"一十六条，遵而行之，不可忽焉。

## 可为陆地仙

纵不能飞升，亦能延寿十纪，真陆地仙矣。

## （附一）治眼九法

梳：将两手之指捱开梳，自眉际至眼下，九次。

擂：屈两大指骨，自大眼角横搭至小眼角外，九次。

勒：并手指，横勒眼皮，九次。

撮：捱五指，撮眼皮上，如撮物之状，九次。一撮一摔，撮时闭目,摔时开目。

  攀:左手从项后攀右眼,右手从项后攀左眼,各九次。

  揉:屈两大指骨,蘸少津唾,揉大小眼角,各九次。

  运:搓热两手心,摩眼上,九次,如勒状。

  转:闭目转睛各九次。

  闭:闭目良久,忽大睁开。

# 第二章 揉积论

夫微之显者，积也。人身皮里膜内必有津液滋润其间，乃气血之所生也。及气血因感而停滞，则津液变涎沫以凝结，气血可以复通，凝结不能再解，潜孳暗长，无减有增，此积之所由成也。若铜铁遇潮生锈，非括磨不能去，正如积之非揉不消，同一理生，壮年所血更旺，嗜欲开，难免积，随长随消。中年并生并育，气血旺则伏，否则为患。中年以后积渐大，占地阔，同是气血也，积有余而人反不足，宾夺主食矣。皮紧、面鼓、项粗、腮缩、耳反、唇掀、结喉、露齿，此形之不足于外者也。再当要害害之地，手足则麻木、瘫痪；颈项则瘰疬、噎嗝；口舌则喑哑、糊涂，此急不待时者也。倘不甚重，尚可苟延，逮至晚年，头尖、项壅、背驼、肩耸、腿胯直强、手足痿痹、四肢塞满，空隙毫无，生意隔绝，而人积偕亡矣。此无他法，惟揉以去之，倘得消多长少，或是一条生路也。或者曰：所言皆病之内症，古有医案方药，安见所谓积？安见揉有效？自古无此治病法也。予以之曰：子遵古而言内症是也，独不见生于外之瘿瘤乎？附体成形，耗其气血，日长月大，竟以致命，虽有筋脂脓血石肉之别，要皆气血凝结之积，古方皆以药内消，然历见消去者，十不获一。缘病在皮里膜内，药力不能到也，在外揉之，竟可消散，今之所谓积者，即如瘿瘤使之反生于内,得不统谓气血之积乎?独可专仗药力消之乎?总之,凡百病症,皆以气血为主,通则无积,不通则痛,新则积小,久则积大。不论大小内外病症,果能揉之,使经络气血通畅,则病无不愈者,不必先争此揉积之名分今古也。再以浅近申之,如头痛揉提太阳及眉心,立见轻爽;喉痛重提项前,亦见效验;小有肿痛疮疖,揉之立时解散。揉之为法,有益无损,且可窒病之源,拔病之根,思患预防之道,无过是者,岂反不及临渴掘井之医药耶?且也,病遇良医实是罕逢,而远乡僻野,更无有力延医市药者,尤堪怜悯也。俗语云有病靠天,此无法如何之词也。然则何如尽自己之心,竭自己之力,用日月之功,保百年之命,上可对天地,中可对父母,下可对自身。今有揉晒二法,既不借人之力,又不费己之财,矢以诚,行以勤,用以各,守以恒,凡百病症,概可立愈,健旺精神,延迟益寿,此即所谓可以赞天地之化育也,然垂名千古而心法无传,徒留医案方药,后人则效无从。今兹之道,若大路然,人人能为,时时可行,惟患人之不求,不患法之不传也。集说既成,弁以揉积论,愿先览焉。

# 第三章 晒说

丁亥年回苏省亲，时年五十二岁，因指麻唇吊，颈项坚硬，筋多瘰疬，肩背有癣，腰作虫行，虽饮食起居尚是照常，惟于阳事不健而已。亲命就名医诊视，云气血两亏，难期脱体，非重用附桂大补气血不可，立方而散。予以向服热药牙必出血，置之。因思气血无不由颈上下，不论所以然，且揉颈项以图目前，不知所谓经络也。幸无甚病，而颈中间亦松软，惟恐天下不乱无法净去耳。又每逢行走急促，胸膈作木石碰声，左胁牵痛而喘，逢冬咳嗽吐痰、耳足冻疮，腰腿间作酸痛，此皆积久蔓延而然，彼时实不知也。一切尚能支持者，未必非乱揉之力也。后以腰腿酸痛，有人传以晒法，伏天赤身于烈日中晒之，汗如水流，风来凉爽，不觉其热也。惟初晒必脱皮，厚薄则随其病，甚至起水汇，其愈极忆，无过二日者，真化工也。自是每伏必晒，诸积病悉不为患，而潮湿拘牵则截然而止，不乞灵于草木者，风二十年矣。今则无分冬夏，晴日必晒，间有微汗，无病故也。晒之功力，可云大矣，壮先天之元阳，滋后天之真阴，神光洞彻，表里不遗，阴翳潜消，营卫无间，即使周身大积，能令伏不为患，非气血充足能若足乎？当积伏也，血足以养之；司而为之，若有鬼神通之者。遂将六十余年之积期月尽消，内外诸病一扫而清，此正藉气血之充足也。

非数年晒功，能苦斯之速乎？所谓自天佑之，吉无不利也。倘得再假岁月，揉以通气血，而癥去瘕消；晒以分阴阳，而清升浊降，皮骨筋肉更换一番，庶不负此生矣。兹以揉说既集，更以晒法经验附焉。同是君子，求已这易事，实为治病第一之良法。凡男妇头风、脑漏、牙疼、耳肿、脚气、臁疮、手足腰背筋骨疼痛、风寒湿热虚弱软症状于三伏日巳午末时，赤身于烈日中晒之，不论新旧大小病症，概能痊愈除根，即妇女月事，亦可晒，通天地化育神工，难以殚述。第不可遮盖著衣，及致受热也。月之未申，岁之伏也；时之未申，日之伏也。急病则随日可晒，亦见奇效。统而论之，增长人之精神气血者，晒也。积虽并育而不害，感伤能散，积解未形，于以见生成之大。除刈积之根本枝蔓者，揉也。人得复元而无赘，中外更新，人须益健。亦以知补助之能并行不怠，互相资益，可以证阳生阴长、循环无端之理矣。此以至小者言大，则万物无日不生，言岂有尽耶？或曰：农人终日曝晒何亦有病？曰：是先有内伤，再受外感所致，与晒何尤？设使晒后壮实，风寒且不侵，何有于病耶？自修乾曷一试焉？无负此人野人负暄献曝之忱也。

注：清：道光丙午年七月天休子著。

# 第四章 养生秘旨

## 第一节 孙真人卫生歌

天地之间人为贵，头象天兮足象地，父母遗体宜宝之，"洪范"五福寿为最。卫生且要知三戒，大怒大欲并大醉，三者若还有一焉，须防损失真元气。欲求长生须戒性，火不发兮心自定，木能去火不成灰，人能戒性还延命。贪欲无穷忘却精，用心不已失元神，劳形散却中和气，更伏何因保此身。心若太费费则竭，形若太劳劳则怯，神若太伤伤则虚，气若太损损则绝。世人欲识卫生道，喜乐有常嗔怒少，心态意正思虑除，顺理修身去烦恼。春嘘明目夏呵心，秋四冬吹肺肾宁，四季常呼脾化食，三焦嘻出热给停。发宜多梳气宜炼，齿宜数叩津宜咽，子欲不死修昆仑，双手揩摩常在面。春月少酸宜食甘，冬月宜苦不宜咸，夏日增辛宜减苦，秋来辛减略加酸，季月少咸甘略戒，自然五脏保平安，若能全减身康健，滋味能调无病难。春寒莫放绵衣薄，夏月汗多宜换着，秋冬觉冷便加添，莫待病生才服药。唯有夏月难调理，伏阴在内忌冰寒，瓜桃生冷宜少餐，免至秋来成疟痢。心旺肾衰色宜避，养肾固精当节制，常令肾实不虚空，自然强健无忧虑。大饮伤脾饥伤胃，太渴伤血多伤气，饥餐渴饮莫太过，免致膨胀伤心肺。醉后强饮饱强食，未有此身不生疾，人资饮食以养生，去其甚者自安适,食后徐行百步多,平摩脐腹食消磨。夜半灵根灌清水,丹田浊气切须呵。饮酒可以陶情性,剧饮过多百病生。下焦虚冷令人瘦,伤肾伤脾防病加。坐卧伤风来脑后,脑后受风人不寿,更兼醉饱卧风中,风入五内成灾咎。雁有序兮犬有义,黑鲤朝北知臣礼,人无礼义反食之,天地神明终不喜。养体须当节五辛,五辛不节反伤身,莫教引动虚阳发,精竭荣枯病渐侵。不问在家并在外,若遇迅雷风雨大,急宜端肃畏天威,静坐澄心须谨戒。恩受牵缠不自由,利名萦绊几时休,放宽给子留余福,免致中年早白头。顶天立地非容易,饮食暖衣宁不愧,思量难报罔极恩,晨夕焚香频忏悔,身安寿永福如何,胸次平互积善多,惜命惜身兼惜气,请君熟玩卫生歌。

# 第二节　可惜歌

可惜许,可惜许,可惜元阳宫里生,一点既出颜色枯,百神泣送真阳去。三魂喜,七魄无,血败气衰将何补,弄元真物属他人,赤宅元君谁做主?劝世人,须慕道,休慕色,慕色贪淫有何益?不念形骸积渐枯,逢人强说丹砂力。丹砂方,人不识,谁人肯向身中觅,灵源经里号真铅,丹华诀内名金液,三茅真君唤作一,子得一时万事毕,圣人秘一不能传,不晓分明暗如漆。一神去,百神离,百神去后人不知,几度欲说不欲说,临时一点泄天机。一神离,百神悲,日后形悴却如痴,我今念念说向汝,说时又恐泄天机。男子修成不漏精,女子修成不漏经,精不漏兮身不配,经不漏兮可长生。若晓此玄玄外法,便是长生物外人。

## 第三节　长生歌

与君直说长生理，世人能有几人知。争名逐利心如火，那个回头问道机。哀哉忙忙世上人，个个不醒似梦里，夜眠昼走岂知老，贪恋荣华秋复春。秋复春兮去如飞，水害长生待几时，长生有路无人走，只在眼前人不知。君不知兮为君指，还丹大要在神水。真人炼归号还丹，万神灵兮三尸灭。三尸灭兮寿数多，把定灵关降龙虎。三千功行自能灵，返老还童还洞府。运匹配，逆顺取，坎男离女喜同归。自古神仙诀尽同，人人认取本来宗。朝朝只在君家舍，何劳外觅走西东。劝君急急早须修，莫待红颜变白头。忽然至宝离身去，永劫千生何处求。

## 第四节　青天歌

青天莫起浮云障，去起青天遮万象，万象森罗镇百邪，光明不显邪魔旺。我初开廓天地清，万户千门歌太平，有时一片黑云起，九窍百骸俱不宁。是以长教慧风烈，三界十方飘荡彻，云散虚空体自真，自然现出家家月。月下方堪把身吹，一声响亮振华夷，惊起东方玉童子，倒骑白鹿如星驰。逶巡别转一般乐，也非笙兮也非角，三尺云墩十二徽，历劫年中混元听。玉韵琅琅绝郑音，轻清偏贯达人心，我从一得鬼神辅，入地上天超古今。纵横自在无拘束，心不贪荣身不辱，闲唱壶中白雪歌，静调世处阳春曲。我家此曲皆自然，管无孔琴无弦，得来惊觉浮生梦，昼夜清音漏洞天。

## 第五节　养生铭

怒甚偏伤气，思多太损神。神疲心易役，气弱病来侵。勿使非欢极，常令饮食均。再三防夜醉，第一戒晨嗔。亥寝鸣云鼓，晨兴漱玉津。妖神难犯己，精气全自身。若要无诸病，常当节五辛。安神宜悦乐，惜气保和纯。寿夭休论命，修行在本人。若能遵此理，平地可朝真。

## 第六节　却病十法

静坐观空，觉四大原从假合，一也。烦恼现前，以死譬之，二也。常将不如吾者强自宽解，三也。造物劳我以形，遇病稍闲反生庆幸，四也。宿业现逢不可光避，欢喜领受，五也。家室和睦，无交谪之方，六也。众生各有病根，常自观察克治，七也。风露谨防，嗜欲淡泊，八也。饮食宁节毋多，起居务适毋强，九也。觅高明亲朋，开怀了世之谈，十也。

## 第七节　病有十不治

操欲狂淫，不自珍重，一也。窘苦拘囚，无潇洒之趣，二也。犯天尤人，广生烦恼，三也。今日预愁明日，一年常计百年，四也。室人噪聒，耳目尽成荆棘，五也。听信巫师祷赛，广行杀戮，六也。寝兴不适，饮食无度，七也。讳疾忌医，使虚实寒热妄投，八也。多服汤药而涤肠胃，元气渐耗，九也。以死为苦，与六亲眷属常生难割舍之想，十也。众生诸苦，病居第一。愚者以苦生苦，如蚕作茧；智者于苦灭苦，如鸟脱笼。余悲众生障深，难即解脱，书之以作方便法门耳。

## 第八节　长生在惜精论

钟离权师曰：长生不死由人做。长生亦有道乎？昔箕子序六极曰：凶短折。则知人之不能永年者，亦自戕其生也。譬诸草木方长，从而折之，鲜有能畅茂者矣。盖人身三宝曰精气神者，人谓修丹须断淫欲，养生者当以此为第一义也。或曰：炼精者，炼元精，非交感之精，岂在淫欲之断乎？不知元精与淫佚之精本非二物，凡人未交感时，身中无处有精，《内经》云：肾为精府，又云：五脏各有脏精，并无停泊之所。盖此时精皆涵于元气之中，未成形质，唯男女交感，此气化而为精，而曰交感之精矣。是其生于真一之中，则为元精；漏于交感之中，则为淫欲。其为元气则一也。是以修仙家只留得精住，则根本壮盛，生气日茂。若欲心不息，灵根不固，此精日耗，元气日少，渐渐竭尽而死矣。乃世人于交感时，手按尾闾，闭其淫佚之精，谓之留精不泄。不知留粗乾，当留于未成形质之先，若俟其成质而后止之，则此精已离肾府，而神气已去，使败秽之物积于腰肾之间，致酿成奇癖之疾，何共愚哉？而盲师又诳之曰：宜引此精自尾闾夹脊双关而止，乃为返精补脑，名泥水金丹。噫！是杀人而不操刃者也，能逃天谴乎？然则人之欲留精乾，必于平时清心纯念上做工夫始得。

## 第九节　前修格言

《太上玄镜》曰：纯阳上升者谓之气，纯阴下降者谓之液，气液相交于骨脉之间谓之髓，相交于膀胱之外谓之精。心气在肝，肝精不固，目眩无光；心气在肺，肺精不固，肌肉瘦弱，心气在肾，肾精不固，神气减少；心气在脾，脾精不固，齿发脱落。五脏之中，肾为精枢，心为气管，真精在肾，余精自还。下曰：真气在心，余气自归元府。

吕祖师曰：精养灵根气养神，此真真外更无真，视仙不肯分明说，迷了千千万万人。又曰：二八佳人体似酥，腰间佩剑斩愚夫，虽然不见人头落，暗里教君骨髓枯。

彭祖曰：可惜可惜真可惜，自家有宝人不识，将来送于粉骷髅，却向人间买秋石。又仙真曰：尾闾不禁沧海竭，九转神丹都谩说，总有斑龙顶上珠，难补玉堂关下阙。

寥阳师曰：夫人身中元气，日日发生，只为不知保养，故被二邪侵削。何为二邪？风寒暑湿之邪，喜怒哀乐之邪，日夜攻伐，所以元气耗竭，遂至于亡。真人知道保命，在留得元气住，故敢人升元精、保元气，合做一处，至坚至固，不耗不散，禁得二邪侵伐，然后能长生久视。

施肩吾曰：气是添年药，心为使气神，能知行气主，便可作仙人。

谭紫霄曰：神犹母也，气犹子也，以神及气，如以母召于，孰也不至？

刘赤脚曰：神气自然，如子母相爱，只为尘情相隔，不能相见，若去了一分尘情，即有一分升降。

李清阉曰：心归虚寂，身入无为，动静俱忘，到这里精自化气，气自然化神，神自然还虚。

丘长春曰：修行须要三全。戒思虑，神全；戒言语，气全;戒色欲,精全。又要三满:不思睡,气满;不思食,精满;不思欲,髓满。

或问:前修格言既闻命矣,下手之工夫若何?曰:顾人之用力何如耳。吾之所以谆谆于惜精乾,盖以色心易动,欲火难禁,情念一兴,精离肾府,或随溺而出,或流溢于外,岂必交感而后泄哉?故曰:有感于中,必摇其精。此古人避色如避仇之说也。是当于欲动之时,急转念头,即行调息之法,呼接天根,吸接地根,内有所事,则欲亦可回。始虽强制,久则自然。如纵其淫泄,则百媚红颜,断送万万千千少年性命;一堆黄土,埋藏多多少少盖世英雄。兴言及此,宁不寒心?是以圣专为后嗣计,自有天然之节制,何也?男子十六而精通,二十以前两日复,三十以后十日复,四十以后月复,五十以后三月复,六十以后七月复,故曰六十闭户,乃时加爱养,以为寿命之本也。否则,虽勤吐纳导引饵药石何益哉?唯心保守此精,则气壮神全,长生可渐至矣。或曰:人有一饮而倾四坐,日拥侠邪二八以为乐,乃年老而未艾,有疏仪狄,屏骊姬,以二戒为竞,竞未艾而艾,此曷以故?曰:是系于人之所禀不同耳,然鲜在不伤所恃者,唯能爱生可延生也。

## 第十节　修行始事

初学修行,当先认炉鼎。《九真玉书》曰:修丹者,先正其炉,炉者鼎之外垣,身是也。炉分八门,曰耳目口鼻,是为窍,阖辟之户既认明的,须理会安炉立鼎。慎起居,节饮食,调寒暑,少眠睡,收拾身心,惩忿窒欲,惜精、惜气、惜神，使四大安和，神完气足，则此身方成炉鼎，可为入药之基矣。然未敢遽议行火，盖初入门之人，斫丧既多，此身是个虚器，大药未生而行火候，则虚阳上攻，适自焚其躯也。须营静室，室不宜太明，太明则伤魂；不宜太暗，太暗则伤魄；室中只设一香炉，一灯檠、一静几、一禅榻而已。胚办肯心，此事若非真为生死，鲜不中道而辄。故必立志坚刚，割舍不系，直前不回。常观此身如牵牛入屠市，步步近死，既以死为念，则不步弃割，虽有境物纷华在前，目无所见，耳无所闻，念念尽忘，此身亦舍，何况其他？纵遇患难，永无退心，必不以缘分浅、根气薄而自暴自弃也。

须屏众缘，盖学道之人，第一要断缘简事，如内接家务，外综世事，不唯劳形役心，新缘莫结也。次学打坐，须厚铺茵褥，使身不苦，解宽衣带，使气不滞，塞充垂帘，正身端坐，耳对肩，眼对鼻，鼻对脐，坐毋倾侧，毋倚靠，要安舒，要自然。息不可粗，不可促，不可闭，不可抑，出入往来，务令绵绵。不可着意，念起即觉，觉之即无，所谓不怕念起，只怕觉迟。若能如此，自然四大轻爽，即安乐法门也。然打坐最是难事，若内无静定工夫，不免束心太急，致生狂疾，如何坐得安稳？昔有武人慕道，礼师以求打坐，师不许上蒲团，令供薪水之役。如是岁余，乞容一坐。师曰：此蒲团一上便不可下了，汝自思之。因其固求，乃使之坐。坐未半时，求下甚急，师令抬大石压其两腿，疼不可忍。大声曰：我以杀人为事！旧性复发。师叱而逐之。其人去而复返曰：事题久矣，幸赐一诀。师曰：我适以石压汝足，汝觉疼乎？曰：疼处就有道。其人遂大司，安坐而成道。今之学者，只舍不得这疼，倘真为生死事大，若父子天亲如何可割？则思一日无常，子亦难代，身中自有真种子在也。夫妇恩情如何可割？则曰：夫妻本是同林鸟，大限来时各一天。身中配偶何乐如之？一切家中所有所用如何舍得？则曰：来时空手，去亦空着手，无常买得不来否也。参透此间，忍得此疼，一刀两段，何道之不可成哉！

## 第十一节　产药川源论

元精生于肾，仙家借肾府为发生之地，不是用肾，乃向肾中作用。此髓为产药川源地。人或不知，即谓两肾中间别有一穴，真阳伏藏于内，修丹但用真火，逼出这点真阳以为用耳。岂知身中所有，皆后天渣滓之物，仙家不用。若果有元气伏于一穴内，亦是渣滓矣。故经曰：水者，大丹之根源地也。天一生水，其位在北，其卦为坎，乃吾身药物所产之处也。夫元精生于肾，使非静翕则不能生，故作丹必心气下交于肾，肾含受而翕聚之，然后能成变化而生元精也。心气下交，只量凝神入气穴耳。凝者凝聚也，夫神至灵至妙，潜天潜地，如何凝聚得？但息念而返神，神返于心而不外驰，则气亦返于身，渐渐沉入于气穴矣。气果有穴乎？葆真子曰：人之元阳真气，散于四肢百骸之间，为视听言动之用，岂有区区藏伏一穴之理？若反映一处而注想之。终必成疾，修丹者不可泥于凝神入气穴之言也。此金丹大道，唯借肾为发生这地，以其为气之会，故曰气海；以期深而在下，故曰气穴；以其为金华所生，故早华也。作丹只要气沉到此处，非用魂注想之谓也。元太虚曰：凝神入气穴之法无他，只是收视返听、回光内照而已。夫回光内照，非执着所在而用意观照之也，不壹胸虚以返神于内。其实观无所观，照无所照，而亦未尝不观照也。下手之功何如？诀曰：专处致柔，在乎忘情识。忘情识之捷，在乎心息相依。心息相依。则情识不期忘而自忘矣。是息也，出入有声谓之纵，出入不尽谓之滞，往来频促谓之喘，不纵不滞不喘，绵绵若存，用之不勤，庶乎心息相依自然矣。然舍"调"之一字，其奚以？或上机之士，但觉念起，即用调息，略照一照，无念即止，不可太着意也。如以意照之，则累照者多矣，又须加一忘字。盖忘与照一而二，二而一者也。当忘之时，其心湛然，未尝不照；当照之时，纤尘不染，未尝不忘，其忘乃真照也。或者随照而昏散者，因平时千思万虑，纷扰之甚，宅无一主，一旦骤然收拾，把持不定，故随照随乱也。治之如何？才觉妄动，即融妄归真，归之岂处于忘照这些工夫耶？此正动静之机，神一出即收回之说尽矣。使照之而不胜，不可强制，且去应事以遗之，亦不可随乱而流，俟其平的，即忘之照之也。夫修炼至此，又岂有他术哉？只是采取先天之气，以为金丹之丹也。张紫阳曰：采者，采真铅于肾府；取者，取真汞于心田。钟离权曰：肾中藏伏父母之真气，所谓铅也，铅中有真一之水，曰铅中银。肾气传肝气，肝气传心气，心气自涵而为液，所谓砂也。液中有正阳之气，曰砂里汞，传行之时，以法制之，使肾气不走失，气中采取真一之水，心液不耗散，液中采取正阳之气。盖不采而采，采而不采，不取而取，取而不取。陈虚白所谓身心不动为采药也。至如火候、药物，真火本无候，大药不计斤。白玉蟾师曰：心者，神也，神即火也，气即药也，以火炼药而成丹，即是以神驭而成道也。夫修炼而至于成道，则神气浑融，婴儿显象。婴儿者，即我一灵真性，纯阳不杂耳。白玉蟾师又曰：人但心中无心，念中无念，纯精纯气谓之纯阳。仙家只是教人养神，因人迷溺嗜欲，不能一刀两断，故设为长生之说以诱之。人贪长生乃肯去做，一心修炼养气，其实借炼精炼气以系此心，养得元神灵妙，非是元神之，精气别结一个婴儿也。然必静虚之极，无我之至，始得脱胎神化。李清庵曰：身外有身，未为奇特，虚空粉碎，方是全真。旨哉！旨哉！

# 第五章　精气神论

　　或问：紫阳师曰：炼气者，炼元气，非呼吸之气，然则元气恶乎在耶？曰：元者混于杳冥恍惚之中，而实不离于呼吸之气者也。朱紫阳曰：天地只是一气，自今年冬至到明年冬至，唯这一个呼吸，呼是阳，吸是阴。玄同子曰：呼乃气之出，故属冬至之后，大则为天地一岁之呼吸，是以仙家千绪万端，譬喻不过呼吸二字而已。问：人身一呼一吸谓之一息，百经言调真息，又言胎息，果呼吸之息？曰：人身一日，一万三千五百呼，一万三千五百吸，一呼一吸，谓之一息。《丹经》曰：天地呼吸于内，故长久。人能效天地呼吸于内，亦可与天地同其长久。但常人之息以喉，则元气亦随之而出耳。且以调息之法言之，盖调久则神愈凝，气愈微，久之又久，则鼻息全无呼吸，止有微息在脐上往来，与婴儿在母腹中一般，所以谓之胎息。乃神气大定，自然而然，非有作为也。然此要在忘机绝念做工夫。故曰：心定则息自调，俎久则息自定。修炼至于胎息，而后气归元海，气归元海而寿无穷矣。世人教人抑息者，抑则勉强以制之，非自然之妙也。《丹经》曰：服气不伏气，伏气非服气，服气不长生，长生须伏气。盖服者如鱼吞水，入者即出，不能存也；伏者如猫捕鼠，使气不走泄，结而成丹即含光，所谓内气不出，外气不入也。或又问：紫阳师云炼神者,炼元神,非思虑之神。二者果有异乎?曰:心也,性也,神也,一也。以其禀受于天,一点灵明谓之元神;后来为情识所移,则此汩没于其中,遂成思虑之神。其实元神浑浑沦沦,不亏不欠。人能回光返照,去其情识,则此思虑者,莫非元神之妙用矣。或曰:精气神之在人也,均谓之宝,均所当重也。然紫阳师以神为君,以精为主。夫人之有身,动静语默,皆此气为之运用,是故气聚成形,气散则绝命,气独非人之本乎?曰:精神固非二物,神气原不相离,三者一以贯之者也。而元精、元气、元神主宰于其间,自然相生而穷耳。故紫阳师云:元神见则元气生,元气生则元精产。是以元精炼交感精,以元气炼呼吸气,以元神炼思虑神,二物混成,与道合真,自然元精固而交感之精不漏,元气住而呼吸之气不出,元神全而思虑之神不起。修丹者,修此三者,故全也。

# 第六章　仙师六字治病诀

此诀治五脏六腑之病，即呵、呼、四、吹、嘻、嘘也。呼字，以呼而出脏腑之毒气，为泻。吸字，以吸而探天地之清气，为补。凡入室殂坐，扣齿，咽津，先念呵字治心，念毕即徐徐吸之，入多出少，俱勿令闻声。盖闻则气粗，反伤气也。如此六度，倘口内有液，咽下一口亦可。次念呼字治脾，次念四字治肺，次念嘘字治肝，次念嘻字治三焦，次念吹字治肾，悉如歌字法，各六度，是为三十六小周天也。又看何脏腑受病，如目病，即念嘘嘻二字，如前法各十八遍，总之为三十六，连前为七十二，谓之中周也。又依前法，念六次，各六度，是为三次三十六，合前共计一百单八，为大周，曰百八口诀也。凡遇各脏之病，即依各诀行之，不拘时候，大约阳时，不拘以数限。总之三百六十以应周天之数，尤为神妙。然修养家又谓肾无泻法，故曰四时常用嘻，八节不须吹也。又考《四时常摄论》，春，肝气盛者，调嘘气以利之；夏，心气盛者，调呵气以疏之；秋，肺气盛者，调四气以泄之；冬，肾气盛者，调吹气以呼之。此治于未病之意，不在区区药石间也。

# 第七章　神水滋养法

吕祖曰：舌上之水，可以活人，但要知天机潮候，每日依时下上。面东静坐，舌抵上腭，自然舌上二窍神水逆流，心液滋合，一如潮涌，充满口颊，上润顶门，中注五岳，分作三咽，送下丹田。行之十日，肌肤莹润，面色光泽，百日功成，永照心经诸疾矣。

# 第八章　丹阳祖师回阳固本十六锭金诀

一升便提，气气归脐，一降便咽，水火相见。

凡修养家，以鼻为天门，以口为地户，地户常闭，天门常开，故此法只以鼻息为候。遇鼻入息曰吸，即便升气，将下部前后着力一提，气气归脐也。遇鼻出息曰降，即便放身自在，徐徐出气，咽津一口，然汩有声，亦以意存送于脐中，乃是一降便咽，水火相见也。盖脐中乃真元所聚之处，真气悉藏于此，原胎息之所也，凡咽纳之际，若有津液，尤为妙也。一升一降，使气相会，心肾相合，水火相见，所以谓炼成离女液，咽尽坎男精也。如此行之，不计度数，不拘时候，要行即行，要止即止，一身之后，脐轮火炽，两肾汤煎，腹中气转，如雷之鸣，小便渐减，久而百病皆除，延年益寿矣。

# 第九章　积气生精

积气生精，不外神气相守之功，虽功同而用则异也。凡精不足者，与欲开关者，俱宜用积气生精之功。凡神气不足者，与开关后者，俱宜用神气相守之功。若人于酒色财气，思虑过度，耗其精神者，丹田空虚，下元虚冷无力，入房易败，精子不结不射，宜于玄关行真息升降。于子后午前，或食少腹虚之际，运机用息，行内呼吸，每于此玄关升呼降吸，为一息，俱会于命蒂之处。行真息即生真气，有真气即生真精，是积息正所谓积气也。积气正所谓生精也，何也？真息乃气之阖辟，真气乃精之父母，故炼士欲积气生精，须于积息中求之，每节积三十息，咽津一口，共积至十二节，以合周天一年三百六十日数，数完自觉气满精生矣。行旬日功，禁欲节劳，保守精气，自有厅验。久久行之，则精气生旺，诸病不生，开关之功全赖于此。凡一节三十息完，生华池神水一满兑，是验也。若津液不生，功夫不到，必须另生。

# 第十章　炼精化气

夫炼精化气，乃逆行法也。欲知仙凡之隔，当知顺逆之分，经曰：顺则成人，逆则成仙是也。顺行则致一身之气化而为精，是以阳变阴，乃成人之道也。凡人有所感触而兴起者，或交感忍而不泄，或梦觉交而未遗，犯此者，精虽未泄劲，然念头驰动，而流珠便欲去，其精已离各脏腑，厝出于肾，凝聚于阴跷、会阴等处矣。由是其精有从溺出者，有致遗精不禁者，有凝结为痔漏者，有积久不泄，遂致一溃倾命者，种种遗患，难以尽举。仙翁所以怜悯世人，立此炼精化气之法，以却其病，以延其年，非大有福缘者，不能遇此，须要知其聚精当为何时，及其炼精为何功耳。如前云感触兴起、交媾不泄、梦交未遗者，非所谓聚精悉化为气，又何有疾患哉？久久行时，则能使精元完固而可无漏矣。此炼精化气之法，人实难明其义。譬精犹水泽也，能以法运精使升，不犹地气腾其水泽为云雾乎？气升作甘津降下中黄，不犹云腾化作甘津以敷九野乎？精出于肾，止聚于一处，到此复上泥丸，降下中黄，则散于一身四大颖，《易》所谓黄中通理是也。诀曰：平气定其息，以手握龙身，鼻息用力提，龙神往上厝，神龙归大海，阴跷上暂停，自南转北去，须臾到命门，驾起我白驹，挽着辘轳行，夹脊三关过。曹溪上太清，兴云布甘雨，阵阵落黄庭，行此运气法，百病不来侵。炼士请细玩之，乃有得也。

# 第十一章　仙师口诀

凡视听言动，皆我神也，欲行动，须先以意收回所散之神，次聚内外两肾中意之气，常兜二子向上。一遇阳生，即以左手中指掩马口，右手双指紧的阴跷穴，随怒目咬牙，吸鼻，咽气一口，驼腰憋腹，着力提搐入泓池水内，瞑目端坐，习静调息，息息归根，务令纯熟。又加导引按摩，吹呈呼吸，如有津液，漱咽下丹田。此乃筑基炼巳之法也。

凡行坐动，须从缓缓，若存若忘，不可急忙取效，所谓急则反受其敌也。迨夫调弄习惯，则放去收来多由得我矣。每泓池中水火相见了，鼻中重吸一吸，咽气一日，则津液心火都下入丹田，咽时即搐外肾，便津气汩汩有声，然后徐徐稍放出气，如此谓之一次，少停再行。或略睡便起，不必拘于时候，要在次第行之。初次行一九，次七加之二九，至三九四九，数多为妙。然亦不可执定数目，恐劳神耳。

于上法行之一年，则下田自实，第二年方可运用河车法。若神气充溢于四肢，津液流通于上下，谓之水火既济。使阴阳交媾于丹田之内后行河车转运，使真气循环于一身之间。必须宁神定息静坐，先搅左关二十四，后搅右关二十四，次搅双关二十四。左右两膊，一前一后，更换相扇，共四十八。左右歪肩，共四十八。左右手屈伸二十四。

正立起，以手扶物，左脚屈伸二十四，右脚屈伸二十四。鞠躬，左右手舞足蹈二十四。将身向前凹脊，两手握固，大搅双关二十四。行毕少坐，方可起身。盖凡漱炼津液，为生心汞。汞为神水，炼至华池皆化为铅，一意常照泓池水中，乃两肾中间。肾生精，精化气。气者，大也。为降火烧田，每于子午酉卯四正时，可常叩齿集神炼之。液在下田则化为气。

一见金精发现时，便当肘后飞炼，一撞三关，逆流直上，气冲泥丸，如㴾水相似。凡定中药生，急急采之，肘后飞过，先过尾闾为第一关，次夹脊为中关，玉枕为三关。要闭塞两耳，耳乃肾之门户，勿使走泄。头顶紧缩，着力提，过尾闾，有九窍，上有四十二骨节，直透泥丸，犹日月之飞腾黄道也。第二关，如前法提起，飞过玉枕，有九窍。然此关颇难开，须闭息令紧，以大白牛车力如礼打之状，亦不能放。头顶气从肾中生，从夹脊直透上脑，其时药物都从顶门过，须臾觉脑门如火热且重，即缓缓抬身，徐徐放气，自明堂两眉间飞下，即吞入腹中，解化为水，经洞房，入黄庭，渐渐变成黄芽矣。近有修真之士，不得真诀，未能聚火，未能炼铅，丹田无药，下手便行搬运周天火候，岂不深或惜哉？正所谓腹内若无真种，犹将水火煮空铛耳。诀云：按巽骨，攀心窍，此中消息谁知道，牙关咬定是犹传，从此元神入怀抱，此盖不用心，而以手行火候，正无为之工夫也。如斗柄之指二十辰，而心不动，至咀中不知身之为我，我之有身，真液下咽。汩汩有声，每滴有一铢，以二十四铢为进一两，水应刊策也。此只是八口，紫阳师云：口八八刀,盖指每灌漱津液,一口分三咽,咽之有声,止八口也。定中胎息自动,情极而嘘,如春池龟息,动三十六为进一两,火应乾策也。一抽一添,一进一退,乃为周天火候,正所谓周天息数微微数,玉漏寒声滴滴符。如此行持,不记年月,直待脱胎神化,方为了当。

# 第十二章　养生诸诀

## 第一节　日月经

饮食有节,脾土不泄。调息寡言,肺金自金。动静以敬,心炎自定。宠辱不惊,肝木以宁。恬然无欲,肾水自足。

## 第二节　固精法

人生之精,每生于子时。此时盘膝正坐,手齿俱固,先提玉茎如忍小便状,鼻即收气有声,直至丹田始满,口始微微放气,一放一收,要想脐中出入,每行七次。或阳举,亦以此法行,自倒矣。收气宜长而洪,放气宜微而缓。

## 第三节　运气法

凡运气,必先提谷道如忍大便状,鼻即收气,存想从背脊逆上泥丸,注意顷之,鼻方放气,好想下归丹田。

## 第四节　健脾胃法

《内经》云:人身背项下七节之旁,内有小心。小心者,命门也,男子藏精,女子系胞,常借胃土之功,胃弱则不能振精。精者,五谷之华,凡不寐、多思、手心热耳鸣、目眩诸火症,皆相火也。治之之法,一搓一兜,左右换手,九九数足,真精自足。一日之内,辰戌丑未四时,食后净室端坐,鼻收气闭住,左手将外肾囊向上紧兜,右手在脐之上,心之下,用力横搓,默数三十遍,气急,口作嘻字吐出,调息再行,如此九次。却换右手兜,左手搓,亦九次。久行脾胃大健,精力强壮,饮食多进。

## 第五节　翻江倒海法

昔人谓大饱则脏气不流通,因生众疾,故中年人以节饮食为本。又云食取补气,不饥则已,过饱而以药物消化,尤伤和气。只须闭口,用脐下转气,左七右八,名为翻江倒海,如此不计遍数,自然嗳气,而饱者宽矣。又直下一口气,名为凿开山道,用之大验。东坡云:脾胃恶湿,水饮宜少;脾胃恶寒,生冷宜节。

## 第六节　泻命门大法

戌亥二时,上床仰卧,枕高四指,四肢宜伸,以鼻收气于右肾,火从口中嘻出,默数百次。却以右肋着席卧,踹两足,钩两腿,一手掩脐,一手掩外肾。古人云:三焦须是卧嘻行。又云:睡如猫,精不逃;睡如狗,精不走,是为养元之法也。

## 第七节　擦肩腧治频诇法

老年夜起频诇,亦一病也。昔林某频诇,一道人教以擦肾法。每卧时坐床垂足,解衣闭气,舌柱上腭,目视顶,提谷道,以手擦两肾腧穴各三十六,少息,至四十九、至四十,多多益善,行之旬日,果称奇妙。

## 第八节　擦涌泉穴令腰足轻快法

每日趺坐,两足相向,闭目握固,缩谷道,一手扳足趾,一手擦摩足心,至极妙,少息,再行,日五六度,能令步履轻捷。昔欧文忠晚年患足疮,痛不可忍,得此法,用之三日而愈。盖此穴在足心,湿气皆从此入也。

## 第九节　睡诀

卧时必须踡足、侧睡,以敛其形,若仰卧则神荡矣。

## 第十节　固手指诀

手不固,则心血不生。若行功时,必须将大拇指捏在四指根间,握固而定。

## 第十一节　固齿诀

齿不固,同经络不通。若行功时,必须口紧闭,牙齿着实咬定,而不可放也。

## 第十二节　舌诀

行功时必要舌抵上腭,则舌下玄膺穴开矣。此穴开,真气可流通于周身百节,若闭无益。

## 第十三节　坐诀

身必正,头必直,背脊如铁柱,盘膝端坐,以眼垂帘,观鼻、观脐。如身屈曲、头缩,气即不能通矣。

## 第十四节　眼诀

坐时开眼,则神不聚,须宜闭之。或想上下左右,则将瞳神向之便是,倘修大道眼要垂帘,养病必要闭目藏神,方为有益。

## 第十五节　漱唾诀

行功时将舌抵上腭,舐久则生津,津生则漱之,漱之则咽下四分,留下六分,以俟火炎而润下,如平常时,漱津满口,分为三咽,汩然有声而下,不必存留。

## 第十六节　抚摩诀

身不抚摩,则气不通畅,于清晨将两手搓热,将头面并夹脊、肾腧擦极热便止。自然周身畅快而多益矣。

## 第十七节　摆身诀

饮食后,将两手搓热,于脾胃间抚摩。再将两手握拳,绞固于胸前,横摆腰间七次,左右转腹亦各七次,须臾胃运而食消矣。

## 第十八节　运手诀

手不运,则手肢不遂,每朝将左右手把手前骱绞扭,不计遍数,或在热面水内把手骱绞扭更妙,使老年再不手抖。日日为之,不可间断。

## 第十九节　运足诀

足不远,则足力不健。行走时须将脚丢如踢球状,如此时常行百数步,则足力永健旺矣。

## 第二十节　去汗诀

客汗不发,其邪气不得出,正气不能扶,而疾难奏功。倘遇病,如疯迸蛊胀痛嗝等症,必须发大汗三日为妙。

## 第二十一节　暖丹田诀

治小肠虚冷疼痛,端坐,两手摩丹田,闭息行功,运气四十九口。

## 第二十二节　三不动诀

肾不动,精全;身不动,气全;心不动,神全。三圆三全,自然成仙。

## 第二十三节　三满诀

精满不思色,气满不思食,神满不思睡。

## 第二十四节　四大忌

一年之忌,不可过劳、大怒;一月之忌,不可大醉;一日之忌,不可过饱;终身之忌,不可清晨时常受气。

## 第二十五节　四少诀

口中要言少,心头要事少,肚里要食少,晚间要睡少。

## 图书在版编目（CIP）数据

武当道医内科临证灵方妙法 / 尚儒彪编著 . —太原：
山西科学技术出版社，2013.7（2024.2 重印）
ISBN 978 - 7 - 5377 - 4497 - 3

Ⅰ . ①武… Ⅱ . ①尚… Ⅲ . ①道教—中医内科学—经验
Ⅳ . ①R25

中国版本图书馆 CIP 数据核字（2013）第 147282 号

# 武当道医内科临证灵方妙法
## WUDANG DAOYI NEIKE LINZHENG LINGFANG MIAOFA

| | | |
|---|---|---|
| 出 版 人 | 阎文凯 |
| 编　　著 | 尚儒彪 |
| 责 任 编 辑 | 郝志岗 |
| 封 面 设 计 | 吕雁军 |

出 版 发 行　山西出版传媒集团·山西科学技术出版社
　　　　　　地址　太原市建设南路 21 号　邮编　030012
编辑部电话　0351 - 4922072
发 行 电 话　0351 - 4922121
经　　销　各地新华书店
印　　刷　河北赛文印刷有限公司

开　　本　880mm×1230mm　　1/32
印　　张　13.75
字　　数　300 千字
版　　次　2013 年 7 月第 1 版
印　　次　2024 年 2 月河北第 2 次印刷

书　　号　ISBN 978 - 7 - 5377 - 4497 - 3
定　　价　47.80 元